DIAGNÓSTICOS DE ENFERMAGEM COM BASE EM SINAIS E SINTOMAS

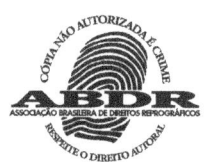

D536 Diagnósticos de enfermagem com base em sinais e sintomas / Eneida Rejane
Rabelo da Silva ... [et al.]. – Porto Alegre : Artmed, 2011.
336 p. : il. color. ; 21 cm.

ISBN 978-85-363-2592-7

1. Enfermagem – Diagnóstico – Sinais e sintomas. I. Silva, Eneida Rejane
Rabelo da.

CDU 616-083

Catalogação na publicação: Ana Paula M. Magnus – CRB 10/2052

DIAGNÓSTICOS DE ENFERMAGEM COM BASE EM SINAIS E SINTOMAS

Eneida Rejane Rabelo da Silva
Amália de Fátima Lucena
e colaboradores

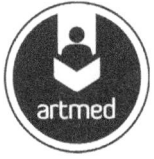

2011

© Artmed Editora S.A., 2011

Capa: Tatiana Sperhacke
Ilustrações: Vagner Coelho
Preparação do original: Alessandra B. Flach
Leitura final: Camila Wisnieski Heck
Editora sênior – Biociências: Cláudia Bittencourt
Projeto gráfico e editoração: TIPOS – design editorial e fotografia

Reservados todos os direitos de publicação, em língua portuguesa, à
ARTMED® EDITORA S.A.
Av. Jerônimo de Ornelas, 670 – Santana
90040-340 Porto Alegre RS
Fone (51) 3027-7000 Fax (51) 3027-7070

É proibida a duplicação ou reprodução deste volume, no todo ou em parte, sob quaisquer formas ou por quaisquer meios (eletrônico, mecânico, gravação, foto cópia, distribuição na Web e outros), sem permissão expressa da Editora.

SÃO PAULO
Av. Embaixador Macedo de Soares, 10.735 – Pavilhão 5 – Cond. Espace Center
Vila Anastácio 05095-035 São Paulo SP
Fone (11) 3665-1100 Fax (11) 3667-1333

SAC 0800 703-3444

IMPRESSO NO BRASIL
PRINTED IN BRAZIL
Impresso sob demanda na Meta Brasil a pedido de Grupo A Educação.

Às nossas filhas, Vitória e Natália, criadas entre ciência e computadores, nossa gratidão por serem tão especiais e por sua compreensão mesmo quando as privamos de nossa companhia para realizar um desejo como foi o de desenvolver este livro. Saibam do nosso infinito e incondicional amor.

Acreditem, vocês são a principal e a melhor razão de nossas vidas.

Suas mamães,
Eneida e Fátima

AUTORES

Eneida Rejane Rabelo da Silva. Doutora em Ciências Biológicas: Fisiologia Cardiovascular pela Universidade Federal do Rio Grande do Sul (UFRGS). Especialista em Enfermagem Cardiovascular pela Sociedade Brasileira de Enfermagem Cardiovascular. Professora Adjunta da Escola de Enfermagem da UFRGS. Professora dos Programas de Pós-graduação da Escola de Enfermagem e da Faculdade de Medicina – Ciências Cardiovasculares: Cardiologia da UFRGS. Coordenadora da Clínica de Insuficiência Cardíaca do Hospital de Clínicas de Porto Alegre (HCPA). Líder do Grupo de Estudo e Pesquisa em Enfermagem no Cuidado ao Adulto e Idoso (GEPECADI-CNPq).

Amália de Fátima Lucena. Doutora em Ciências pela Universidade Federal de São Paulo (UNIFESP). Professora Adjunta da Escola de Enfermagem da Universidade Federal do Rio Grande do Sul (UFRGS). Professora do Programa de Pós-graduação da Escola de Enfermagem. Membro da Comissão do Processo de Enfermagem do Hospital de Clínicas de Porto Alegre (HCPA). Membro do Grupo de Estudo e Pesquisa em Enfermagem no Cuidado ao Adulto e Idoso (GEPECADI-CNPq).

Adriana Tessari. Especialista em Enfermagem em Nefrologia pela UFRGS. Enfermeira do Serviço de Nefrologia, Unidade de Hemodiálise do HCPA.

Alessandra Rosa Vicari. Mestre em Medicina: Ciências Médicas pela UFRGS. Especialista em Enfermagem em Nefrologia pela UFRGS. Enfermeira do Transplante Renal, Unidade de Hemodiálise do HCPA.

Ana Gabriela Pereira. Acadêmica de Enfermagem da UFRGS. Bolsista de Iniciação Científica do CNPq.

Anali Martegani Ferreira. Doutoranda no Programa de Pós-graduação em Enfermagem da UNIFESP. Mestre em Enfermagem pela Escola de Enfermagem da UFRGS. Especialista em Terapia Intensiva – Grupo Hospitalar Conceição/MS. Professora do Curso de Enfermagem da Universidade Federal do Pampa (Unipampa).

Anne Marie Weissheimer. Doutora em Enfermagem em Saúde Pública: Assistência à Saúde da Mulher no Ciclo Vital pela Escola de Enfermagem de Ribeirão Preto da Universidade de São Paulo (USP). Professora Adjunta do Departamento de Enfermagem Materno-infantil da Escola de Enfermagem da UFRGS.

Carla Argenta. Mestranda em Enfermagem no Programa de Pós-graduação em Enfermagem da UFRGS. Especialista em Urgência, Emergência e Trauma pela Universidade Regional do Noroeste do Estado do Rio Grande do Sul (UNIJUÍ). Professora do Curso de Enfermagem da Universidade Regional Integrada do Alto Uruguai e das Missões (URI) – *Campus* de Frederico Westphalen.

Caroline de Leon Linck. Doutoranda no Programa de Pós-graduação em Enfermagem da UFRGS. Mestre em Enfermagem pela Universidade Federal de Pelotas (UFPel). Professora Assistente da Universidade Federal de Santa Maria – Centro de Educação Superior Norte – RS (UFSM/CESNORS). Integrante do Núcleo de Estudos do Cuidado na Enfermagem.

Caroline Maier Predebon. Mestre em Enfermagem pela UFRGS. Especialista em Enfermagem Pediátrica pela PUCRS. Enfermeira do Serviço de Enfermagem Pediátrica do HCPA.

Cássia Teixeira dos Santos. Acadêmica de Enfermagem na UFRGS. Bolsista de Iniciação Científica do CNPq.

Celia Mariana Barbosa de Souza. Mestranda no Programa de Pós-graduação em Ciências Médicas: Nefrologia da PUCRS. Especialista em Enfermagem – Nefrologia pela UFRGS, Especialista em Administração Hospitalar pela PUCRS. Chefe da Unidade de Hemodiálise do HCPA.

Dória Migotto Leães. Enfermeira. Mestranda do Programa de Pós-graduação em Ciências Médicas: Medicina pela UFRGS.

Dóris Baratz Menegon. Mestranda no Programa de Pós-graduação em Ciências Médicas da Faculdade de Medicina da UFRGS. Enfermeira do Serviço de Enfermagem em Saúde Pública do HCPA. Coordenadora da Comissão Multidisciplinar de Prevenção e Tratamento de Feridas do HCPA. Membro do Grupo de Pesquisa em Enfermagem Ambulatorial e Atenção Básica (GPAMAB).

Elenara Franzen. Mestre em Ciências Cardiovasculares: Cardiologia pela UFRGS. Enfermeira do Serviço de Enfermagem em Saúde Pública do HCPA. Membro do Grupo de Pesquisa em Enfermagem Ambulatorial e Atenção Básica (GPAMAB) e do Laboratório de Pesquisa em Bioética e Ética na Ciência (LAPEBEC) do HCPA.

Eliane Goldberg Rabin. Doutoranda no Programa de Pós-graduação em Ciências Médicas: Ginecologia da UFRGS. Mestre em Psiquiatria pelo Programa Pós-graduação em Ciências Médicas da UFRGS. Diretora do Curso de Bacharelado em Enfermagem da Universidade Federal de Ciências da Saúde de Porto Alegre (UFCSPA).

Elizeth Heldt. Mestre e Doutora em Psiquiatria pela Faculdade de Medicina da UFRGS. Professora Adjunta da Escola de Enfermagem da UFRGS e dos Programas de Pós-graduação em Enfermagem e em Ciências Médicas: Psiquiatria da UFRGS.

Emi Simplício da Silva. Especialista em Enfermagem Psiquiátrica pelo Centro Clínico Três Figueiras. Mestre em Ciências Médicas pela UFRGS. Enfermeira do Serviço de Saúde Pública do HCPA.

Graziella Badin Aliti. Mestre e Doutoranda em Ciências Cardiovasculares: Cardiologia pela UFRGS. Enfermeira do Serviço de Enfermagem Cardiovascular, Nefrologia e Imagem do HCPA.

Greicy Kelly Gouveia Dias Bittencourt. Doutoranda pelo Programa de Pós-graduação em Enfermagem da UFRGS.

Isabel Cristina Echer. Doutora em Clínica Médica pela UFRGS. Professora Adjunta da Escola de Enfermagem da UFRGS. Membro do Grupo de Estudo e Pesquisa em Enfermagem no Cuidado ao Adulto e Idoso (GEPECADI-CNPq).

Isabel Piazenski. Mestre em Medicina – Ciências Médicas: Neurologia pela UFRGS. Enfermeira Assistencial do Serviço de Terapia Intensiva do HCPA.

Isis Marques Severo. Doutoranda em Enfermagem na UFRGS. Mestre em Enfermagem pela UFRGS. Docente da Residência Integrada Multiprofissional em Saúde (RIMS) do HCPA. Enfermeira Assistencial do Centro de Terapia Intensiva do HCPA.

Karen Brasil Ruschel. Mestre e Doutoranda em Ciências Cardiovasculares: Cardiologia na UFRGS. Coordenadora de Enfermagem e Pesquisa Clínica do Instituto de Medicina Vascular.

Luciana Nabinger Menna Barreto. Mestranda no Programa de Pós-graduação em Enfermagem da UFRGS.

Luciana W. Dezorzi. Mestre em Enfermagem pela UFRGS. Especialista em Projetos Assistenciais em Enfermagem pela UFSM. Enfermeira Assistencial do Serviço de Enfermagem em Saúde Pública do HCPA.

Maiko Marini. Mestrando em Enfermagem no Programa de Pós-graduação em Enfermagem da UFRGS. Enfermeiro do CAPSad Reviver da Secretaria da Saúde de Caxias do Sul. RS. Responsável Técnico pelos Serviços de Enfermagem em Saúde Mental da Secretaria da Saúde da Prefeitura de Caxias do Sul, RS.

Márcia Weissheimer. Especialista em Enfermagem Psiquiátrica pela UFRGS. Enfermeira da Unidade de Bloco Cirúrgico com Ênfase na Anestesia do Serviço de Centro Cirúrgico do Hospital de Clinicas de Porto Alegre (HCPA). Membro da Comissão do Processo de Enfermagem do (HCPA).

Maria Conceição Proença. Mestre em Medicina e Ciências da Saúde: Nefrologia pela PUCRS. Enfermeira Especialista em Nefrologia pela Unisinos. Enfermeira da Unidade de Hemodiálise do HCPA.

Maria da Graça Oliveira Crossetti. Doutora em Filosofia da Enfermagem pela Universidade Federal de Santa Catarina (UFSC). Professora Livre-docente em Enfermagem Fundamental pela Universidade do Estado do Rio de Janeiro (UERJ). Professora Permanente do Programa de Pós-graduação em Enfermagem da UFRGS. Professora do Curso de Graduação em Enfermagem da UFRGS. Professora Associada da Escola de Enfermagem da UFRGS. Coordenadora do Núcleo de Estudos do Cuidado na Enfermagem.

Mariur Gomes Beghetto. Doutora em Epidemiologia pela UFRGS. Professora Adjunta da Escola de Enfermagem da UFRGS.

Marta Georgina Oliveira de Góes. Mestre em Enfermagem pela UFRGS. Enfermeira da Unidade de Hemodinâmica do HCPA.

Melissa Prade Hemesath. Doutoranda no Programa de Pós-graduação em Enfermagem da UFRGS. Assessora de Planejamento e Avaliação do HCPA.

Michelli Cristina Silva de Assis. Mestre em Ciências da Saúde: Cardiologia e Ciências Cardiovasculares pela UFRGS. Enfermeira da Comissão de Suporte Nutricional do HCPA.

Miriam de Abreu Almeida. Doutora em Educação pela PUCRS. Professora Adjunta da Escola de Enfermagem da UFRGS. Coordenadora da Comissão do Processo de Enfermagem do HCPA. Membro do Diagnosis Development Committee da NANDA International. Membro do Grupo de Estudo e Pesquisa em Enfermagem no Cuidado ao Adulto e Idoso (GEPECADI -CNPq).

Paula Soares Souza. Enfermeira Especialista em Cardiologia pelo Programa de Residência Multiprofissional Integrada em Saúde: Cardiologia do Instituto de Cardiologia – Fundação Universitária.

Rose Cristina Lagemann. Mestre em Enfermagem pela UFRGS. Enfermeira da Unidade de Hemodinâmica do HCPA. Professora Adjunta do Curso de Enfermagem da Unisinos.

Simone Marques dos Santos. Especialista em Enfermagem em Nefrologia pela UFRGS. Enfermeira da Unidade de Hemodinâmica do HCPA.

Simone Pasin. Mestranda do Programa de Pós-graduação da Escola de Enfermagem da UFRGS. Especialista em Dor e Medicina Paliativa pela UFRGS. Enfermeira Consultora em Dor do HCPA.

Simoni Chiarelli da Silva Pokorski. Mestranda no Programa de Pós-graduação da Escola de Enfermagem da UFRGS. Especialista em Cardiologia pela Fundação Universitária de Cardiologia (IC-FUC). Enfermeira da Unidade de Hemodinâmica do HCPA.

Solange Heckler. Especialista em Assistência de Enfermagem ao Adulto Crítico pela Escola de Enfermagem da UFRGS. Enfermeira da Unidade de Terapia Intensiva do HCPA.

Solange Klöckner Boaz. Especialista em Enfermagem em Saúde Pública pela UFRGS. Enfermeira Assistencial do Serviço de Enfermagem em Saúde Pública do HCPA.

Stella Marys Rigatti Silva. Enfermeira Colaboradora da Comissão de Suporte Nutricional do HCPA.

Suzana de Azevedo Záchia. Mestre em Ciências Médicas pela Faculdade de Medicina da UFRGS. Enfermeira Obstetra do Serviço de Enfermagem em Saúde Pública do HCPA.

Suzana Fiore Scain. Mestre e Doutora em Endocrinologia pelo Programa de Pós-graduação em Ciências Médicas: Endocrinologia da UFRGS. Membro Líder do Grupo de Pesquisa em Enfermagem Ambulatorial e Atenção Básica (GPAMAB). Enfermeira do Serviço de Enfermagem em Saúde Pública do HCPA.

Suzana Müller. Doutora em Ciências da Gastroenterologia pela Faculdade de Medicina da UFRGS. Mestre em Medicina – Gastroenterologia pela Faculdade de Medicina da UFRGS. Especialista em Enfermagem do Trabalho pela Universidade Luterana do Brasil (ULBRA). Especialista em Administração Hospitalar pela PUCRS. Especialista em Enfermagem de Saúde Pública pela UFRGS. Enfermeira do Centro de Pesquisa Clínica do HCPA. Tesoureira da Society of International Gastroenterological Nurses and Endoscopy Associates e Membro da Sociedade Brasileira de Enfermagem em Endoscopia Gastrintestinal.

PREFÁCIO

A ideia de escrever este livro surgiu de nossa experiência profissional, tanto clínica, a partir da aplicação do processo de enfermagem no dia a dia como enfermeiras de unidade de terapia intensiva, quanto docente e na área de pesquisa relacionada ao tema.

Diagnosticar é identificar, comparar sinais e sintomas e seus fatores de risco e considerar diversas possibilidades diagnósticas durante a avaliação clínica dos pacientes. Para os profissionais de saúde, a avaliação clínica do paciente ainda permanece soberana nesse processo, a despeito dos inúmeros avanços tecnológicos na área de exames laboratoriais e de imagem.

O diagnóstico, segunda etapa do processo de enfermagem, fornece a base para a escolha e a individualização do cuidado, com vistas ao alcance dos melhores resultados do paciente. A avaliação dos sinais e sintomas (características definidoras), bem como de seus fatores de risco e de pistas relevantes que levam ao diagnóstico acurado, precisa estar amparada por habilidades de pensamento crítico e raciocínio diagnóstico, bem como pela experiência clínica do enfermeiro e o conhecimento da literatura atual sobre a condição de saúde.

Os autores dos capítulos deste livro têm conhecimento técnico e científico, experiência clínica e, principalmente, aplicam o processo de enfermagem em todas as suas etapas, com o uso de sistemas de classificação, na assistência aos pacientes. Esses requisitos, aliados ao profissionalismo desta equipe e a sua compreensão da importância da avaliação clínica como maneira de qualificar a assistência e a segurança dos pacientes, agregam valor e ineditismo ao conteúdo aqui apresentado.

Esta obra é composta por 17 capítulos elaborados com rigor científico detalhadamente planejado. Os quatro primeiros capítulos buscam subsidiar o leitor para o melhor entendimento do conteúdo apresentado nos capítulos subsequentes, trazendo conceitos e ideias sobre pensamento crítico e raciocínio diagnóstico, processo de enfermagem, exame clínico, sistemas de classificação e testes diagnósticos no contexto da enfermagem. A partir do quinto capítulo, são apresentadas as definições e a fisiopatologia dos principais sinais e sintomas encontrados pelo enfermeiro na avaliação de um paciente, considerando as alterações possíveis nos diferentes sistemas do organismo humano: neurológico, respiratório, cardiovascular, digestório, endócrino, genital feminino, renal, musculoesquelético, vascular periférico e tegumentar. Além destes, foram elaborados capítulos que descrevem sinais e sintomas referentes à saúde mental, à dor, considerada o quinto sinal vital, e, também, sobre características definidoras associadas às necessidades psicoespirituais.

Ao término de cada capítulo o leitor é instigado a parar e refletir sobre sua leitura, a sintetizar e, a partir daí, verificar em um quadro os possíveis diagnósticos de enfermagem elaborados com base no agrupamento de sinais e sintomas apresentados. Esse quadro também inclui os possíveis fatores relacionados ou de risco para cada diagnóstico elencado. É importante salientar que os dados apresentados são possibilidades e de maneira nenhuma são prescritivos, pois um diagnóstico de enfermagem pressupõe julgamento clínico do enfermeiro às respostas de um indivíduo, família ou comunidade e, assim, depende do contexto e da situação clínica avaliada.

Desejamos que este livro seja útil aos estudantes e profissionais de enfermagem e, principalmente, que os pacientes sejam beneficiados pela aplicação dos conhecimentos aqui apresentados.

AGRADECIMENTOS

Ao Dr. Elvino Barros pelo apoio e oportunidade de concretizarmos este livro, e aos demais autores pela dedicação e o comprometimento com esta conquista. A todos o nosso profundo agradecimento!

Eneida Rejane Rabelo da Silva
Amália de Fátima Lucena

SUMÁRIO

1   PENSAMENTO CRÍTICO E RACIOCÍNIO DIAGNÓSTICO   19
MARIA DA GRAÇA OLIVEIRA CROSSETTI
GREICY KELLY GOUVEIA DIAS BITTENCOURT
CAROLINE DE LEON LINCK
CARLA ARGENTA

2   CLASSIFICAÇÕES DE ENFERMAGEM NANDA-I,   35
NIC E NOC NO PROCESSO DE ENFERMAGEM
AMÁLIA DE FÁTIMA LUCENA
MIRIAM DE ABREU ALMEIDA

3   EXAME CLÍNICO   55
ENEIDA REJANE RABELO DA SILVA
GRAZIELLA BADIN ALITI

4   PROPRIEDADES DOS TESTES EMPREGADOS   59
NO DIAGNÓSTICO DE ENFERMAGEM
MARIUR GOMES BEGHETTO
STELLA MARYS RIGATTI SILVA

5   DIAGNÓSTICOS DE ENFERMAGEM   73
COM BASE EM SINAIS E SINTOMAS DO
SISTEMA NEUROLÓGICO
ISABEL PIAZENSKI
ISIS MARQUES SEVERO
KAREN BRASIL RUSCHEL

SUMÁRIO

6 DIAGNÓSTICOS DE ENFERMAGEM COM BASE EM SINAIS E SINTOMAS DO SISTEMA RESPIRATÓRIO — 93
LUCIANA W. DEZORZI
SOLANGE KLÖCKNER BOAZ
ISABEL CRISTINA ECHER

7 DIAGNÓSTICOS DE ENFERMAGEM COM BASE EM SINAIS E SINTOMAS DO SISTEMA CARDIOVASCULAR — 111
SIMONI CHIARELLI DA SILVA POKORSKI
GRAZIELLA BADIN ALITI
PAULA SOARES SOUZA
AMÁLIA DE FÁTIMA LUCENA
ENEIDA REJANE RABELO DA SILVA

8 DIAGNÓSTICOS DE ENFERMAGEM COM BASE EM SINAIS E SINTOMAS DO SISTEMA DIGESTÓRIO — 133
SUZANA MÜLLER
MICHELLI CRISTINA SILVA DE ASSIS
DÓRIA MIGOTTO LEÃES

9 DIAGNÓSTICOS DE ENFERMAGEM COM BASE EM SINAIS E SINTOMAS DO SISTEMA ENDÓCRINO — 155
SUZANA FIORE SCAIN
ELENARA FRANZEN

10 DIAGNÓSTICOS DE ENFERMAGEM COM BASE EM SINAIS E SINTOMAS DO SISTEMA GENITAL FEMININO E DAS MAMAS — 173
ANNE MARIE WEISSHEIMER
ELIANE GOLDBERG RABIN
SUZANA DE AZEVEDO ZÁCHIA

11 DIAGNÓSTICOS DE ENFERMAGEM   199
    COM BASE EM SINAIS E SINTOMAS DO
    SISTEMA RENAL
    MARIA CONCEIÇÃO PROENÇA
    CELIA MARIANA BARBOSA DE SOUZA
    ALESSANDRA ROSA VICARI
    ADRIANA TESSARI

12 DIAGNÓSTICOS DE ENFERMAGEM   217
    COM BASE EM SINAIS E SINTOMAS DO
    SISTEMA MUSCULOESQUELÉTICO
    MIRIAM DE ABREU ALMEIDA
    MELISSA PRADE HEMESATH
    LUCIANA NABINGER MENNA BARRETO

13 DIAGNÓSTICOS DE ENFERMAGEM   237
    COM BASE EM SINAIS E SINTOMAS DO
    SISTEMA VASCULAR PERIFÉRICO
    MARTA GEORGINA OLIVEIRA DE GÓES
    ROSE CRISTINA LAGEMANN
    SIMONE MARQUES DOS SANTOS

14 DIAGNÓSTICOS DE ENFERMAGEM   259
    COM BASE EM SINAIS E SINTOMAS DO
    SISTEMA TEGUMENTAR
    DÓRIS BARATZ MENEGON
    ANA GABRIELA PEREIRA
    CÁSSIA TEIXEIRA DOS SANTOS
    SOLANGE HECKLER

15 DIAGNÓSTICOS DE ENFERMAGEM   283
    COM BASE EM SINAIS E SINTOMAS
    ASSOCIADOS À DOR
    SIMONE PASIN
    ANALI MARTEGANI FERREIRA
    CAROLINE MAIER PREDEBON
    ENEIDA REJANE RABELO DA SILVA

16 DIAGNÓSTICOS DE ENFERMAGEM 301
COM BASE EM SINAIS E SINTOMAS NA
SAÚDE MENTAL
ELIZETH HELDT
MAIKO MARINI
EMI SIMPLÍCIO DA SILVA

17 DIAGNÓSTICOS DE ENFERMAGEM RELACIONADOS 321
ÀS NECESSIDADES PSICOESPIRITUAIS
MARTA GEORGINA OLIVEIRA DE GÓES
MÁRCIA WEISSHEIMER
LUCIANA W. DEZORZI
MARIA DA GRAÇA OLIVEIRA CROSSETTI

1
PENSAMENTO CRÍTICO E RACIOCÍNIO DIAGNÓSTICO

MARIA DA GRAÇA OLIVEIRA CROSSETTI
GREICY KELLY GOUVEIA DIAS BITTENCOURT
CAROLINE DE LEON LINCK
CARLA ARGENTA

Este capítulo apresenta um olhar sobre o pensamento crítico e o raciocínio diagnóstico, situando-os como elementos essenciais para o julgamento e a tomada de decisão na elaboração de diagnósticos de enfermagem (DEs), uma importante etapa do processo de enfermagem (PE). A aplicação do pensamento crítico e do raciocínio diagnóstico é ilustrada por um caso clínico fictício, com a estratégia de um mapa conceitual.

O PE se apresenta como uma ferramenta fundamental, que, estruturada em modelos e/ou referenciais teóricos, define e estabelece diretrizes para que o enfermeiro implemente uma assistência qualificada às reais e potenciais necessidades do indivíduo, da família e da comunidade. Sua aplicação, diante da diversidade de papéis e da pluralidade da realidade profissional, próprias deste contexto em transformação, orienta na realização de diagnósticos e na tomada de decisão acurada.

A tomada de decisão é uma atividade essencial do enfermeiro, exigindo competências técnico-científica, ética, estética e humanística, nas diferentes dimensões dos saberes e fazeres, na busca de resultados positivos em saúde. Constitui uma etapa do processo diagnóstico de qualquer situação clínica e se dá de modo dinâmico, em um *continuum* sistemático e complexo.

A tomada de decisão adequada resulta da habilidade e da qualidade com que o enfermeiro investiga, avalia, analisa e interpreta as informações do indivíduo, da família e/ou da comunidade, assim como examina princípios, comportamentos, padrões, argumentos e inferências na prática clínica.[1-8]

Os avanços do conhecimento do PE, bem como o aprimoramento da prática clínica de enfermagem, levaram ao desenvolvimento de sistemas de classificação dos elementos da prática de enfermagem, ou seja, diagnóstico, intervenção e resultado. Esses sistemas de classificação, como a de diagnósticos descrita pela North American Nursing Diagnosis Association International (NANDA-I), a de intervenções de enfermagem descrita pela Nursing Interventions Classification (NIC) e a de resultados de enfermagem descrita pela Nursing Outcomes Classification (NOC), possibilitam ao enfermeiro diagnosticar, intervir e avaliar sinais, sintomas, fatores de risco e fatores relacionados à saúde dos indivíduos utilizando uma linguagem padronizada. Além disso, fornecem termos para que o enfermeiro expresse e desenvolva o processo diagnóstico, bem como o de tomada de decisão.

A busca de informações sobre o estado de saúde-doença do indivíduo, no sentido de identificar o que pode ou não ser feito em determinada situação, define o processo diagnóstico.[9] Este é fundamental na tomada de decisão, pois oportuniza a identificação de evidências a partir de informações concernentes às reais condições do paciente. Tal percurso conduz ao estabelecimento de diagnósticos acurados e, consequentemente, ao planejamento de intervenções adequadas que podem determinar resultados positivos.[10]

O processo diagnóstico envolve a interação de processos interpessoais, técnicos e intelectuais. Os processos interpessoais consistem na comunicação com pacientes e profissionais de saúde, com o objetivo de obter e analisar os dados para a tomada de decisão. Os processos técnicos envolvem o uso de ferramentas e habilidades específicas, como anamnese e exame físico, além da coleta de dados da família e/ou da comunidade. Os processos intelectuais incluem o desenvolvimento da inteligência e o emprego do pensamento crítico.[11]

Nesse contexto, depreende-se que o processo diagnóstico tem sua estrutura alicerçada no pensamento crítico e no raciocínio diagnóstico, os quais orientam o enfermeiro para o julgamento e a tomada de decisão clínica, ou seja, o estabelecimento do diagnóstico de enfermagem (DE).

▶▶ PENSAMENTO CRÍTICO

O pensamento crítico (PC) é a arte de pensar sobre o pensar.[12] É um julgamento proposital, autorregulatório, que resulta em interpretações, análises, avaliações e inferências, bem como em explanação de evidência conceitual, metodológica, criteriosa e contextual, sendo essencial à pesquisa.[13] É também definido como um conjunto de atitudes, conhecimentos e habilidades; um processo intelectual que pressupõe estratégias cognitivas, que considera a lógica para a exata identificação das evidências.[14,15] Constitui um componente essencial na comunicação precisa, na solução de problemas e na compreensão teórica e conceitual de interesse da enfermagem, sendo importante na construção de sua base de conhecimento.[16]

A aplicação do PC é de grande importância na análise de situações simples ou complexas, sendo fundamental para verificar a precisão da informação ou da avaliação desta.[13] Na enfermagem, tem sido objeto de estudo nos últimos anos, o que reflete a complexidade do seu conceito na prática profissional. Sua aplicação se encontra associada ao PE, como um elemento de auxílio na concretização dessa metodologia de assistência.

O ato de pensar criticamente auxilia o enfermeiro na tomada de decisão, orientando-o nas práticas e nas atividades de sua equipe. Trata-se de um modo de pensar cuidadoso, deliberado e focado em resultados, que requer um propósito motivado pelas necessidades do paciente, da família e/ou da comunidade.[15]

O PC é mais do que um processo ou uma orientação da mente, pois compreende domínios cognitivos e comportamentais[1,2,4,6,17,18] e se caracteriza pelo uso de habilidades cognitivas e hábitos da mente.[19] As habilidades cognitivas são utilizadas na avaliação do indivíduo e da situação de cuidado, já os hábitos da mente são aplicados diante das necessidades de tomada de decisão clínica ou na realização do diagnóstico de enfermagem.[1]

À medida que o enfermeiro diagnostica, utiliza e desenvolve habilidades cognitivas e hábitos da mente. Nessa atividade, considera e associa os dados coletados do indivíduo, da família ou da comunidade com os seus conhecimentos ético, estético, pessoal e empírico.

As sete habilidades cognitivas e os 10 hábitos da mente descritos por Scheffer e Rubenfeld[19] são apresentados a seguir.

▶ HABILIDADES COGNITIVAS

ANÁLISE
É a capacidade de separar o todo em partes, a fim de descobrir sua natureza, função e relações, por meio de ideias apoiadas em dados objetivos e subjetivos, com vistas a possíveis ações de cuidado ao paciente.

APLICAÇÃO DE PADRÕES
É o julgamento realizado de acordo com as regras sociais, pessoais ou profissionais estabelecidas. É a avaliação dos argumentos.

DISCERNIMENTO
É a capacidade do enfermeiro de diferenciar evidências que sejam relevantes em determinada situação clínica.

BUSCA DE INFORMAÇÕES
É a busca de dados em fontes pertinentes, com o objetivo de fundamentar a interpretação das evidências que subsidiam o diagnóstico.

RACIOCÍNIO LÓGICO
Compreende o processo de intervir após avaliação, comparação e julgamento dos dados obtidos.

PREDIÇÃO
É a capacidade de antecipar respostas humanas a partir de certas informações acerca do processo saúde-doença.

TRANSFORMAÇÃO DE CONHECIMENTO
É integrar o conhecimento prático ao teórico, em consonância com a realidade vivenciada e os diferentes contextos.

▶ HÁBITOS MENTAIS

CONFIANÇA
É o ato de estar seguro quanto à própria capacidade de raciocínio e competência para utilizar outras habilidades.

PERSPECTIVA CONTEXTUAL
É a capacidade de desenvolver o processo diagnóstico, considerando as diferenças culturais, econômicas, sociais e individuais de pacientes, famílias e comunidades.

CRIATIVIDADE
É a busca por maneiras alternativas de aperfeiçoar o que está proposto, modificando ou alterando pensamentos.

FLEXIBILIDADE
É estar aberto a novas ideias e modos de ser e fazer, sendo capaz de se adaptar e se modificar nas diferentes situações.

CURIOSIDADE
É questionar, buscar novos saberes, observar, a fim de entender as situações vivenciadas durante o processo saúde-doença de indivíduos e populações.

INTEGRIDADE INTELECTUAL
É ser honesto na busca da verdade, reconhecendo suas potencialidades e limitações.

INTUIÇÃO
É buscar conhecer por meio dos sentidos, sem utilizar a razão.

COMPREENSÃO
É ser receptivo a opiniões divergentes e sensível às dificuldades.

PERSEVERANÇA
É persistir com determinação para superar obstáculos na busca de respostas.

REFLEXÃO
É pensar sobre as suposições, de modo a aprofundar a compreensão e a autoavaliação sobre um fenômeno.

No desenvolvimento do processo diagnóstico, que visa o julgamento e a tomada de decisão clínica para a elaboração do diagnóstico de enfermagem, há a inter-relação das habilidades cognitivas e dos hábitos da mente, os quais estruturam o PC. Estes são selecionados e aplicados pelo enfermeiro para diagnosticar, intervir e avaliar diferentes casos clínicos (Figura 1.1).

O PC na enfermagem, como processo, estrutura-se em dois componentes específicos:

- o **contexto da descoberta**, que abrange o desvelar e a identificação de evidências (sinais, sintomas e fatores de risco), os quais auxiliam no diagnóstico de uma situação clínica;
- o **contexto da justificativa**, que se dá pela base em crenças, princípios ou argumentação.

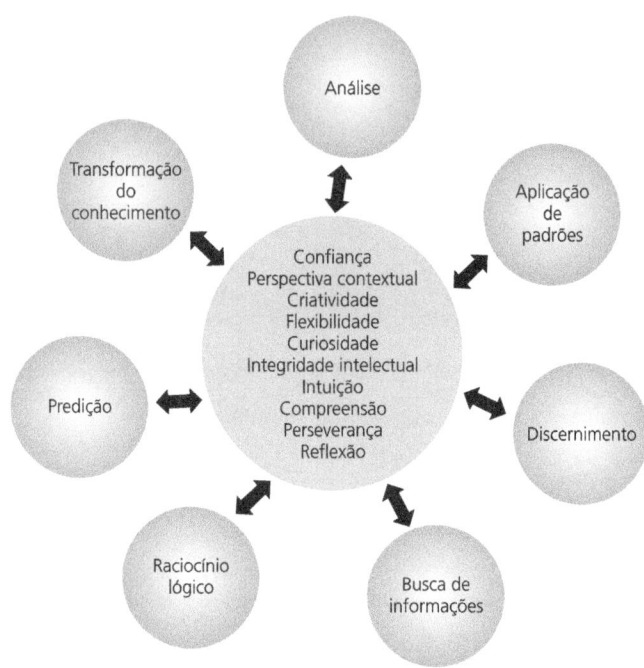

FIGURA 1.1
PENSAMENTO CRÍTICO: INTER-RELAÇÃO DE HABILIDADES COGNITIVAS E HÁBITOS DA MENTE.

Em ambos os contextos do PC, o enfermeiro utiliza suas habilidades cognitivas e hábitos da mente, pois necessita buscar e organizar as informações de modo sistemático, analisar a situação clínica, planejar a tomada de decisão e avaliar o resultado obtido.

Sendo o processo de pensamento de cada indivíduo diferente, a forma de agir e tomar decisões é determinada por habilidades específicas, uma vez que as experiências vivenciadas e o conhecimento técnico-científico diferem entre os profissionais. Todavia, para que o enfermeiro possa tomar decisões acuradas, necessita desenvolver as principais características de pensador crítico (Figura 1.2).[20]

Em enfermagem, pensar criticamente representa superar a lógica mecanicista e biologicista que foca apenas o saber fazer, relegando a segundo

> **CARACTERÍSTICAS DO PENSADOR CRÍTICO**
> Habitualmente investiga.
> É bem informado.
> Tem abertura da mente.
> É flexível.
> É prudente em fazer julgamentos.
> Tem clareza sobre as questões em análise.
> É zeloso diante de informações relevantes.
> É confiante.
> Aplica raciocínio na seleção de critérios/padrões/inferências.
> Tem foco na investigação.
> Persiste na busca de resultado.

FIGURA 1.2
PRINCIPAIS CARACTERÍSTICAS DO PENSADOR CRÍTICO.

plano o saber ser.[21] Como em qualquer outra área, essa forma de pensamento requer o desenvolvimento das características de pensadores críticos e sofre influência de questões pessoais, de comunicação e de hábitos.[22]

O PC, assim como o raciocínio diagnóstico, constitui um elemento imperativo na elaboração dos DEs, os quais devem retratar as necessidades reais e potenciais do indivíduo, da família e da comunidade.

▶▶ RACIOCÍNIO DIAGNÓSTICO

O processo de raciocínio diagnóstico (RD) compreende uma das funções principais do enfermeiro na prática clínica. Raciocinar com finalidade diagnóstica é usar a razão para conhecer os problemas de saúde do paciente, além de auxiliar no alcance da solução destes.[9] Diagnosticar é a arte, a ciência ou o ato de identificar o problema de saúde e suas causas com base em sinais, sintomas, fatores de risco, exames e informações complementares.[9]

Muitas vezes, as dificuldades existentes no ensino do processo diagnóstico (PD) são atribuídas às dificuldades de pensar criticamente e de raciocinar. Contudo, o aprendizado do RD em direção à tomada de decisão clínica, ou seja, o estabelecimento do DE, pode ser desenvolvido de maneira sistemática (Figura 1.3).

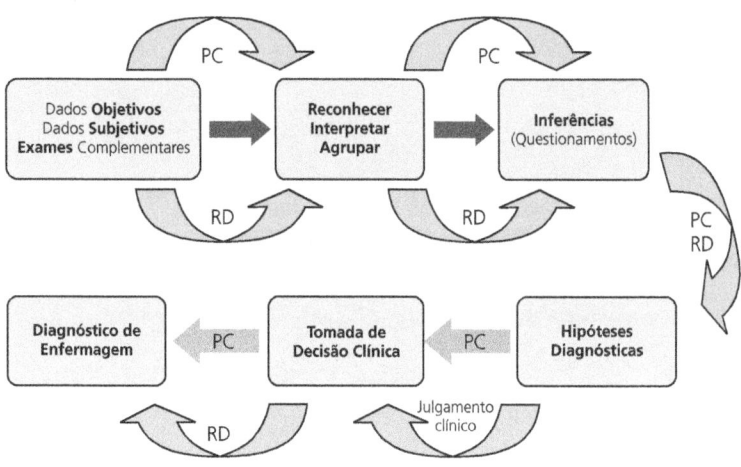

FIGURA 1.3
SISTEMATIZAÇÃO DO RACIOCÍNIO DIAGNÓSTICO.
PC = Pensamento crítico; RD = Raciocínio diagnóstico

Ao se analisar o processo de RD, constata-se que sua estrutura é composta por diferentes fases, as quais facilitam a condução do julgamento clínico. A atenção voltada para aspectos relevantes pode evitar possíveis erros diagnósticos.

O RD é qualificado como "lógico" quando causas, sinais e sintomas de uma doença e informações complementares sobre um paciente se apresentam com harmonia, congruência e nexo, o que leva à tomada de decisão, ao diagnóstico. A esse processo racional e lógico de pensamento são agregados a experiência profissional, o conhecimento técnico-científico e as informações sobre o problema de saúde do paciente.

O conceito de RD é utilizado na prática clínica da enfermagem como sinônimo de julgamento clínico, raciocínio lógico, raciocínio crítico ou raciocínio clínico.[1] Entre os elementos que permeiam o RD na prática clínica e possibilitam ao enfermeiro avaliar, diagnosticar e intervir, destacam-se a lógica, a argumentação e as inferências indutivas e dedutivas para validar evidências.

O RD compreende a relação entre as premissas e as conclusões a partir de argumentos e inferências. Na lógica, as premissas são proposições, ou seja, hipóteses que dão base para justificar as conclusões de determinada inferência. A inferência é um elemento do argumento, porque argumentar pressupõe provas mediante as quais é possível tirar conclusões. Nesse sentido, o desenvolvimento do RD inclui:

- *coleta de dados,* conduzida de forma focada (questionamentos);
- *reconhecimento de pistas ou evidências;*
- *comparação de evidências clínicas;*
- *elaboração mental de possíveis diagnósticos de enfermagem;*
- *validação* dos *diagnósticos de enfermagem* pela argumentação de paciente/familiares/outros profissionais, bem como pela literatura de apoio, com vistas à tomada de decisão, que conduzirá às intervenções e aos resultados de enfermagem esperados.

Para identificar as características de um problema em particular, o enfermeiro precisa direcionar sua atenção às informações provenientes do paciente, reconhecer alterações, interpretar, agrupar, denominar e inferir sobre elas. Esse enfoque caracteriza o processo diagnóstico,[23] e isso dará segurança à determinação de um DE preciso.

No desenvolvimento do processo diagnóstico, permeado pelo PC e pelo RD, o enfermeiro pode utilizar classificações de enfermagem como NANDA-I, NIC e NOC. O emprego destas exige dos profissionais o uso de habilidades, como a capacidade de obter e agrupar os dados mais relevantes para que um diagnóstico de enfermagem seja declarado; ou seja, realizar o julgamento clínico com base na avaliação de um conjunto de sinais e sintomas, além de fatores relacionados (etiológicos) e fatores de risco identificados.[24]

Entende-se que a habilidade do RD dos enfermeiros na formulação do DE é fundamental, pois as respostas humanas são complexas e divergentes, fato que pode constituir uma dificuldade para selecionar diagnósticos acurados. A responsabilidade de realizar diagnósticos com alto grau de acurácia diagnóstica é uma postura do enfermeiro reflexivo, motivado e autoconfiante.

▶▶ EXERCITANDO O PENSAMENTO CRÍTICO E O RACIOCÍNIO DIAGNÓSTICO

Nesta etapa, apresenta-se um caso clínico fictício para que o leitor possa refletir sobre o uso de algumas habilidades de PC e de RD, com vistas à determinação de um DE. Utilizou-se a estratégia de mapa conceitual para elucidar o RD realizado na identificação dos principais dados de uma situação clínica, demonstrando-se a inter-relação entre eles para a tomada de decisão quanto ao DE prioritário.

O mapa conceitual foi construído com o auxílio da ferramenta *CMap Tools*, em sua versão 5.03, que é um *software* desenvolvido e distribuído gratuitamente pelo Institute for Human Machine Cognition, da University of West Florida.[25]

Entendendo-se que um DE real corresponde a um conjunto de sinais e sintomas relacionados entre si, foram empregados o PC e o RD para realizar as seguintes atividades:[23]

1. reconhecimento de informações relevantes;
2. interpretação das informações obtidas;
3. agrupamento das informações;
4. denominação do agrupamento.

A identificação de informações relevantes, sua interpretação e agrupamento são passos essenciais na determinação e na denominação de um DE acurado. Esses passos exigem habilidades cognitivas e hábitos da mente para julgar as situações e tomar a melhor decisão acerca dos dados obtidos e, assim, estabelecer o DE que melhor represente os problemas de saúde, bem como as necessidades de intervenções terapêuticas, que visam um resultado positivo.

O caso clínico apresentado a seguir destaca, de forma sucinta, a história clínica de uma paciente, bem como os principais sinais e sintomas (características definidoras – CD) e os fatores relacionados (FR). Aplica-se o processo diagnóstico, dando-se ênfase às habilidades de PC e de RD, que, inter-relacionadas, conduzem à tomada de decisão, ou seja, ao DE.

▶▶ CASO CLÍNICO

O.S.N., mulher, 75 anos, casada, aposentada. Portadora de hipertensão e diabetes melito. Apresenta dificuldade em realizar os tratamentos terapêuticos. Não segue a dieta prescrita e, na maioria das vezes, usa a medicação incorretamente. Sente-se ansiosa e refere ter se "descuidado" com sua saúde. Fuma de 4 a 10 cigarros por dia e não faz atividade física. Está acima do peso, com índice de massa corporal [IMC] = 27,32, com aumento de 5,4 kg desde sua última consulta, há seis meses.

Pressão arterial (PA) = 140/95 mmHg (aumento em comparação com níveis anteriores)
Glicose = 110 mg/dL após 2 horas da última refeição

O reconhecimento, a interpretação e o agrupamento dos dados relevantes, considerando-se a relação entre eles, levaram à denominação de uma hipótese diagnóstica. Destaca-se que é uma paciente idosa, ansiosa, com sobrepeso, tensão arterial (TA) e glicemia alteradas. Essas características definidoras (CD), aqui denominadas sinais e sintomas, aliadas a alguns hábitos de vida, como tabagismo, sedentarismo e dificuldade de seguir o tratamento indicado, remetem aos fatores relacionados (FR) do DE prioritário ao caso: *Autocontrole Ineficaz da Saúde.*

O mapa conceitual elaborado ilustra o processo de RD utilizado na identificação dos dados relevantes descritos anteriormente, bem como seu agrupamento e a interpretação utilizada para o julgamento clínico e a tomada de decisão em relação ao DE prioritário (Figura 1.4).

As habilidades de análise, aplicação de padrões e raciocínio lógico caracterizam-se como alguns elementos do PC, que também se utiliza de alguns hábitos da mente, como perspectiva contextual, integridade intelectual, intuição e compreensão. Essas habilidades permeiam o RD no julgamento de uma situação clínica para a tomada de decisão quanto ao DE que melhor representa as necessidades de saúde do paciente.

O exercício do PC no processo de RD auxilia o enfermeiro em suas decisões. Assim, necessita ser entendido como algo cuidadoso, deliberado e focalizado em resultados e capaz de atender às necessidades do paciente. Portanto, vinculá-lo à base de conhecimentos que orientam as ações do enfermeiro, proporciona melhoria dos cuidados prestados.[15]

O RD implicou a análise da situação apresentada no caso clínico, a identificação das informações relevantes e o agrupamento destas para considerar seus possíveis significados, isto é, interpretá-los e denominá-los sob a forma de DE. Inicialmente, foi preciso identificar e avaliar os dados relevantes, como TA = 140/95 mmHg, glicose = 110 mg/dL, sobrepeso, ansiedade e hábitos de vida, para, em seguida, estabelecer a relação entre eles, por meio do raciocínio lógico.

Para tanto, o domínio técnico-científico é essencial, uma vez que é necessário observar a situação, coletar os dados relevantes e avaliá-los, a fim de agrupá-los com base na aplicação de padrões de saúde normais e alterados. O conhecimento desses padrões permite analisar o quadro clínico e, assim, reconhecer as alterações e as reais condições de saúde avaliadas.

No caso clínico apresentado, além das habilidades de análise e de raciocínio lógico, foi necessária a aplicação de padrões. Conhecidos os padrões de normalidade, estes foram aplicados para identificar os dados alterados, como a tensão arterial, o nível de glicose pós-prandial e o índice de massa corporal. Esse quadro clínico, associado aos hábitos de vida inadequados à saúde, como dieta imprópria, tabagismo e sedentarismo, configuraram a dificuldade que a paciente O.S.N. apresentava de seguir os diferentes tratamentos prescritos e, assim, determinar o DE Autocontrole Ineficaz da Saúde.

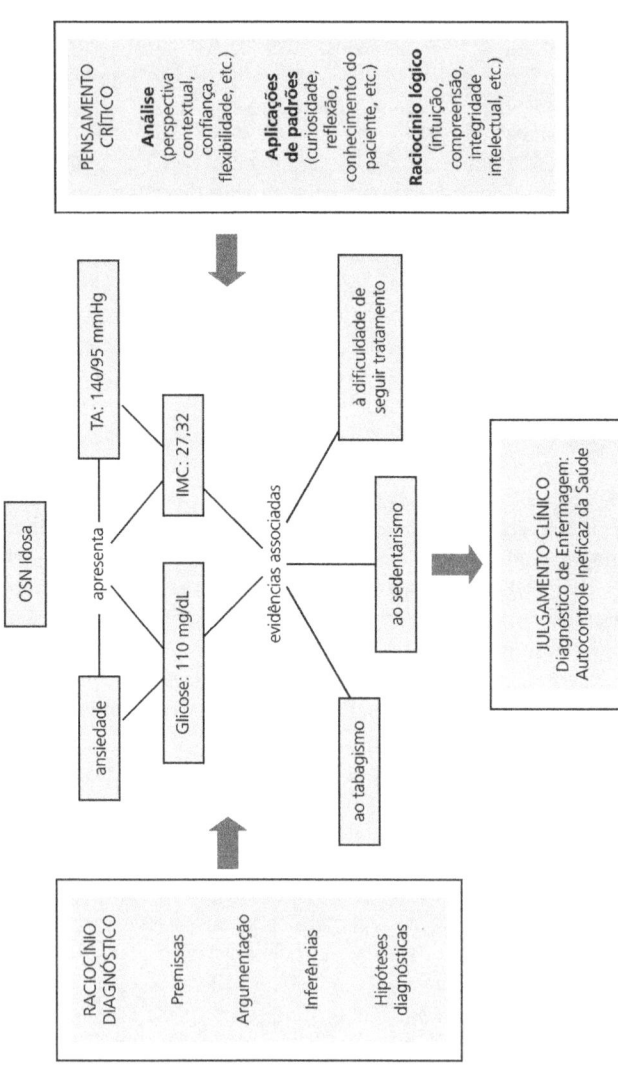

FIGURA 1.4
MAPA CONCEITUAL COM REPRESENTAÇÃO DIAGRAMÁTICA DO CASO CLÍNICO COM USO DE ALGUMAS HABILIDADES DE PC E RD PARA O ESTABELECIMENTO DO DE.

Assim, o RD se desenvolveu a partir da avaliação das informações relevantes, do estabelecimento da relação entre elas e de seu agrupamento seguido de uma denominação, ou seja, o diagnóstico de enfermagem. A estratégia do mapa conceitual possibilitou representar a identificação de conceitos-chave e o estabelecimento das relações entre eles. Foi possível visualizar os diferentes dados que caracterizaram os sinais e os sintomas (CD), bem como os fatores relacionados (etiologias) do DE.

O PC e o RD auxiliaram no processo de julgamento clínico e tomada de decisão, que culminou no estabelecimento do DE que melhor expressou as reais necessidades da paciente avaliada.

▶▶ CONSIDERAÇÕES FINAIS

A aplicação do PE é uma atividade do profissional enfermeiro. Por meio dele, a enfermagem agrega organização e qualidade aos seus processos assistenciais. Todavia, para executá-lo, é fundamental que o enfermeiro tenha competências e habilidades, de modo a coletar dados, diagnosticar e intervir na busca de resultados positivos, em benefício dos indivíduos, das famílias e das comunidades.

A utilização das classificações NANDA-I, NIC e NOC pode auxiliar no processo de PC e de RD nos contextos de ensino, assistência ou pesquisa, uma vez que a linguagem padronizada favorece a comunicação, o registro, a compreensão e a interpretação dos dados. Pensar sobre o pensar conduz a reflexões críticas, criativas e lógicas, favorecendo a tomada de decisão acertada no processo de cuidar em enfermagem.

REFERÊNCIAS

1. Lunney M, organizadora. Pensamento crítico e diagnóstico de enfermagem: estudos de caso e análises. Porto Alegre: Artmed; 2004.

2. Alfaro-Lefreve R. Aplicação do processo de enfermagem: um guia passo a passo. Porto Alegre: Artmed; 2005.

3. Pesut DJ, Herman J. Clinical reasoning: the art science of critical and creative thinking. Albany: Delmar; 1999.

4. Bandman EL, Bandman B. Critical thinking in nursing. 2. ed. Connecticut: Appleton & Lange; 1995.

5. College of Nursing. Critical thinking [Internet]. Albuquerque: University of New México; 2006 [capturado em 1 dez. 2010]. Disponível em: http://hsc.unm.edu/consg/critical/.

6. Alfaro-Lefreve R. Pensamento crítico em enfermagem: um enfoque prático. Porto Alegre: Artmed; 1996.

7. Cader R, Campbell S, Watson D. Cognitive Continuum Theory in nursing decision-making. J Adv Nurs. 2005;49(4):397-405.

8. Aitken LM. Critical care nurses' use of decision-making strategies. J Clin Nurs. 2003;12(4):476-83.

9. Lópes M. O processo diagnóstico nas decisões clínicas: ciência, arte e ética. Rio de Janeiro: Revinter; 2001.

10. Crossetti MGO. Sistematização da assistência de enfermagem: 2ª aula. Enfermagem Atual. 2008;8(44):45-50.

11. Lunney M. Use of critical thinking in the diagnostic process. Int J Nurs Terminol Classif. 2010;21(2):82-8.

12. Paul R. Critical thinking: what every person needs to survive in a rapidly changing world. Rohnert Park: The Center for Critical Thinking & Moral Critique; 1992.

13. Simpson E, Courtney M. Critical thinking in nursing education: literature review. Int J Nurs Pract. 2002;8(2):89-98.

14. Watson G, Glaser EM. Critical thinking appraisal. San Antonio: The Psychological Corporation; 1980.

15. Alfaro-Lefreve R. Aplicação do processo de enfermagem: uma ferramenta para o pensamento crítico. 7. ed. Artmed: Porto Alegre; 2010.

16. Shin KR. Critical thinking ability and clinical decision-making skills among senior nursing students in associate and baccalaureate programmes in Korea. J Adv Nurs. 1998;27(2):414-8.

17. Paul RW, Heaslip P. Critical thinking and intuitive nursing practice. J Adv Nurs. 1995;22(1):40-7.

18. Facione NC, Facione PA, Sanchez CA. Critical thinking disposition as a measure of competent clinical judgment: the development of the California Critical Thinking Disposition Inventory. J Nurs Educ. 1994;33(8):345-50.

19. Scheffer BK, Rubenfeld MG. A consensus statement on critical thinking in nursing. J Nurs Educ. 2000;39(8):352-9.

20. American Philosophical Association. Critical thinking: a statement of expert consensus for purposes of educational assessment and instrument. The Delphi Report: research findings and recommendations prepared for the committee on pre-college philosophy. Newark; 1990.

21. Bagnato MHS, Sordi MRL, Cocco MIM. Subsídios para uma formação profissional crítica reflexiva na área da saúde: o desafio da virada do século. Rev Latino-Am Enfermagem. 1998;6(2):83-8.

22. Greco RM. Seminário: pensamento crítico reflexivo em enfermagem. Juiz de Fora: UFJF; 2009.

23. Gordon M. Diagnóstico enfermero: processo y aplicación. Madrid: Mosby; 1996.

24. Oliva APV. Banco de itens para avaliação do raciocínio diagnóstico: BIARD [tese]. São Paulo (SP): Universidade de São Paulo; 2008.

25. Florida Institute for Human and Machine Cognition [homepage na internet]. Ocala: IHMC; 2010 [capturado em 19 fev. 2010]. Disponível em: http://cmap.ihmc.us.

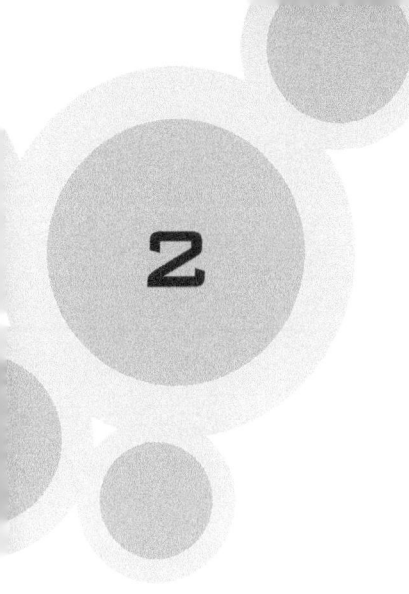

2

CLASSIFICAÇÕES DE ENFERMAGEM NANDA-I, NIC E NOC NO PROCESSO DE ENFERMAGEM

AMÁLIA DE FÁTIMA LUCENA
MIRIAM DE ABREU ALMEIDA

O processo de enfermagem (PE) pode ser entendido como um modelo metodológico ou uma forma de pensamento que orienta o julgamento clínico e a tomada de decisão em relação ao diagnóstico, à intervenção e ao resultado de enfermagem.[1,2] Em uma revisão histórica de sua evolução, podem ser identificadas três gerações distintas.[3]

Primeira geração ▶ Compreendida entre o período de 1950 a 1970. A ênfase do PE era a identificação e a resolução de problemas, e o modelo utilizado apresentava quatro fases: coleta de dados, planejamento, implementação e avaliação. A identificação do problema e a busca de sua solução eram, muitas vezes, rotinizadas, sendo que o foco do cuidado de enfermagem estava relacionado a determinadas condições fisiopatológicas médicas. Nessa época, Faye Abdellah introduziu um sistema de classificação para identificar os 21 problemas de enfermagem do cliente. Esse sistema passou a ser utilizado no currículo das escolas de enfermagem para auxiliar os alunos a identificarem as respostas do cliente à saúde e à doença que exigiam intervenção de enfermagem. Esta foi considerada a primeira classificação relevante para a prática de enfermagem nos Estados Unidos.[1,3]

Segunda geração ▶ Compreendida no período de 1970 a 1990. O PE deixa de ter uma conotação linear e lógica, com foco na solução de problemas, e assume características de um processo dinâmico e multifacetado, pautado no raciocínio e no pensamento crítico. O modelo de PE passa a ter cinco fases, com a inclusão do **diagnóstico de enfermagem** (DE) após a coleta de dados. Esta é realizada em dois níveis de atenção:

- parâmetros de avaliação, evidências clínicas – **sinais/sintomas**;
- causa não relacionada a uma condição médica – **etiologia** (fator relacionado ou de risco).

Nesse contexto, também se desenvolve, nos anos 1970, a preocupação dos enfermeiros com a necessidade de desenvolver uma linguagem padronizada para os problemas de saúde por eles diagnosticados e tratados, dando-se, assim, início ao estudo dos sistemas de classificação de enfermagem.[3]

Terceira geração ▶ Compreendida de 1990 até os dias atuais. Esta geração se volta para a especificação e a testagem, na prática, de **resultados** do paciente que sejam sensíveis à intervenção de enfermagem. Os sistemas de classificação já começam a ser utilizados no ensino, na pesquisa e na prática clínica, o que permite à profissão nomear o seu fazer e documentá-lo, seja em sistemas informatizados ou não.

O modelo de PE nessa geração é dinâmico, e as suas cinco etapas, apesar de descritas de forma sequencial para facilitar a exposição e a compreensão de ideias, não são fechadas em si mesmas.[1-3] Na implementação das etapas do PE referentes ao *diagnóstico*, à *intervenção* e ao *resultado*, os vocabulários descritos pelos sistemas de classificações são valorizados como elementos importantes para o raciocínio clínico. Estes classificam termos padronizados que refletem o significado dos fenômenos comuns na e para a prática clínica da enfermagem.[4,5]

Entre os sistemas de classificação de enfermagem mais utilizados atualmente na realidade brasileira, estão as taxonomias da North American Nursing Diagnosis Association International (NANDA-I),[6] a Nursing Interventions Classifications (NIC)[7] e a Nursing Outcomes Classification (NOC).[8] A escolha por uma ou outra linguagem padronizada resulta das ideias que se quer comunicar, o que pode variar de acordo com o cenário da prática clínica, possivelmente sob influência do contexto social, político, econômico e cultural.

▶▶ CLASSIFICAÇÃO DE DIAGNÓSTICOS DE ENFERMAGEM DA NANDA-I

A necessidade de desenvolver uma linguagem clara e consistente para nomear o que a enfermagem faz deu origem à Associação Norte-americana de Diagnósticos de Enfermagem (NANDA), oficializada em 1982.[9] Em 2002, essa associação expandiu suas fronteiras e passou a ser NANDA International (NANDA-I).[6]

A NANDA-I tem realizado encontros científicos bienais, quando ocorre a divulgação da sua taxonomia atualizada. Esta apresenta as inclusões dos novos diagnósticos, revisões de uns e exclusões de outros. A participação dos enfermeiros brasileiros nos estudos dessa classificação tem sido cada vez maior, de modo que existem diagnósticos de enfermagem (DE) desenvolvidos por eles que já estão contemplados em suas últimas edições.[6]

O DE é definido pela NANDA-I como:

Julgamento clínico das respostas do indivíduo, da família ou da comunidade a problemas de saúde/processos vitais reais ou potenciais. O diagnóstico de enfermagem constitui a base para a seleção das intervenções de enfermagem para o alcance dos resultados pelos quais o enfermeiro é responsável.[6]

O DE pode ser compreendido tanto como um processo quanto como um produto, sendo que o processo diagnóstico inclui duas fases: a primeira engloba a análise e a síntese dos dados coletados; a segunda estabelece o enunciado do diagnóstico a partir de uma taxonomia existente.

Esse processo de raciocínio requer habilidades cognitivas e perceptivas, experiência e uma base de conhecimento científico. Além disso, envolve pensamento crítico, tomada de decisão e raciocínio dedutivo e indutivo.[10]

▶ ESTRUTURA TAXONÔMICA DA NANDA-I[6]

A necessidade de atender ao modelo de terminologia da International Standards Organization (ISO) em relação a um DE fez com que a NANDA-I modificasse sua estrutura inicial, sob a forma de nove padrões de respostas humanas, para uma forma multiaxial, aprovada na conferência bienal de 2000 e publicada em 2001. Denominada Taxonomia II da NANDA-I, está constituída de três níveis:[6,11]

- Domínios
- Classes
- Diagnósticos de enfermagem

Na edição da classificação referente ao período de 2009-2011, foram incluídos 21 novos diagnósticos, revisados nove e excluídos seis pertencentes à classificação de 2007-2008, o que reforça a importância da submissão de propostas de novos diagnósticos que descrevam a prática de enfermagem.[6] Esta consta de:

- 13 domínios
- 47 classes
- 201 diagnósticos de enfermagem

Os 13 domínios e as 47 classes atuais da NANDA-I[6] são apresentados na Figura 2.1.

Os DEs têm um código numérico e estão organizados em cada um dos domínios e classes da NANDA-I. Seus componentes são:

- *Título* – nome, termo conciso que exprime o significado do DE. Padronizado, não deve ser modificado.
- *Definição* – descrição clara e precisa do DE. Padronizada, não deve ser modificada.
- *Fator relacionado* – fator contribuinte que parece mostrar relação padronizada com o DE. Pode ser descrito como fator antecedente, associado, contribuinte e estimulador.
- *Fator de risco* – fator ambiental, fisiológico, psicológico, genético ou químico que aumenta a vulnerabilidade de um indivíduo a um DE.
- *Característica definidora* – indício, inferências observáveis que se agrupam como manifestações (**sinais** e **sintomas**) que são frequentemente associadas a um DE.

O sistema multiaxial da Taxonomia II da NANDA-I é mais flexível do que a Taxonomia I (monoaxial), facilitando a inclusão de novos diagnósticos. É composto por sete eixos, que apontam os componentes de um enunciado diagnóstico. Estes estão relacionados a seguir e são esquematizados na Figura 2.2:

- Eixo 1 – conceito diagnóstico
- Eixo 2 – sujeito do diagnóstico (indivíduo, família, comunidade)
- Eixo 3 – julgamento (prejudicado, ineficaz)
- Eixo 4 – localização (vesical, auditiva, cerebral, etc.)
- Eixo 5 – idade (bebê, criança, adulto)
- Eixo 6 – tempo (crônico, agudo, intermitente)
- Eixo 7 – situação do diagnóstico (real, risco, bem-estar, promoção da saúde, síndrome)

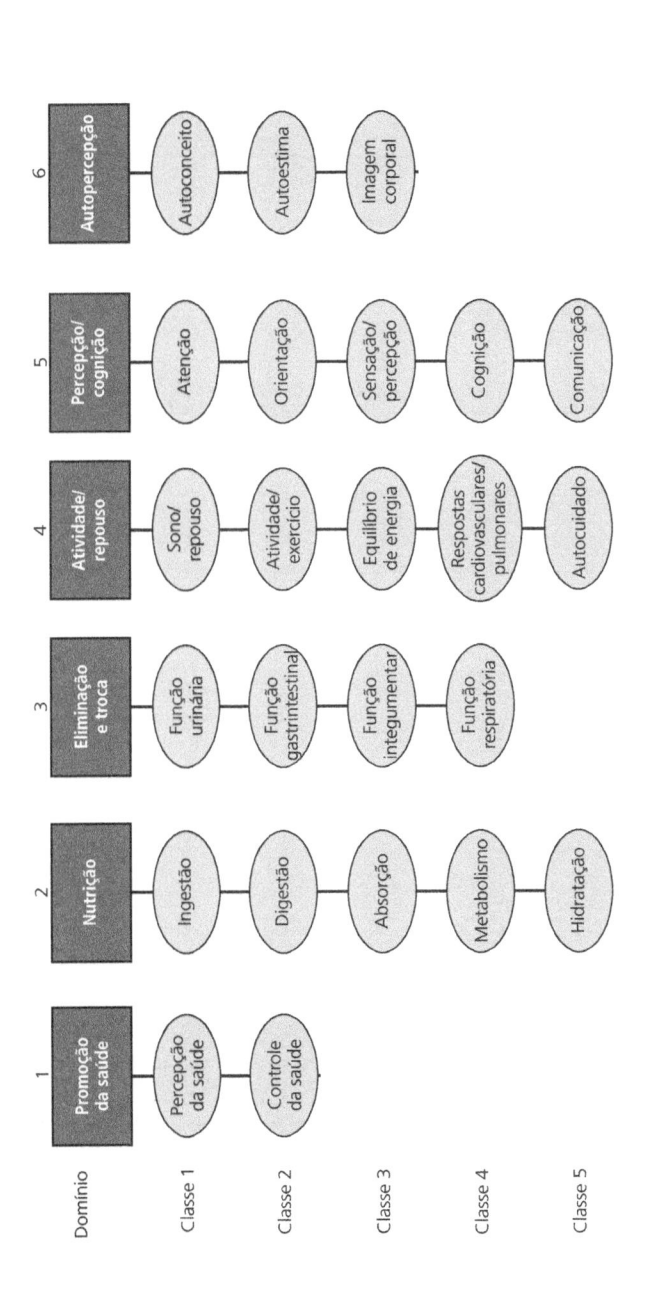

Domínio	1 **Promoção da saúde**	2 **Nutrição**	3 **Eliminação e troca**	4 **Atividade/ repouso**	5 **Percepção/ cognição**	6 **Autopercepção**
Classe 1	Percepção da saúde	Ingestão	Função urinária	Sono/ repouso	Atenção	Autoconceito
Classe 2	Controle da saúde	Digestão	Função gastrintestinal	Atividade/ exercício	Orientação	Autoestima
Classe 3		Absorção	Função integumentar	Equilíbrio de energia	Sensação/ percepção	Imagem corporal
Classe 4		Metabolismo	Função respiratória	Respostas cardiovasculares/ pulmonares	Cognição	
Classe 5		Hidratação		Autocuidado	Comunicação	

FIGURA 2.1
DOMÍNIOS E CLASSES DA TAXONOMIA II DA NANDA-I.
Fonte: NANDA International.[6]

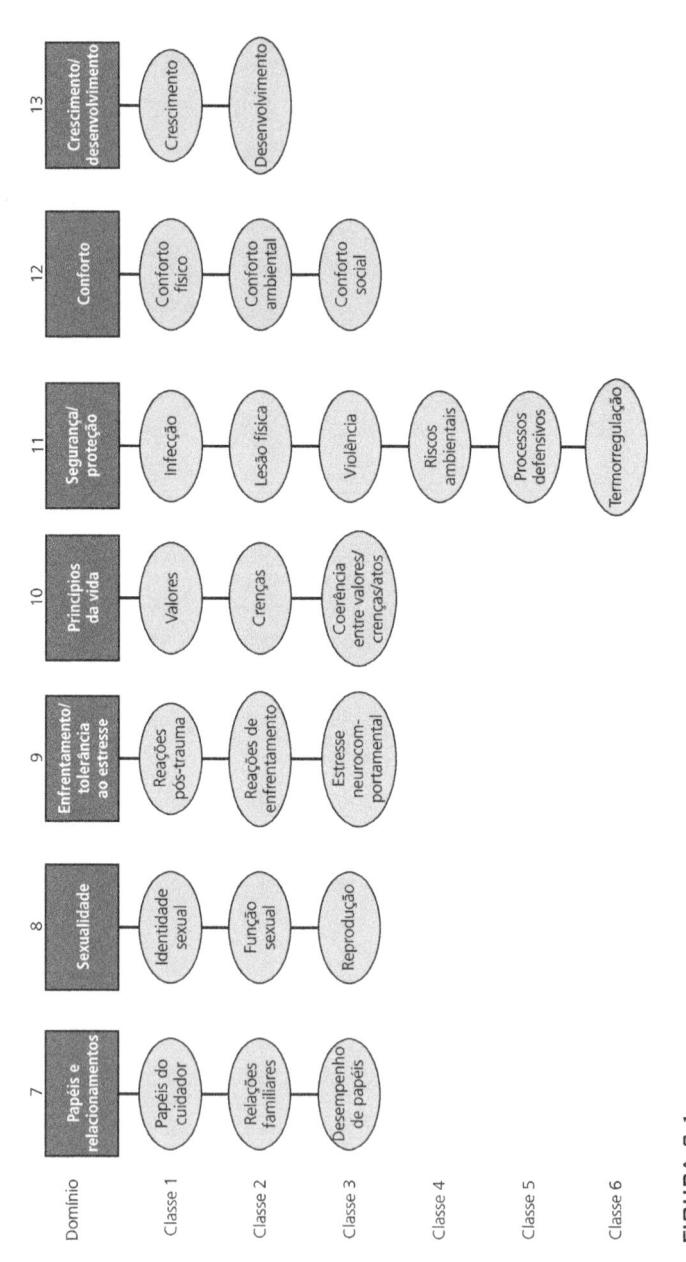

CLASSIFICAÇÕES DE ENFERMAGEM NANDA-I, NIC E NOC NO PROCESSO DE ENFERMAGEM

Domínio	7 Papéis e relacionamentos	8 Sexualidade	9 Enfrentamento/ tolerância ao estresse	10 Princípios da vida	11 Segurança/ proteção	12 Conforto	13 Crescimento/ desenvolvimento
Classe 1	Papéis do cuidador	Identidade sexual	Reações pós-trauma	Valores	Infecção	Conforto físico	Crescimento
Classe 2	Relações familiares	Função sexual	Reações de enfrentamento	Crenças	Lesão física	Conforto ambiental	Desenvolvimento
Classe 3	Desempenho de papéis	Reprodução	Estresse neurocomportamental	Coerência entre valores/ crenças/atos	Violência	Conforto social	
Classe 4					Riscos ambientais		
Classe 5					Processos defensivos		
Classe 6					Termorregulação		

FIGURA 2.1 (CONTINUAÇÃO)
DOMÍNIOS E CLASSES DA TAXONOMIA II DA NANDA-I.
Fonte: NANDA International.[6]

```
                    ┌─────────────────────────────────┐
                    │    Eixo 3 – Julgamento          │
                    │ (prejudicado, ineficaz, excessivo)│
                    ├──────────────────┬──────────────┤
                    │ Eixo 7 – Situação│              │
┌───────────────┐   │  do diagnóstico  │              │
│Eixo 1 – Conceito│ │(real, risco, bem-estar,│Eixo 6 – Tempo│
│  diagnóstico   │──│ promoção da saúde,│(crônico, agudo)│
│ (Deambulação)  │  │     síndrome)    │              │
└───────┬───────┘   └──────────────────┴──────────────┘
        │           ┌─────────────────────────────────┐
        │           │   Eixo 2 – Sujeito do diagnóstico│
        │           │ (indivíduo, família, comunidade) │
┌───────┴───────┐   ├─────────────────────────────────┤
│Eixo 4 – Localização│ │      Eixo 5 – Idade          │
│(cerebral, periférica,│ │     (bebê, adulto)          │
│ tissular, etc.) │  └─────────────────────────────────┘
└───────────────┘
```

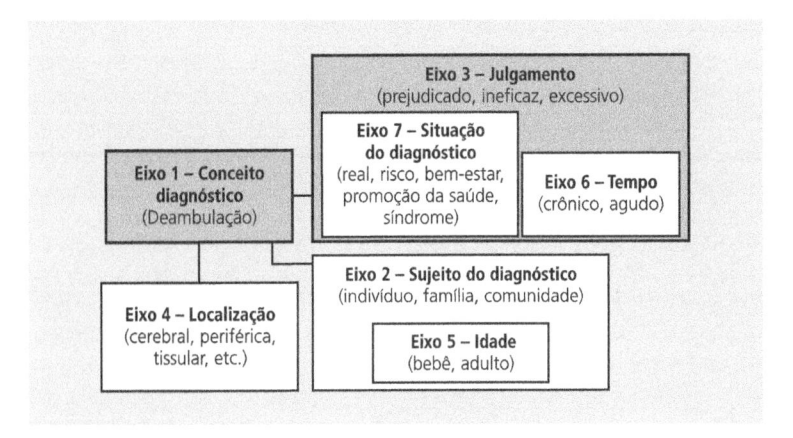

FIGURA 2.2
SISTEMA MULTIAXIAL DA TAXONOMIA II DA NANDA-I.
Fonte: Adaptada de NANDA International.[6]

Os Eixos 1 (conceito diagnóstico) e 3 (julgamento) são essenciais ao DE. Por exemplo, *Deambulação* (conceito) *Prejudicada* (julgamento). Em alguns casos, o conceito diagnóstico contém o julgamento (p. ex., *Dor*). Também o Eixo 2 é fundamental, embora possa ficar implícito.

Vale ressaltar, ainda, que a constante busca por retratar de forma fidedigna e compreensível a prática clínica da profissão tem levado o Comitê de Taxonomia da NANDA-I a pensar em uma nova estrutura, possivelmente com menos domínios, a qual consistirá na Taxonomia III da NANDA-I.

▶ TIPOS DE DIAGNÓSTICOS DA NANDA-I[6]

Real ▶ descreve respostas humanas a condições de saúde ou processos de vida que um indivíduo/família/comunidade está apresentando. Os dados coletados permitem evidenciar características definidoras (**sinais e sintomas**) que confirmam a presença do DE, sendo seu enunciado composto de três partes: título, fator relacionado e características definidoras (**sinais e sintomas**). Exemplo: Dor Aguda relacionada a agentes lesivos, evidenciada por relato verbal de dor, gestos protetores e elevação na pressão arterial.

Risco ▶ descreve respostas humanas a condições de saúde ou processos de vida que podem se desenvolver em um indivíduo/família/comunidade vulnerável. Nesse caso, não existem características definidoras (sinais e sintomas) e, sim, **fatores de risco** que contribuem para o aumento da vulnerabilidade. Seu enunciado é composto de duas partes: título e fator de risco. Exemplo: Risco de Infecção relacionado a procedimento invasivo.

Promoção da saúde ▶ compreende o julgamento clínico da motivação e do desejo de um indivíduo/família/comunidade de aumentar seu bem-estar para um nível mais elevado de saúde. Refere-se a comportamentos específicos de saúde, como a alimentação e o exercício. Essa disposição é sustentada por características definidoras. Seu enunciado é composto de duas partes: título e características definidoras. Exemplo: Disposição para Nutrição Melhorada, evidenciada por alimentar-se regularmente e expressar desejo de melhorar sua nutrição.

Bem-estar ▶ compreende respostas humanas em nível de bem-estar de indivíduo/família/comunidade com disposição para aumento ou melhora. Essa disposição é sustentada por características definidoras. Seu enunciado é composto de duas partes: título e características definidoras. Exemplo: Disposição para Paternidade/Maternidade Melhorada, evidenciada por atender às necessidades do filho e demonstrar vínculo.

Síndrome ▶ é um agrupamento de sinais e sintomas que quase sempre ocorrem juntos, representando um quadro clínico. Seu enunciado é composto de três partes: título, fator relacionado e características definidoras (sinais e sintomas). Exemplo: Síndrome Pós-trauma relacionada a abuso psicológico, evidenciada por dificuldade de concentração, tristeza e pesadelos.

▶ **COMO UTILIZAR A NANDA-I**
Na classificação 2007-2008 e nas anteriores, os diagnósticos de enfermagem estão listados em ordem alfabética pelo conceito diagnóstico (Eixo 1), e não pela primeira palavra do seu enunciado. Por exemplo, Déficit no Autocuidado para Alimentação é encontrado pela palavra "Autocuidado", que é seu conceito diagnóstico, e não por "Déficit", que é o início de seu enunciado.

Outra forma de buscar um DE é por meio da estrutura da Taxonomia II, ou seja, a partir dos **domínios** e **classes** (Figura 2.1). Essa forma também é o modo como a Classificação 2009-2011 apresenta os DEs, os quais estão listados em **ordem alfabética** pelo **conceito diagnóstico**, porém dentro de **cada**

domínio e de sua respectiva classe.[6] Por exemplo, ao se procurar o diagnóstico Retenção Urinária, ele é encontrado em ordem alfabética pelo conceito diagnóstico "Retenção" (que, neste caso, é a primeira palavra) dentre os nove diagnósticos do Domínio 3 (Eliminação e troca), na Classe 1 (Função urinária).

▶▶ CLASSIFICAÇÃO DAS INTERVENÇÕES DE ENFERMAGEM (NIC)

A Nursing Interventions Classifications (NIC), ou seja, Classificação das Intervenções de Enfermagem, teve origem em um projeto de pesquisa iniciado em 1987, por membros do College of Nursing, da Universidade de Iowa, Estados Unidos. Sua primeira edição foi lançada em 1992; entretanto, somente em 2004 é que sua terceira edição foi traduzida para o português, o que facilitou seu estudo e sua aplicabilidade na realidade brasileira. Atualmente, essa classificação já está em sua quinta edição.[7]

A NIC contempla aspectos fisiológicos e psicossociais do ser humano, incluindo tratamento, prevenção e promoção da saúde. Trata-se de uma classificação ampla que pretende abranger a totalidade do domínio da disciplina enfermagem, representando todas as áreas de sua prática. É neutra em termos de teoria, e, assim, as intervenções propostas por ela podem ser utilizadas com qualquer referencial e em todos os locais da prática da enfermagem, sendo possível associá-la a qualquer classificação diagnóstica.[7, 12]

ESTRUTURA TAXONÔMICA DA NIC

A estrutura taxonômica da NIC apresenta sete domínios, compostos por 30 classes, 542 intervenções e mais de 12 mil atividades/ações. Cada domínio, classe e intervenção possui definições padronizadas, de modo a facilitar seu entendimento e uso.[7] Os sete domínios e as 30 classes se encontram esquematizados na Figura 2.3.

As **intervenções de enfermagem** se encontram dentro de um domínio e de uma classe. São compostas por uma série de atividades e definidas pela NIC como:

> Qualquer tratamento baseado no julgamento e no conhecimento clínico que seja realizado por um enfermeiro para melhorar os resultados do paciente/cliente. Trata-se de uma ação autônoma executada com base científica e em benefício do cliente, relacionada a um DE, com vistas a atingir os melhores resultados possíveis.[7]

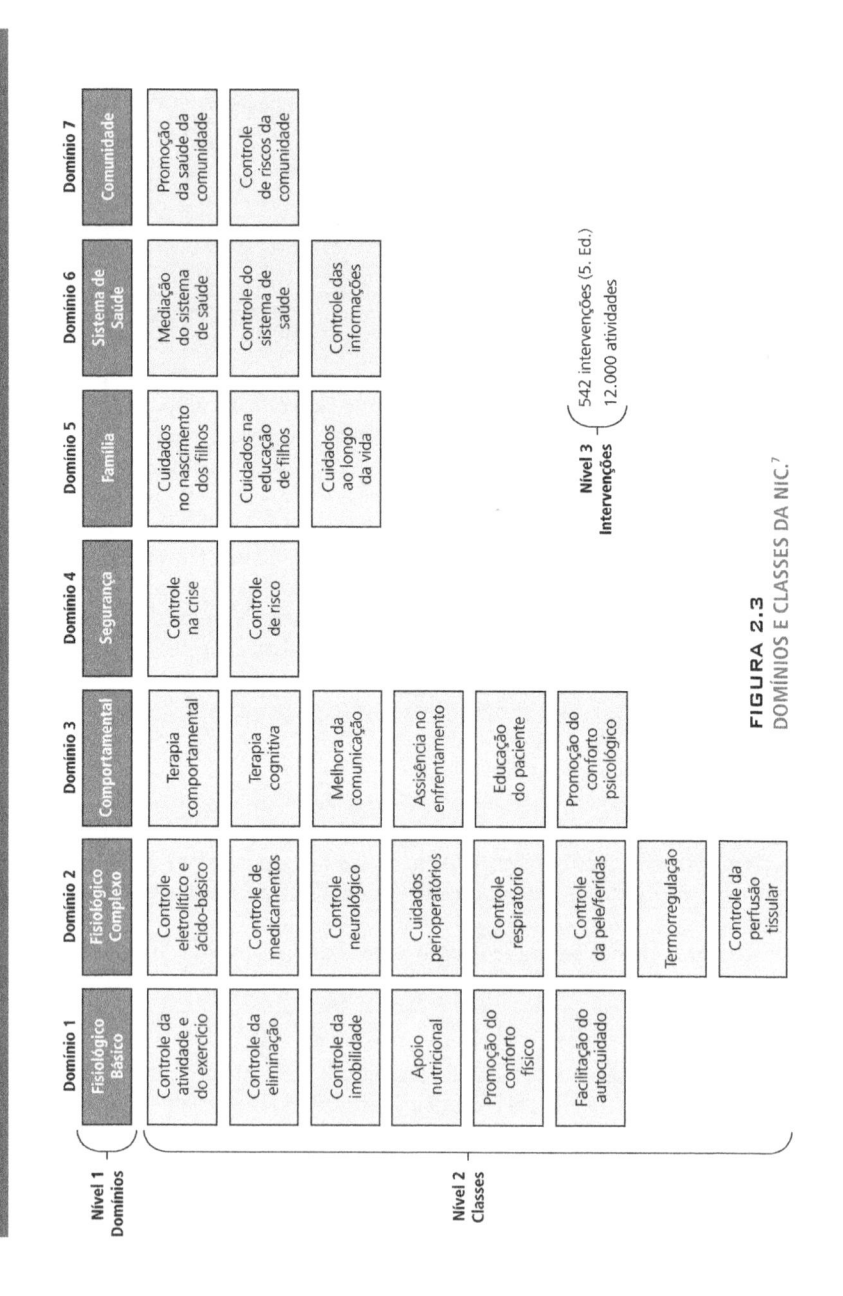

CLASSIFICAÇÕES DE ENFERMAGEM NANDA-I, NIC E NOC NO PROCESSO DE ENFERMAGEM

Nível 1 Domínios	Domínio 1 Fisiológico Básico	Domínio 2 Fisiológico Complexo	Domínio 3 Comportamental	Domínio 4 Segurança	Domínio 5 Família	Domínio 6 Sistema de Saúde	Domínio 7 Comunidade
	Controle da atividade e do exercício	Controle eletrolítico e ácido-básico	Terapia comportamental	Controle na crise	Cuidados no nascimento dos filhos	Mediação do sistema de saúde	Promoção da saúde da comunidade
	Controle da eliminação	Controle de medicamentos	Terapia cognitiva	Controle de risco	Cuidados na educação de filhos	Controle do sistema de saúde	Controle de riscos da comunidade
	Controle da imobilidade	Controle neurológico	Melhora da comunicação		Cuidados ao longo da vida	Controle das informações	
Nível 2 Classes	Apoio nutricional	Cuidados perioperatórios	Assistência no enfrentamento				
	Promoção do conforto físico	Controle respiratório	Educação do paciente				
	Facilitação do autocuidado	Controle da pele/feridas	Promoção do conforto psicológico				
		Termorregulação					
		Controle da perfusão tissular					

Nível 3 Intervenções { 542 intervenções (5. Ed.) 12.000 atividades

FIGURA 2.3
DOMÍNIOS E CLASSES DA NIC.[7]

As intervenções incluem um título, uma definição e um código numérico padronizado, pois, assim, possibilitam a comunicação entre diferentes locais. Conforme descrito anteriormente, cada intervenção possui uma lista de atividades (ações concretas), em que o enfermeiro seleciona as mais adequadas para cada caso, conforme seu julgamento e tomada de decisão clínica, de modo a individualizar o cuidado.[7]

Para ser capaz de implementar uma intervenção, o enfermeiro necessita ter conhecimento científico, habilidades psicomotoras e interpessoais, além de utilizar os recursos disponíveis de forma adequada. Na escolha da intervenção de enfermagem, precisa levar em consideração os resultados esperados do paciente, o diagnóstico de enfermagem e seus fatores relacionados ou de risco, assim como saber avaliar a exequibilidade da ação e a aceitação do paciente.[7,13]

▶ **TIPOS DE INTERVENÇÃO DA NIC**
A NIC apresenta dois tipos principais de intervenções, as diretas e as indiretas:[7]

- **Intervenções diretas** ▶ são aquelas que constituem o tratamento realizado por meio da interação com paciente/família/comunidade, incluindo ações de enfermagem nos âmbitos fisiológico e psicossocial. Exemplo: Punção de Vaso: doação de sangue (atividade: realizar a punção venosa).
- **Intervenções indiretas** ▶ tratamentos oferecidos a paciente/família/comunidade realizados a distância, como, por exemplo, as ações voltadas para o gerenciamento do ambiente de cuidado e a colaboração interdisciplinar, que dão suporte à eficácia das intervenções de assistência direta. Exemplo: Controle do Ambiente (atividade: remover perigos ambientais como tapetes escorregadios e pequenas peças de mobiliário que podem ser movimentadas).

▶ **COMO UTILIZAR A NIC**
A NIC é uma classificação bastante extensa, devido a sua intenção de abranger todas as especialidades da área de enfermagem. Todavia, percebe-se que a familiarização com ela é rápida quando o enfermeiro aprende a manuseá-la de forma a localizar as intervenções mais relevantes à sua prática clínica.[14]

Para que isso ocorra com certa facilidade, recomenda-se que os primeiros capítulos do livro sejam lidos antes de iniciar propriamente o uso da classificação. Estes trazem uma visão geral da classificação, bem como informações importantes de como ela foi construída e como está estruturada.

Ao buscar uma intervenção na NIC, primeiro, é fundamental que se tenha um DE em mente, assim como um resultado pretendido. Dessa forma, pode-se iniciar a busca na classificação, de modo a localizar a intervenção mais adequada ao caso, do seguinte modo:[7,14]

- **Domínios e classes** ▶ o enfermeiro consulta, em cada um dos sete domínios e suas respectivas classes, a existência de determinada intervenção que poderá ser útil em sua prática clínica. As classes, assim como as intervenções, estão agrupadas por critérios de semelhança e de acordo com as definições do domínio a que pertencem. Por exemplo, as intervenções ligadas ao funcionamento físico estarão dentro do primeiro domínio – Fisiológico Básico – em uma das suas classes. Para tanto, a NIC apresenta um grande quadro, semelhante à Figura 2.3, em que se visualizam todos os domínios, classes e intervenções, o que dá um panorama de toda a classificação.
- **Ordem alfabética** ▶ o enfermeiro busca a intervenção direto na classificação, onde a encontrará com sua definição e lista de atividades. Para realizar essa busca, é preciso ter em mente palavras-chave que possam identificar as intervenções. Note-se que a maioria das intervenções apresenta mais de uma palavra em seu título, uma delas em caixa alta, o que a determina como a chave para o ordenamento alfabético na classificação. Este parece ser o modo mais simples de encontrar qualquer intervenção; todavia, é necessário realizar a busca pensando-se em várias palavras-chave, já que nem sempre a palavra pensada é a utilizada na classificação, que poderá apresentar um sinônimo. Portanto, antes de acreditar que não existe nenhuma intervenção para determinada situação, é preciso considerar várias possibilidades, ou então utilizar mais de um caminho para sua busca. Por exemplo, ao pensar na palavra "fluido", é também fundamental pensar em "líquido" e "hídrico", pois existem várias intervenções nessa área e com diferentes palavras-chave.
- **Área de especialidade** ▶ a NIC apresenta uma listagem com intervenções essenciais por especialidade, gerada de acordo com a opinião de enfermeiros especialistas, que elegeram as intervenções mais comuns em sua prática clínica.
- **Capítulo das ligações com os diagnósticos da NANDA-I** ▶ este capítulo apresenta um excelente modo de buscar intervenções para enfermeiros que utilizam a classificação diagnóstica da NANDA-I e também para iniciantes no uso da NIC. Pode ser utilizado com a terceira e a quarta edições da classificação, uma vez que não se encontra disponível na quinta edição

da NIC, atualmente a mais recente.[12,14] O enfermeiro busca a intervenção direto no capítulo que apresenta os DEs da NANDA-I em ordem alfabética e, com eles, uma lista de intervenções que possivelmente serão úteis na solução ou na melhora das condições. São propostas três categorias de intervenções para cada DE: intervenções prioritárias (aquelas que têm grande probabilidade de resolver/melhorar o DE); intervenções sugeridas (aquelas que têm alguma probabilidade de resolver/melhorar o DE); e intervenções adicionais optativas (aquelas que podem ser usadas em alguns casos para resolver/melhorar o DE). A apresentação desses níveis de ligação para cada DE auxilia na seleção das intervenções mais apropriadas. Entretanto, essas ligações não são prescritivas, já que a escolha depende do juízo clínico do profissional.

Salienta-se que nenhum dos modos aqui apresentados para utilizar a NIC se esgota por si só, pois essa classificação compreende uma gama imensa de intervenções nas diferentes áreas de atuação da enfermagem. O ideal é que o leitor manuseie muitas vezes a classificação e, aos poucos, aperfeiçoe seu modo de utilizá-la.[14]

▶▶ CLASSIFICAÇÃO DOS RESULTADOS DE ENFERMAGEM (NOC)

A Nursing Outcomes Classification (NOC) é a mais recente das três classificações. Assim como a NIC, teve origem em um projeto de pesquisa desenvolvido por membros do College of Nursing, da Universidade de Iowa, Estados Unidos, com início em 1991.[8]

A NOC é a primeira classificação padronizada e abrangente utilizada para descrever os resultados obtidos pelos pacientes em decorrência das intervenções de enfermagem. Apesar de enfatizar os resultados mais responsivos às ações de enfermagem, outras disciplinas podem considerá-los úteis para avaliar a efetividade das intervenções que realizam, tanto de forma independente quanto em equipes interdisciplinares com enfermeiros. É considerada complementar à taxonomia da NANDA-I e da NIC, mas também pode ser usada com outras classificações.[8,14,15]

A primeira publicação da NOC foi feita em 1997, porém não teve tradução para o português. A partir da segunda edição, foi traduzida no Brasil, e atualmente está em sua quarta edição.[8,16]

▶ **ESTRUTURA TAXONÔMICA DA NOC**

A estrutura taxonômica da NOC apresenta, em seu nível mais alto e abstrato, sete domínios, seguidos por 31 classes (Figura 2.4) e por 385 resultados.[8,14]

Cada domínio, classe e resultado apresenta definições padronizadas, de modo a facilitar seu entendimento e uso. Cada resultado também contém uma lista de indicadores e, pelo menos, uma escala, os quais serão selecionados pelo enfermeiro para avaliar o estado do paciente e a efetividade de suas intervenções. O resultado pode ser encontrado em um domínio e em uma classe e apresenta um código numérico, que visa a facilitar sua inserção em um sistema informatizado.

Um resultado do paciente relacionado à enfermagem segundo a NOC representa:

> Estado, comportamento ou uma percepção do indivíduo, da família ou da comunidade, mensurado ao longo de um *continuum*, em resposta a uma ou mais intervenções de enfermagem.[8]

Uma série de variáveis, além da intervenção, influencia o resultado do paciente. Essas variáveis englobam: ações realizadas por outros profissionais; aspectos organizacionais e ambientais que influenciam a seleção e a implementação das intervenções, de acordo com as características do paciente; saúde física e emocional do paciente; circunstâncias existenciais vividas pelo paciente, entre outras. Cabe ao enfermeiro definir quais são os resultados mais influenciados pelas intervenções de enfermagem, ou seja, quais resultados apresentados por cada paciente, cada família ou cada comunidade são mais sensíveis ao cuidado de enfermagem.

Indicadores de resultados e escalas de mensuração da NOC

Conforme já descrito, um resultado contém um rótulo ou nome, uma definição e uma lista de indicadores utilizados na avaliação do cliente, do cuidador ou da família. Os resultados incluem uma escala de medida ou combinações de escalas tipo Likert de cinco pontos para avaliar os indicadores listados. O título do resultado, a definição e a escala de medida são elementos padronizados. Pequenas alterações podem ser feitas na denominação dos indicadores; no entanto, o conceito não deve ser modificado.

A NOC contempla 13 escalas de medidas, em que o quinto ponto, ou pontuação final, representa a condição mais desejável do paciente em relação ao resultado. As escalas podem ser usadas tanto para indicadores como, diretamente, para resultados. Elas permitem a mensuração em qualquer ponto de um *continuum*, facilitando a identificação de alterações no estado do paciente

49

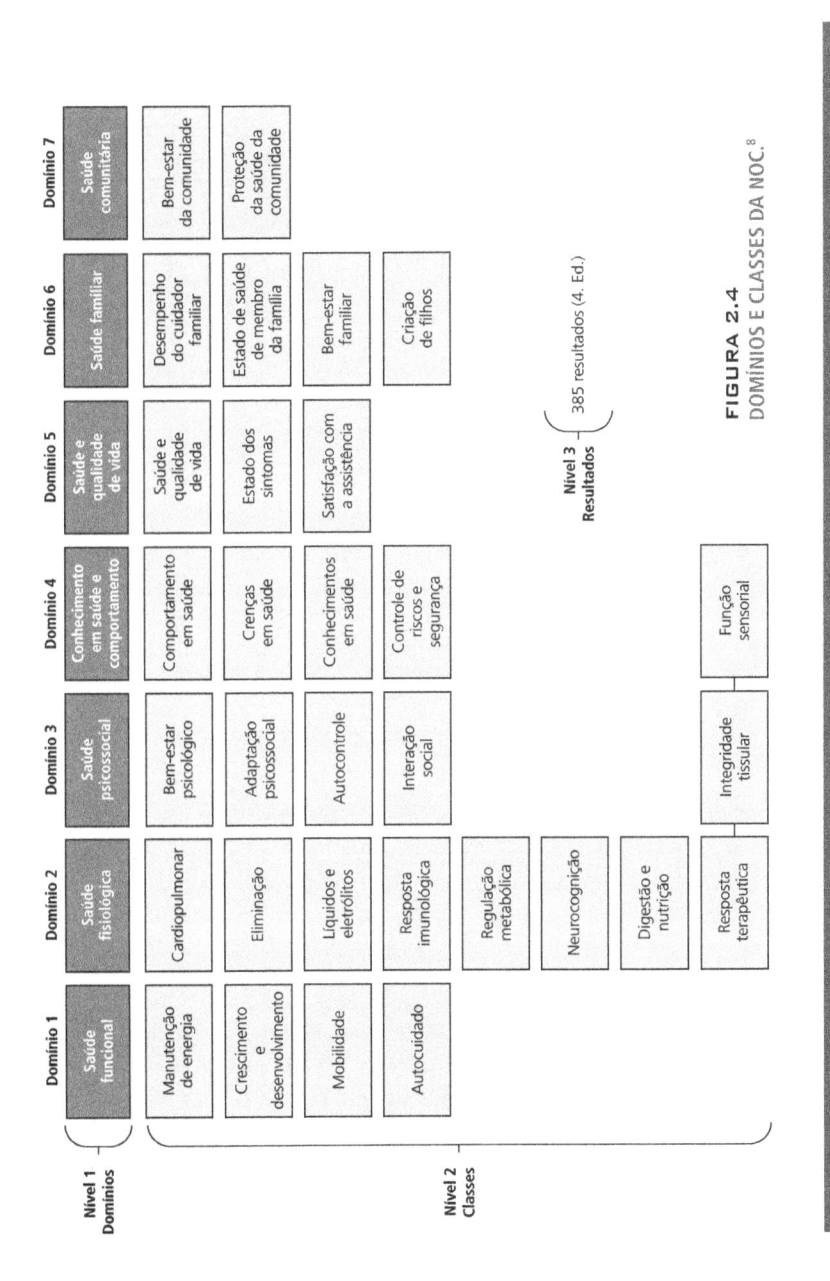

	Domínio 1	Domínio 2	Domínio 3	Domínio 4	Domínio 5	Domínio 6	Domínio 7
Nível 1 Domínios	Saúde funcional	Saúde fisiológica	Saúde psicossocial	Conhecimento em saúde e comportamento	Saúde e qualidade de vida	Saúde familiar	Saúde comunitária
Nível 2 Classes	Manutenção de energia	Cardiopulmonar	Bem-estar psicológico	Comportamento em saúde	Saúde e qualidade de vida	Desempenho do cuidador familiar	Bem-estar da comunidade
	Crescimento e desenvolvimento	Eliminação	Adaptação psicossocial	Crenças em saúde	Estado dos sintomas	Estado de saúde de membro da família	Proteção da saúde da comunidade
	Mobilidade	Líquidos e eletrólitos	Autocontrole	Conhecimentos em saúde	Satisfação com a assistência	Bem-estar familiar	
	Autocuidado	Resposta imunológica	Interação social	Controle de riscos e segurança		Criação de filhos	
		Regulação metabólica					
		Neurocognição					
		Digestão e nutrição					
		Resposta terapêutica	Integridade tissular	Função sensorial			

Nível 3 Resultados — 385 resultados (4. Ed.)

FIGURA 2.4
DOMÍNIOS E CLASSES DA NOC.[8]

CLASSIFICAÇÕES DE ENFERMAGEM NANDA-I, NIC E NOC NO PROCESSO DE ENFERMAGEM

por meio de diferentes pontuações ao longo do tempo. O intervalo entre as avaliações e o prazo para o alcance dos resultados são determinados pelo enfermeiro, sendo necessárias, no mínimo, duas avaliações. O resultado e/ou os indicadores podem ser mensurados a cada hora, turno, dia, semana, mês, de acordo com o paciente e o cenário da prática. Dessa forma, as escalas possibilitam monitorar a melhora, a piora ou a estagnação da condição do paciente durante um período de cuidado ou em diferentes setores de atendimento.[8]

Como exemplo, o resultado *Controle da Dor* tem como definição "ações pessoais para controlar a dor". Dentre os 11 indicadores listados, encontram-se "reconhecimento do início da dor" e "uso de medidas preventivas". A escala de medida do resultado é 1 = nunca demonstrado, 2 = raramente demonstrado, 3 = algumas vezes demonstrado, 4 = frequentemente demonstrado, e 5 = consistentemente demonstrado.[10,17]

▶ **COMO UTILIZAR A NOC**

O manuseio da NOC e a leitura de seus capítulos iniciais são importantes para que o enfermeiro se familiarize com a classificação e facilite seu uso na prática clínica, no ensino e na pesquisa. A utilização da NOC é semelhante à da NIC até sua quarta edição. Ao tentar localizar um resultado, primeiro é fundamental que se tenha um DE em mente. Assim, pode-se iniciar a busca na classificação localizando o resultado mais adequado para cada caso, do seguinte modo:[8,14]

- **Domínios e classes** – o enfermeiro consulta em cada um dos sete domínios e suas respectivas classes a existência de determinado resultado que poderá ser útil na sua prática clínica. Assim como as classes, os resultados estão agrupados por critérios de semelhança e de acordo com as definições do domínio a que pertencem. Por exemplo, os resultados ligados à capacidade para o desempenho de tarefas básicas da vida estarão dentro do primeiro domínio – Saúde Funcional – em uma das suas diferentes classes. Para tanto, a NOC apresenta um grande quadro, semelhante à Figura 2.4, em que se visualizam todos os domínios, classes e resultados, o que dá um panorama de toda a classificação.
- **Ordem alfabética** – o enfermeiro busca o resultado direto na classificação, onde a encontrará com sua definição, lista de indicadores e escala de medidas. O ordenamento alfabético se dá pelo primeiro termo do resultado.
- **Área de especialidade** – o resultado é encontrado de acordo com a sua área de especialidade. A NOC apresenta uma listagem com resultados fundamentais identificados por organizações de enfermagem e por enfer-

meiros representantes de áreas de especialidade, geradas, principalmente, por pesquisas.
- **Capítulo das ligações com os diagnósticos da NANDA-I** – busca-se o resultado diretamente neste capítulo, que apresenta todos os diagnósticos de enfermagem da NANDA-I, em ordem alfabética pelo conceito diagnóstico. A ligação é uma associação existente entre os problemas do paciente (diagnóstico de enfermagem) e um resultado desejável (resolução ou melhora do problema). Os tratamentos para os diagnósticos variam conforme o resultado selecionado. São propostas duas categorias de resultados para cada diagnóstico: resultados sugeridos (resultados mais adequados ao diagnóstico) e resultados adicionais associados. Os diagnósticos de risco possuem apenas resultados sugeridos. A apresentação desses níveis de ligação para cada diagnóstico de enfermagem auxilia o enfermeiro a selecionar os resultados mais apropriados. Tais ligações, entretanto, não são prescritivas, já que a escolha depende do juízo clínico do profissional.

Os diferentes modos de utilizar a NOC auxiliam o leitor a compreender melhor a classificação e a empregá-la com maior propriedade.[14]

▶▶ CONSIDERAÇÕES FINAIS

As três classificações, NANDA-I, NIC e NOC, ou seja, de diagnósticos, intervenções e resultados, podem ser utilizadas em conjunto, embora não haja essa obrigatoriedade. A aplicação das classificações na implementação do PE segue as etapas deste método: primeiro, a NANDA-I, quando se estabele um DE. Salienta-se, porém, que, para utilizá-la e denominar um DE conforme essa classificação, inicialmente é necessário realizar uma boa coleta de dados, em que serão observadas e investigadas as evidências clínicas que podem ser traduzidas por **sinais e sintomas**, bem como por **fatores relacionados** ou de **risco**, os quais apontam a causa do DE. Segundo, utiliza-se a NOC, quando se realiza a avaliação do estado do paciente antes de intervir e se estabelece a meta para os resultados a serem atingidos; na sequência, recorre-se à NIC, para selecionar e prescrever as intervenções de enfermagem mais adequadas ao caso, considerando a avalição feita e o DE estabelecido. Por último, volta-se a utilizar a NOC, no intuito de avaliar a efetividade das intervenções implementadas.

O uso das classificações gera ordem no ambiente, auxilia na comunicação uns com os outros e facilita o entendimento e a comunicação do conhecimento de determinada área. Além disso, tais classificações favorecem a identificação de falhas no conhecimento, as quais podem ser corrigidas pelo desenvolvimento de pesquisas.[6,17,18] Na enfermagem, as classificações para a prática, apesar de recentes, já apresentam avanços. Todavia, é preciso considerar a diversidade de situações em que são usados os termos propostos por essas terminologias, o que leva à necessidade de adequação e refinamento destas. Isso remete à importância de constantes pesquisas sobre essa temática, bem como seu uso na prática clínica.[14]

REFERÊNCIAS

1. Garcia TB, Nóbrega MML. Processo de enfermagem: da teoria à prática assistencial e de pesquisa: Escola Anna Nery. Rev de Enferm. 2009;13(1):188-93.

2. Garcia TR, Egry EY. Integralidade da atenção no SUS e sistematização da assistência de enfermagem. Porto Alegre: Artmed; 2010.

3. Pesut DJ, Harman J. Clinical reasoning, nursing process: traditions and transformations. Albany: Delmar; 1999.

4. Garcia TR, Nóbrega MML, Carvalho EC. Processo de enfermagem: aplicação à prática profissional. Online Brazilian Journal of Nursing. [periódico online] 2004 [capturado em 12 abr. 2011];3(2):1-10. Disponível em: http://www.uff.br/nepae/objn302garciaetal.htm.

5. Cruz DALM. Processo de enfermagem e classificações. In: Gaidzinski RR, Soares AVN, Lima AFC, Gutierrez BAO, Cruz DALM, Rogenski NMB, et al. Diagnóstico de enfermagem na prática clínica. Porto Alegre: Artmed; 2008. p. 25-37.

6. NANDA International. Diagnósticos de enfermagem da NANDA: definições e classificação 2009-2011. Porto Alegre: Artmed; 2010.

7. Bulechek GM, Butcher HK, Dochterman JM. Classificação das intervenções de enfermagem (NIC). 5. ed. Rio de Janeiro: Elsevier; 2010.

8. Moorhead S, Johnson M, Maas M, Swanson E. Classificação dos resultados de enfermagem (NOC). 4. ed. Rio de Janeiro: Elsevier; 2010.

9. Lima CLH, Silva KL, Furtado LG, Nóbrega MML, Negreiros RV. Sistema de classificação de diagnóstico de enfermagem da NANDA: evolução histórica e estrutural. In: Nóbrega MML, Silva KL, organizadores. Fundamentos do cuidar em enfermagem. João Pessoa: Imprima; 2007. p. 163-94.

10. Gordon M. Nursing diagnosis: process and application. 3rd ed. St. Louis: Mosby; 1994.

11. Braga CG, Cruz DALM. A taxonomia II proposta pela North American Nursing Diagnosis Association (NANDA). Rev Latino-Am Enfermagem. 2003;11(2):26-35.

12. Lucena AF. Mapeamento dos diagnósticos e intervenções de enfermagem de uma unidade de terapia intensiva [tese]. São Paulo: Universidade Federal de São Paulo; 2006.

13. Lunney M. Helping nurses use NANDA, NOC, and NIC: novice to expert. J Nurs Adm. 2006;36(3):118-25.

14. Lucena AF, Almeida MA. A utilização das taxonomias NANDA-NIC-NOC na prática clinica. In: Souza EN, organizador. Casos clínicos para a enfermagem. Porto Alegre: Moriá; 2010. p. 51-69.

15. Almeida MA, Seganfredo DH, Canto DF, Menna Barreto LN. Aplicabilidade da classificação dos resultados de enfermagem em pacientes com déficit no autocuidado: banho/higiene. Rev Gaúcha Enferm. [periódico online] 2010 [capturado em 28 jan. 2011];31(1):33-40. Disponível em: http://www.scielo.br/scielo.php?script=sci_arttext&pid=S1983-14472010000100005&lng=en. doi:10.1590/S1983-14472010000100005.

16. Garcia TR, Cubas MR, Almeida MA. Resultados de enfermagem. In: Garcia TR, Egry EY. Integralidade da atenção no SUS e sistematização da assistência de enfermagem. Porto Alegre: Artmed; 2010. p. 127-34.

17. Lucena AF. As classificações NANDA-NIC-NOC: estrutura teórico-conceitual. In: Simpósio Nacional de Diagnóstico de Enfermagem 9; 26 mar. 2008; Brasília, DF. Brasília: ABEn; 2008.

18. Almeida MA. Processo de enfermagem e as classificações NANDA-I, NOC e NIC. In: Congreso Internacional de Proceso de Enfermería y Lenguaje Estandarizado 1; 2010 Jun 2; Bucaramanga. Santander: Universidad Industrial de Santander; 2010. p. 52-63.

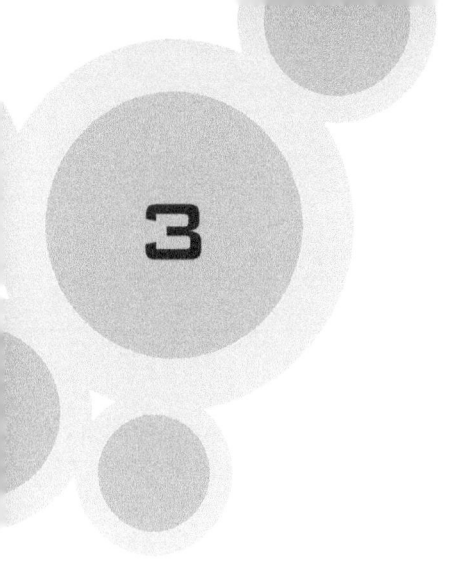

3 EXAME CLÍNICO

ENEIDA REJANE RABELO DA SILVA
GRAZIELLA BADIN ALITI

O exame clínico continua soberano na avaliação dos pacientes, a despeito dos grandes avanços tecnológicos.[1] A coleta de dados, primeira etapa do processo de enfermagem (PE), constitui-se no exame clínico (anamnese + exame físico), que tem por finalidade guiar o enfermeiro no estabelecimento dos diagnósticos de enfermagem. Apesar da importância das demais etapas do PE, o exame clínico é a base da inter-relação de todas as outras.[2]

▶▶ ANAMNESE

A anamnese é a primeira etapa do exame clínico. A entrevista é uma técnica de trabalho utilizada pelos profissionais da saúde cujo objetivo é resgatar os dados da história clínica, estabelecer o vínculo necessário com o paciente e subsidiar as informações que serão registradas no prontuário.[3]

A história clínica envolve perguntas sobre identificação do paciente; queixa principal; história da doença atual; história médica pregressa; história familiar, pessoal e social; e revisão dos principais sistemas do organismo.[3]

É importante iniciar a abordagem do paciente com uma pergunta aberta. Isso possibilita que o paciente sinta-se à vontade e favorece o vínculo enfermeiro-paciente.[1,2] Inicia-se a entrevista pela apresentação do enfermeiro, enfatizando a razão da sua visita e, principalmente, informando ao paciente quanto tempo será necessário para obter as informações relativas à saúde dele. Após o consentimento do paciente, a entrevista começa com os dados de identificação (nome, idade, sexo, cor/raça, *status* conjugal, grau de instrução, profissão, religião, naturalidade, procedência), seguida por uma combinação de perguntas abertas e fechadas.

É natural que, à medida que a entrevista evolui, o enfermeiro comece a interpretar e a formular hipóteses diagnósticas. No entanto, o estabelecimento dos diagnósticos de enfermagem só deve ocorrer ao término da anamnese e do exame físico.[4] A seguir, será abordado separadamente cada item da anamnese.

▶ **QUEIXA PRINCIPAL OU MOTIVO DA INTERNAÇÃO**
A queixa principal é o motivo pelo qual o paciente procurou auxílio, seja no ambiente ambulatorial, de internação ou de emergência. Para cada queixa, é fundamental o registro objetivo, bem como sua abordagem cronológica, o que possibilita determinar se a queixa é aguda ou crônica, por exemplo:

- Dor abdominal há uma hora.
- Perda de apetite há 30 dias.
- Constipação e fezes com sangue há seis meses.

▶ **HISTÓRIA DA DOENÇA ATUAL (HDA)**
A história da doença atual é a exploração detalhada das queixas que fizeram o paciente buscar atendimento. O registro deve ser objetivo e em ordem cronológica. Os sinais e sintomas devem ser detalhados e registrados, assim como as repercussões na vida do paciente decorrentes dessa sintomatologia.

▶ **HISTÓRIA CLÍNICA PREGRESSA (HCP)**
A história clínica pregressa em pacientes adultos deve enfocar todos os sistemas orgânicos, perguntando sobre doenças que apresentou no passado ou doenças atuais, entre as quais cardiopatias, doença pulmonar, doenças oncológicas, diabetes, insuficiência renal. Inclui-se também nessa etapa questões sobre alergias (medicamentos ou alimentar); internações e cirurgias prévias; transfusão de hemoderivados; imunizações; história ginecológico-obstétrica em mulheres e urológica em homens; uso de drogas ilícitas.

▶ HISTÓRIA FAMILIAR
A história familiar começa com o questionamento da saúde de pais e irmãos (se importante, também descrever a saúde dos filhos). Se um destes tiver falecido, descrever a causa e a idade em que ocorreu o óbito. Questionar sobre história de câncer e diabetes na família. Especial atenção deve ser dada a doenças cardiovasculares, pesquisando história de morte súbita, infarto agudo do miocárdio, angina, acidente vascular cerebral, hipertensão arterial sistêmica e hipercolesterolemia.

▶ HISTÓRIA PESSOAL E SOCIAL
Conhecer a história pessoal e social do paciente permite ao enfermeiro identificar ou relacionar alguns aspectos que possam estar relacionados à doença. Neste item, vários aspectos merecem destaque, como questionar sobre alimentação, condições de habitação, tipo de trabalho, tanto atual como anteriores, se realiza alguma atividade física, se tem vícios, como são as condições socioeconômicas, condições culturais e ajustamento familiar.

▶ REVISÃO DE SISTEMAS
O exame físico deve ser cefalopodálico. É importante a avaliação global do paciente, o que inclui uma revisão de todos os sistemas. Após a anamnese, o enfermeiro já tem condições de inferir hipóteses diagnósticas e, por conseguinte, direcionar o exame físico para o sistema acerca do qual o paciente relatou sua queixa principal, evitando, dessa forma, avaliações desnecessárias que poderiam tirar o foco do problema principal.

▶▶ EXAME FÍSICO
Ao término da anamnese, inicia-se o exame físico, seguindo os mesmos preceitos com o ambiente (luminosidade, temperatura, privacidade, limpeza, etc.). O enfermeiro deve posicionar-se preferencialmente à direita do paciente.
 A inspeção e a observação guiam a fase inicial do exame físico, ou seja, avaliações que já foram realizadas durante a entrevista. Informações relacionadas a linguagem, expressão facial e postura durante a entrevista, bem como humor e intelecto, constituem os primeiros dados observados. O método clínico é composto por inspeção, palpação, percussão e ausculta, possibilitando o uso de alguns instrumentos e aparelhos, tais como luvas, estetoscópio, esfigmomanômetro, termômetro, régua, lanterna, entre outros.[5]

Após a leitura deste capítulo, que se constitui na primeira etapa do PE, você está pronto para ir adiante. Na segunda etapa do PE, que se constitui no no diagnóstico de enfermagem (DE), tema deste livro, você terá condições de, com seu raciocínio crítico, validar as associações entre as manifestações clínicas apresentadas (sinais e sintomas) e implementar os DEs de forma a embasar as intervenções de enfermagem de forma individualizada, e, portanto, buscar os melhores resultados.[6]

REFERÊNCIAS

1. Barros E, Albuquerque GC, Pinheiro CTS, Czepielewski MA. Exame clínico: consulta rápida. 2. ed. Porto Alegre: Artmed; 2004.

2. Alfaro-Lefevre R. Aplicação do processo de enfermagem: promoção do cuidado colaborativo. 5. ed. Porto Alegre: Artmed; 2005.

3. Epstein O, Perkin GD, Cookson J, de Bono DP. Exame clínico. 3. ed. Rio de Janeiro: Elsevier; 2004.

4. Levin RF, Lunney M, Miller-Krainovich B. Improving diagnostic accuracy using an evidence based nursing model. Int J Nurs Terminol Classif. 2004;15(4):114-22.

5. Porto CC. Exame clínico. 4. ed. Rio de Janeiro: Guanabara Koogan; 2000.

6. Cruz DALM, Pimenta CAM. Prática baseada em evidências, aplicada ao raciocínio diagnóstico. Rev Latino-Am Enfermagem. 2005;13(3):415-22.

4

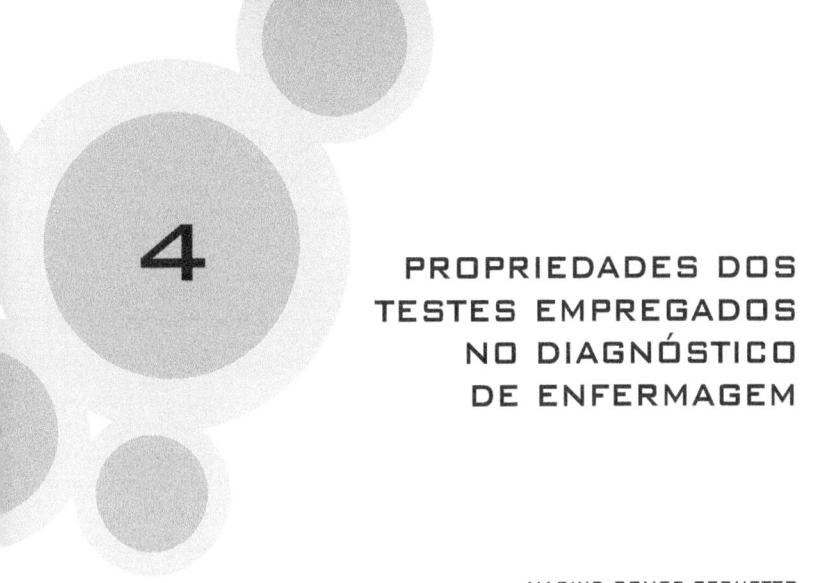

PROPRIEDADES DOS TESTES EMPREGADOS NO DIAGNÓSTICO DE ENFERMAGEM

MARIUR GOMES BEGHETTO
STELLA MARYS RIGATTI SILVA

Nos diferentes campos de atuação do enfermeiro, seja na atenção básica ou em hospitais de alta complexidade, usuários dos serviços de enfermagem apresentam um ou mais sinais e sintomas, que, analisados sob a lógica clínica, possibilitam ao enfermeiro estimar sua demanda de cuidado. De fato, a determinação do diagnóstico de enfermagem antecede a proposição de intervenções e, por isso mesmo, sua acurácia em predizer as necessidades imediatas e mediatas do usuário precisa ser consistente.[1]

O diagnóstico de enfermagem deve apoiar-se em informações oriundas:

- da história relatada;
- do exame clínico;
- de testes complementares.

Trata-se de "um julgamento clínico sobre as respostas do indivíduo, da família ou da comunidade a problemas de saúde/processos vitais reais ou potenciais. O diagnóstico de enfermagem constitui a base para a seleção das intervenções de enfermagem para o alcance dos resultados pelos quais o enfermeiro é responsável".[2] Analisar o conjunto dessas informações demanda expressivo tempo dos enfermeiros até que estabeleçam um nexo capaz de apoiar suas decisões para:

- Descartar que o usuário/paciente precisa de um ou mais cuidados (não intervir).
- Confirmar que o usuário/paciente precisa de um ou mais cuidados (intervir).
- Manter a investigação/observação até que seja mais conclusiva.

No entanto, na maior parte das vezes, os usuários/pacientes podem apresentar queixas inespecíficas, que levam o enfermeiro a estabelecer mais de um diagnóstico. Essa situação é comum na prática clínica e deixa o profissional em uma "zona de incerteza" quanto ao diagnóstico prioritário, e, por conseguinte, quanto às intervenções mais adequadas (Figura 4.1).[3]

Apesar de o conceito de raciocínio clínico ainda necessitar de melhor desenvolvimento, uma vez que não existe um modelo claro a ser seguido,[4] todo o processo de tomada de decisão clínica deve embasar-se no raciocínio probabilístico. Assim, raciocínio probabilístico deve ser o fio condutor de todo esse raciocínio clínico, quando não somente as experiências prévias do enfermeiro com a situação que se apresenta, mas outras, provenientes do conhecimento atual da literatura, devem ser valorizadas, sob a perspectiva de práticas embasadas em evidências.[5,6]

Assim, ao avaliar um paciente com queixa de dor abdominal aguda, por exemplo, o enfermeiro deve questionar-se sobre qual a probabilidade de esse paciente estar apresentado alguma condição que determine a implantação de um plano de cuidados. Entretanto, uma vez que dor abdominal aguda é

NÃO TESTAR NÃO TRATAR	TESTAR	NÃO TESTAR NÃO TRATAR
0 10 20	30 40 50 60 70	80 90 100
Zona de baixa probabilidade	ZONA DE INCERTEZA	Zona de alta probabilidade

FIGURA 4.1
NECESSIDADE DE REALIZAÇÃO DE TESTES COMPLEMENTARES, EM BUSCA DE NOVOS SINAIS E SINTOMAS, EM FUNÇÃO DA PROBABILIDADE DE UM DIAGNÓSTICO DE ENFERMAGEM.

um sintoma presente em diferentes condições, nesse momento ainda não é possível indicar o cuidado adequado ao paciente, mantendo o enfermeiro incerto de seu diagnóstico. Diante dessa incerteza, a investigação diagnóstica deverá ser continuada, quando a avaliação de outros sinais e sintomas agregará informações úteis à definição diagnóstica. Dessa forma, se houver dor, o paciente apresenta vômitos e hipertermia? Com isso, o enfermeiro estará mais subsidiado a pensar em "Risco de Infecção por defesas primárias inadequadas, perfuração e ruptura do apêndice, peritonite" ou em "Dor Aguda relacionada a agentes lesivos (físicos, biológicos), distensão dos tecidos intestinais pela inflamação, evidenciada por relatos de dor, careta facial e respostas autônomas" como os principais diagnósticos de enfermagem?[1,2,7]

Sinais, sintomas e exames complementares são considerados testes diagnósticos. Ao se investigar e coletar dados (informações) de pessoas, famílias e comunidades, são identificados "sinais e sintomas" ou características definidoras dos conceitos diagnósticos de enfermagem.

Os fatores ou as variáveis que influenciam os diagnósticos são integrados à história do paciente, aos prontuários e a outras evidências. Essas variáveis compõem o contexto, os "fatores relacionados", que são combinados com as características definidoras para a elaboração dos diagnósticos de enfermagem. Havendo possibilidade, os enfermeiros tratam os fatores relacionados com intervenções, prevenindo ou reduzindo seu impacto. Quando o tratamento de um fator relacionado não é possível, as características definidoras são abordadas com intervenções de enfermagem selecionadas.[2] Ao se avaliar uma informação (teste diagnóstico), quatro situações são possíveis:

1. O teste aponta para determinado diagnóstico (teste alterado, anormal) e, de fato, o indivíduo apresenta esse diagnóstico.
2. O teste aponta para um diagnóstico (teste alterado, anormal) e o indivíduo não apresenta o diagnóstico proposto.
3. O teste aponta para ausência de diagnóstico (teste normal) e, de fato, o indivíduo não apresenta o diagnóstico, ou apresenta outro diagnóstico que não o investigado.
4. O teste aponta para ausência de diagnóstico (teste normal), porém, o indivíduo apresenta o diagnóstico (Figura 4.2).

Todo o processo visa melhorar a interpretação desse conjunto de informações (história, exame físico e testes complementares), diminuindo a incerteza envolvida no estabelecimento de um diagnóstico e reduzindo os riscos das intervenções associadas à implementação de cuidados a indivíduos que não deveriam recebê-los (não doentes que receberam equivocadamente um diagnóstico) ou à ausência de intervenções em caso de indivíduos que deveriam receber cuidados (doentes que não receberam o diagnóstico apropriado).[8]

▶▶ AVALIAÇÃO DE TESTES DIAGNÓSTICOS

Testes diagnósticos são expressos em escalas nominais, ordinais ou intervalares, mas, para facilitar sua interpretação clínica, costumam ser sumarizados em "normal" (valores médios esperados para a população) e "alterado" (valores que se desviam do esperado para a população). Quando avaliado o nível de glicemia sérica, por exemplo, o resultado do teste é expresso em valores contínuos, em mg/dL. No entanto, para se estabelecer se há "alteração" nos valores de glicemia, são adotados parâmetros de referência limítrofes para a "normalidade" (p. ex., superior a 100 mg/dL). Para que um teste apresente utilidade clínica, deve ser acurado, reprodutível (preciso), de baixo custo e de baixo risco para eventos adversos. Assim, faz-se necessário avaliar todas essas características em relação aos testes empregados nas rotinas assistenciais para a determinação do diagnóstico de enfermagem (sinais e sintomas).

▶ ACURÁCIA

O raciocínio clínico se desenvolve a partir de conhecimentos técnicos[9] que vão além de valores e impressões pessoais do enfermeiro. Sua aplicação contribui para o aumento da acurácia do diagnóstico de enfermagem.[10] É necessário que o enfermeiro desenvolva diferentes habilidades para obter diagnósticos de enfermagem realmente acurados, sob essa lógica.[10]

Na prática de enfermagem, o profissional deve lidar com as manifestações clínicas apresentadas pelo indivíduo sob a forma de sinais e sintomas e interpretá-las para chegar a um diagnóstico. No entanto, nem sempre um paciente irá apresentar todos os sinais e sintomas exatamente conforme classificados na literatura sobre o tema. Além disso, os diagnósticos apresentam características definidoras que aumentam essa variabilidade e podem interferir na acurácia do diagnóstico de enfermagem. Assim, torna-se fundamental conhecer e adotar práticas baseadas em evidências, tanto na emissão de diagnóstico quanto no estudo e na validação das relações entre as manifestações clínicas e os diagnósticos.[11]

Ao se empregar um teste complementar (história, exame físico e exames complementares), deseja-se aumentar a probabilidade de acertar o diagnóstico nos indivíduos que, de fato, estão demandando cuidados e descartar a necessidade de cuidados naqueles em que o diagnóstico está ausente.

Entende-se por "acurácia" a capacidade que um teste demonstra ao acertar quando a demanda de cuidado é "verdadeira" e, também, quando a ausência do diagnóstico é "verdadeira".

Um teste acurado, portanto, é aquele que consegue representar adequadamente "a verdade", em termos de demanda/não demanda de cuidado, ou seja, é aquele que, em média, acerta. Para se avaliar o quão acurado é um teste, deve-se comparar seu desempenho em relação a outro teste válido capaz de identificar o diagnóstico "verdadeiro". Na comparação, o teste adotado como referência é denominado de "padrão-ouro" (*gold standard*), ou "padrão de referência". Habitualmente, trata-se de um procedimento mais elaborado, mais invasivo, ou mais oneroso e, por isso, mais complexo. Dessa forma, o objetivo de desenvolver e validar testes mais simples reside em estabelecer uma alternativa segura, fácil e de rápida aplicação que substitua, pelo menos a princípio, um padrão de referência mais elaborado e pouco disponível. Toda comparação envolve a determinação das "propriedades dos testes diagnósticos" (sensibilidade, especificidade e valor preditivo), que serão descritas adiante, neste capítulo.[12]

O tiro ao alvo é uma boa analogia para se ter melhor compreensão da acurácia. Considera-se o teste "padrão-ouro", que representa a "verdade", como o próprio alvo, enquanto os tiros são representados pelos resultados do teste em avaliação (o teste que se deseja conhecer para saber se merece ser adotado como substituto do "padrão-ouro"). O teste em avaliação será mais acurado quanto mais os tiros atingirem, em média, o centro do alvo. Na Figura 4.2A, por exemplo, vê-se uma alta acurácia. Isso ocorre porque a média dos cinco tiros, que representam os valores do teste em avaliação, é semelhante à média dos valores do "padrão-ouro". Já na Figura 4.2B, essas médias entre os dois testes também são semelhantes. No entanto, observa-se que os valores individuais de cada um dos cinco tiros que representam o teste em avaliação são mais parecidos com os resultados do "padrão-ouro". Para melhorar a acurácia de um teste diagnóstico, devem-se adotar estratégias que reduzam vieses (erros sistemáticos) de aferição, como: padronização do método, treinamento dos profissionais envolvidos, mascaramento e certificação dos técnicos, calibração de equipamentos, automatização de parte ou de toda a técnica.[13]

A) Alta acurácia e baixa precisão   B) Alta acurácia e alta precisão   C) Baixa acurácia e alta precisão   D) Baixa acurácia e baixa precisão

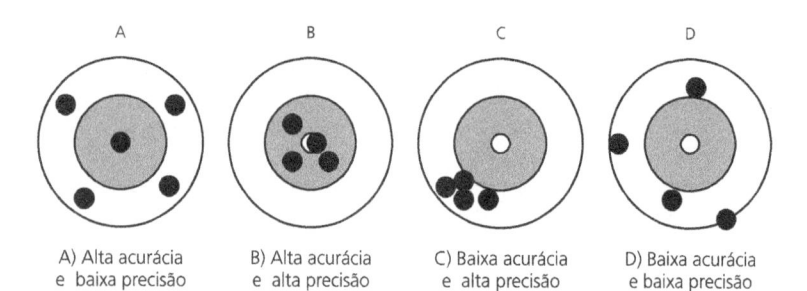

FIGURA 4.2
COMPARAÇÃO ENTRE ACURÁCIA E PRECISÃO EM MEDIDAS DIAGNÓSTICAS.

▶ **REPRODUTIBILIDADE (PRECISÃO)**

A precisão é outra característica importante de um teste que se propõe a contribuir para um diagnóstico. Para que um teste seja reprodutível, é necessário que, ao ser empregado repetidas vezes por um mesmo profissional, em um mesmo paciente, obtenha resultados semelhantes, ou seja, deve ter alta concordância **intraobservador**. Dessa forma, quando são tomadas medidas repetidas de um mesmo paciente, ou um mesmo teste diagnóstico de um paciente é reavaliado pelo mesmo enfermeiro, em momentos diferentes, devem ser emitidos diagnósticos concordantes. Além disso, quando esses testes forem submetidos a avaliações por enfermeiros independentes, sem que tomem conhecimento da interpretação do outro, também devem concordar entre si (concordância **interobservadores**). Quando um teste apresenta alta variabilidade intra ou interobservadores, mostra-se de pouca aplicação clínica, sinalizando para a necessidade de aperfeiçoamento do método, ou do observador. Essa variabilidade pode ser estimada a partir da obtenção do coeficiente de concordância (*kappa*, para variáveis categóricas), diferença média entre dois instrumentos de aferição, ou dois aferidores, e coeficiente de variação (variáveis contínuas). Retomando o exemplo do alvo, a precisão do atirador seria detectada quando os furos de bala estivessem agrupados, repetidas vezes, próximos a um mesmo ponto, ainda que esse ponto não fosse o centro do alvo (Figura 4.2C). A precisão de um teste diagnóstico pode ser afetada por erros aleatórios (acaso) e, portanto, pelo número de indivíduos testados, assim como pela variabilidade do observador, do indivíduo testado e dos instrumentos utilizados para o teste. Nesse sentido, estabelecer o número adequado de indivíduos para a comparação do teste em relação a um referencial, padronizar métodos de aferição, treinar os técnicos que aplicam o teste, calibrar instrumentos e automatizar procedimentos asseguram a precisão do teste.

Ainda que um novo teste seja acurado e preciso (Figura 4.2B) para diagnosticar determinada condição, o custo e os possíveis efeitos indesejáveis devem ser considerados, já que pode-se expor um indivíduo a procedimento mais invasivo, elaborado, demorado, desconfortável, suscetível a intercorrências ou de maior custo que o teste já utilizado como referência. Sendo assim, só há sentido em substituir um padrão de referência por um teste acurado, preciso e de custo e risco menores.

Como já referido, durante todo o processo de avaliação da capacidade do novo teste em determinar uma condição, ou seja, "a verdade" quanto ao diagnóstico, é imprescindível que se estabeleça uma comparação em relação a um padrão-ouro. No entanto, em algumas condições clínicas, não é possível estabelecer um teste que possa ser adotado isoladamente como padrão-ouro para o estabelecimento de um diagnóstico. Nessas situações, em substituição ao teste padrão-ouro, o próprio diagnóstico (desfecho clínico) deve ser adotado como referência, como meio de se estabelecer a comparação com o teste sob avaliação.

É importante considerar que o estabelecimento de um diagnóstico é um processo sujeito a erros, visto que o enfermeiro fundamenta-se em probabilidades para tomar decisão. A comparação entre um teste diagnóstico em avaliação e um padrão-ouro (ou diagnóstico de enfermagem) pode ser sumarizada em uma tabela de contingência que expressa quantitativamente todas as probabilidades envolvidas (Figura 4.3). Quanto mais intimidade o enfermeiro tiver

		Diagnóstico		
		Positivo para necessidade de cuidado	Negativo para necessidade de cuidado	
Resultado do teste em avaliação	+	Verdadeiro + A	Falso + B	(A + B)
	−	Falso − C	Verdadeiro − D	(C + D)
		(A + C)	(B + D)	(A + B + C + D)

FIGURA 4.3
TABELA DE CONTINGÊNCIA RESUMINDO AS COMBINAÇÕES DE RESULTADOS DO TESTE EM AVALIAÇÃO E DO PADRÃO DE REFERÊNCIA.

com as relações matemáticas entre as propriedades dos testes diagnósticos e com o que querem expressar, mais embasadas estarão suas decisões, reduzindo os erros inerentes ao processo diagnóstico.

▶▶ PROPRIEDADES DE UM TESTE DIAGNÓSTICO

Quando os resultados de um teste dicotômico (normal ou anormal, positivo ou negativo) são comparados a um padrão de referência, é possível avaliar sua acurácia a partir de propriedades matemáticas que expressam os acertos e os erros do teste em avaliação, ao estimar o diagnóstico verdadeiro, apresentado pelo padrão de referência.[14,15]

▶ SENSIBILIDADE

A sensibilidade (S) é a propriedade de um teste diagnóstico que se refere aos indivíduos **necessitados de cuidados** (quadrantes A e C). É definida como a proporção de indivíduos com o diagnóstico nos quais o teste foi positivo, ou seja, o teste estava alterado em relação aos parâmetros da população (estava anormal). Traduz, portanto, um resultado concordante entre o teste em avaliação e o teste-padrão (ou um diagnóstico), fornecendo um resultado desejado e chamado de **verdadeiro-positivo**. Sendo assim, a sensibilidade é a propriedade de um teste para detectar um diagnóstico quando ele, de fato, está presente. Matematicamente, a sensibilidade de um teste pode ser calculada por meio da fórmula: $S = A/(A+C)$. Quando um teste for pouco sensível, falhará em detectar o diagnóstico em alguns indivíduos, representados no quadrante C (falso-negativo). De modo complementar ao valor da sensibilidade, é possível expressar a relação de falso-negativos ($FN = C/(A+C)$). Esta é a proporção de indivíduos cujo diagnóstico foi estabelecido pelo padrão de referência, mas cujo teste em avaliação não foi capaz de detectar o diagnóstico, classificando-os, de forma equivocada, como sujeitos que não demandariam cuidados.[16]

▶ ESPECIFICIDADE

A especificidade (E) é a propriedade de um teste diagnóstico que se refere aos indivíduos **sem o diagnóstico** (quadrantes B e D). É definida como a proporção de indivíduos sem o diagnóstico nos quais o teste em avaliação foi negativo para a doença (normal, dentro dos parâmetros da população) e concordante com o teste-padrão. Por isso mesmo, fornece um resultado desejado e chamado de **verdadeiro-negativo**. A especificidade é a propriedade de um teste diagnóstico de detectar a **ausência de um diagnóstico** quando ele, de fato, não está presente. Matematicamente, a sensibilidade de um teste pode ser calculada pela fórmula: E = D/(B+D). Quando um teste for pouco específico, falhará em sinalizar a presença do diagnóstico em alguns indivíduos nos quais esse diagnóstico não é real, representados no quadrante B (falso-positivo). A relação de falso-positivos, que é a proporção de indivíduos cujo diagnóstico foi descartado pelo padrão de referência, mas cujo teste em avaliação detectou-o, classificando-os, erroneamente, como necessitados de cuidados, é expressa pela complementaridade do valor da especificidade (FP = B/(B+D).[16]

▶ **VALOR PREDITIVO**
No momento em que o enfermeiro obtém o resultado de um teste diagnóstico, a sensibilidade e a especificidade passam a ter menos relevância do que responder a duas questões: qual a probabilidade de o paciente, de fato, não estar apresentando o diagnóstico em questão quando o resultado desse teste é negativo? Além disso, qual a probabilidade de o paciente apresentar o diagnóstico quando o resultado desse teste é positivo? O valor preditivo é a probabilidade de o resultado do teste em avaliação ser concordante com o que realmente está ocorrendo, tanto quando ambos apontam a presença ou a ausência do diagnóstico. Nesse sentido, o valor preditivo dimensiona a capacidade preditiva do teste em avaliação. Essas probabilidades são afetadas pela sensibilidade e pela especificidade do teste, bem como pela prevalência da doença na população, entendida, para essa finalidade, como a probabilidade de o indivíduo apresentar essa condição antes mesmo de submeter-se ao teste em questão. O valor preditivo de um teste costuma ser apresentado como valor preditivo positivo e valor preditivo negativo.[17]

Valor preditivo positivo (VPP)
O valor preditivo positivo pode ser definido como a probabilidade de um indivíduo apresentar o diagnóstico, visto que o resultado do seu teste foi positivo para isso (resultado do teste alterado em relação ao parâmetro da população). Dessa forma, o VPP mostra a proporção de verdadeiro-positivos dentre todos os sujeitos para os quais o teste em avaliação mostrou-se positivo para o diagnóstico, sendo matematicamente expresso pela fórmula: VPP = A/(A+B).

Valor preditivo negativo (VPN)
O valor preditivo negativo expressa a probabilidade de o indivíduo não apresentar o diagnóstico, visto que o resultado do seu teste foi negativo para isso (resultado do teste normal, não alterado). Dessa forma, o VPN mostra a propor-

ção de verdadeiro-negativos dentre todos os indivíduos para os quais o teste em avaliação mostrou-se negativo para o diagnóstico, podendo ser expresso matematicamente pela fórmula: VPN = D/(C+D).

Quando valores de sensibilidade, especificidade e prevalência da doença são conhecidos, os valores preditivo positivo e preditivo negativo podem ser obtidos por meio das fórmulas matemáticas (Figura 4.4) ou do teorema de Bayes (Figura 4.5).

Voltando ao exemplo do início do capítulo, quando um enfermeiro estaria interessado em identificar o quanto a queixa de dor abdominal seria preditora de determinado diagnóstico ("Risco de Infecção por defesas primárias inadequadas e ruptura do apêndice, peritonite"), seria preciso avaliar o conjunto de propriedades diagnósticas desse sintoma (dor aguda). Considere-se que, em um estudo no qual se avaliaram cem pessoas quanto à presença desse sintoma e à ocorrência do diagnóstico em questão, foram obtidos os resultados expressos na Figura 4.6.

$$VPP = \frac{S \times P}{(S \times P) + (1 - E) \times (1 - P)} \qquad VPN = \frac{E \times (1 - P)}{(1 - S) \times P + E \times (1 - P)}$$

FIGURA 4.4
CÁLCULO DE VALORES PREDITIVOS POSITIVOS E NEGATIVOS A PARTIR DE VALORES DE SENSIBILIDADE (S) E ESPECIFICIDADE (E) DO TESTE E PREVALÊNCIA DO DIAGNÓSTICO (P).

	Diagnóstico +	Diagnóstico -
Teste +	Sensibilidade X Prevalência	$(1 - E) \times (1 - $ Prevalência$)$
Teste -	$(1 - S) \times $ Prevalência	$E \times (1 - $ Prevalência$)$
	Prevalência	$(1 - $ Prevalência$)$

FIGURA 4.5
TEOREMA DE BAYES.

	Com risco de infecção por defesas primárias inadequadas	Sem risco de infecção por defesas primárias inadequadas	
Dor abdominal aguda +	47	3	50
Dor abdominal aguda -	10	40	50
	57	43	100

FIGURA 4.6
EXEMPLO FICTÍCIO DAS POSSIBILIDADES DE DISTRIBUIÇÃO ENTRE OCORRÊNCIA E NÃO OCORRÊNCIA DE DOR ABDOMINAL AGUDA E OCORRÊNCIA E NÃO OCORRÊNCIA DE RISCO DE INFECÇÃO POR DEFESAS PRIMÁRIAS INADEQUADAS E RUPTURA DO APÊNDICE, PERITONITE.

Ao se avaliar esses resultados, e com a aplicação das fórmulas das propriedades diagnósticas, percebe-se que a sensibilidade relacionada à avaliação desse sintoma para esse diagnóstico é de 82,5% (47/57), enquanto sua especificidade é de 93% (40/43). Além disso, seria obtido o VPP de 94% (47/50) e o VPN de 80% (40/50). Caso esses dados fossem reais, a avaliação desse sintoma seria extremamente útil aos enfermeiros, uma vez que sua taxa de acertos em sujeitos que efetivamente apresentam esse diagnóstico é elevada (S = 82,5%), assim como naqueles que não apresentam o diagnóstico (E = 93%). Ou seja, tanto em situações de triagem, de uma avaliação mais inicial, quanto em situações de confirmação diagnóstica, a avaliação desse sintoma seria benéfica. Isso é corroborado pela avaliação do valor preditivo positivo, que aponta para uma probabilidade de 94% de um indivíduo apresentar o diagnóstico quando manifesta dor abdominal aguda. De igual maneira, o valor preditivo negativo mostra que a probabilidade de um indivíduo não apresentar o diagnóstico na ausência de dor abdominal aguda também é elevado (80%).

De modo geral, testes não são infalíveis, apresentando uma taxa de falha de falso-positivos (o teste aponta para um diagnóstico, mas este, de fato, não está presente – proporção de testes na casela "B" da tabela 2×2) e de falso-negativos (o teste não aponta para um diagnóstico, mas o diagnóstico, de fato, está presente – proporção de testes na casela "C" da tabela 2×2). A prevalência de um diagnóstico pode ser expressa pelo número total dos que necessitam de cuidados (A+C) em relação a todos os indivíduos (A+B+C+D). Prevalências muito baixas podem levar a VPPs baixos, mesmo na presença de alta sensibilidade e especificidade, unicamente pelo fato de haver poucos casos verdadeiros (A). Se fosse aplicado apenas um teste muito sensível em uma população na qual nenhum sujeito apresentasse o diagnóstico, todos os resultados positivos para o diagnóstico seriam falso-positivos. Dessa forma, em situações de testes de triagem para eventos pouco frequentes, deve-se atentar para que um razoável número de testes positivos seja, de fato, falso-positivo (C). Isso não invalida a realização de testes de rastreamento, mas endossa a necessidade de interpretação apropriada, de modo que somente pacientes identificados como "potencialmente necessitados de diagnóstico" sejam referenciados para a realização de testes mais específicos, a fim de se evitar condutas desnecessárias.

Todavia, em relação a diagnósticos altamente prevalentes, são obtidos VPNs menores. Se um diagnóstico é frequente em todos os indivíduos de uma população submetida a um teste sensível e específico, todos os resultados negativos para o diagnóstico (resultados não alterados em relação ao parâmetro de normalidade) serão resultados falso-negativos.

▶▶ UTILIDADE DE TESTES SENSÍVEIS E TESTES ESPECÍFICOS

Sensibilidade e especificidade são propriedades presentes em todos os testes diagnósticos e deveriam ser consideradas no momento de se empregar qualquer teste para corroborar um diagnóstico. A escolha de testes altamente sensíveis e/ou específicos deve levar em consideração a etapa do processo de diagnóstico e os recursos disponíveis. Em situações nas quais o risco de não diagnosticar uma condição tenha um ônus muito alto, como, por exemplo, em momentos de triagem ou em serviços de emergência, é preciso, inicialmente, adotar testes de alta sensibilidade. Já em situações nas quais haja o ônus de submeter um indivíduo a um plano de cuidados desnecessário, sob risco de eventos adversos, desconforto ou custo elevado, devem-se adotar testes específicos.[6]

Na prática clínica, a adoção de testes pouco sensíveis pode levar à indeterminação de um diagnóstico. Nessa situação, deixa-se de oferecer tratamento adequado, em tempo hábil, a um sujeito. Testes sensíveis, portanto, devem ser adotados, em especial quando houver suspeita de um diagnóstico grave, em um estágio inicial de investigação, pois um teste muito sensível raramente indicará uma grande demanda de cuidados a um indivíduo que não os necessita, já que apresenta baixa proporção de resultados falso-negativos. Entretanto, a adoção de testes pouco específicos pode contribuir para diagnósticos equivocados, levando o enfermeiro a intervir em pacientes que não demandam cuidados, submetendo-os a terapêuticas desnecessárias e invasivas, com possíveis efeitos adversos e custos adicionais, podendo retardar ou mascarar seu diagnóstico adequado. Nesse sentido, a utilidade de testes específicos reside na confirmação diagnóstica, pois apresentam baixa proporção de resultados falso-positivos.[6]

▶▶ SUMARIZANDO RESULTADOS DE TESTES DIAGNÓSTICOS

Na prática clínica, é fundamental conhecer as características dos testes diagnósticos antes de aplicá-los no dia a dia, entendendo qual seu objetivo e qual a possibilidade de o teste acrescentar informações relevantes ou consequências danosas para o paciente. A sensibilidade e a especificidade permitem avaliar como determinada condição pode ser identificada. Ainda assim, dificilmente um mesmo teste apresentará elevada sensibilidade e especificidade. Cabe ao profissional escolher o teste que contribui para um diagnóstico acurado, considerando o cenário onde o paciente se encontra e o risco de emitir um diagnóstico que leve à prescrição de cuidados desnecessários ou, ainda, de não prescrevê-los quando isso seria necessário.

REFERÊNCIAS

1. Doenges ME, Moorhouse MF, Sler AC. Planos de cuidados de enfermagem. 5. ed. Rio de Janeiro: Guanabara Koogan; 2003.

2. NANDA International. Diagnósticos de enfermagem da NANDA: definições e classificação 2007-2008. Porto Alegre: Artmed; 2008.

3. Sox HC. Common diagnostic tests, use and interpretation. Philadelphia: American College of Physicians; 1990.

4. Simpson E, Courtney M. Critical thinking in nursing education: literature review. Int J Nurs Pract. 2002;8(2):89-98.

5. Sackett DL, Straus S, Richardson WS, Rosenberg W, Haynes RB. Evidence-based medicine. How to practice and teach EBM. 2nd ed. Edinburgh: Churchill Livingstone; 2000. p. 67-93.

6. Jaeschke R, Guyatt GH, Sackett DL. Users' guides to the medical literature. III. How to use an article about a diagnostic test. B. What are the results and will they help me in caring for my patients? The Evidence-Based Medicine Working Group. JAMA. 1994;271(9):703-7.

7. Nettina SM. Prática de enfermagem. 7th ed. Rio de Janeiro: Guanabara Koogan; 2003.

8. Jaeschke R, Guyatt G, Sackett DL. Users' guides to the medical literature. III. How to use an article about a diagnostic test. A. Are the results of the study valid? Evidence-Based Medicine Working Group. JAMA. 1994;271(5):389-91.

9. Cerullo JASB, Cruz DALM. Raciocínio clínico e pensamento crítico. Rev Latino-Am Enfermagem. 2010;18(1):124-9.

10. Lunney M. Use of critical thinking in the diagnostic process. Int J Nurs Terminol Classif. 2010;21(2):82-8.

11. Cruz DALM, Pimenta CAM. Prática baseada em evidências, aplicada ao raciocínio diagnóstico. Rev Latino-Am Enfermagem. 2005;13(3):415-22.

12. Fletcher RH, Fletcher SW, Wagner EH. Epidemiologia clínica: elementos essenciais. 4. ed. Porto Alegre: Artmed; 2006.

13. Hulley SB, Martin JN, Cummings SR. Planejando as medições: precisão e acurácia. In: Hulley SB, Schmith MI, Duncan BB. Delineando a pesquisa clínica: uma abordagem epidemiológica. 2. ed. Porto Alegre: Artmed; 2003.

14. Belle GV, Fisher LD, Heagerty PJ, Lumley T. Biostatistics: a methodology for the health sciences. 2nd ed. New Jersey: John Wiley & Sons; 2004.

15. Medronho RA, Perez MA. Testes diagnósticos. In: Medronho RA. Epidemiologia. São Paulo: Atheneu; 2004.

16. Altman DG, Bland JM. Diagnostic tests. 1: Sensitivity and specificity. BMJ. 1994;308(6943):1552.

17. Altman DG, Bland JM. Diagnostic tests 2: Predictive values. BMJ. 1994;309(6947):102.

5

DIAGNÓSTICOS DE ENFERMAGEM COM BASE EM SINAIS E SINTOMAS DO
▶▶ SISTEMA NEUROLÓGICO

ISABEL PIAZENSKI
ISIS MARQUES SEVERO
KAREN BRASIL RUSCHEL

Este capítulo aborda os principais sinais e sintomas relacionados ao sistema neurológico. O agrupamento desses sinais e sintomas visa auxiliar o enfermeiro no julgamento clínico dos diagnósticos de enfermagem específicos em neurologia, a fim de que possa intervir de forma adequada no atendimento das necessidades dos pacientes. Os sinais e sintomas abordados aqui são afasia, disartria, alteração do nível de consciência, letargia, estupor, estado confusional agudo (ou *delirium*), coma, aumento da pressão intracraniana, disfagia, dispneia e alterações na profundidade respiratória, mudanças nas reações pupilares e no globo ocular, paresia e plegia.

Os diagnósticos de enfermagem do sistema neurológico levam a intervenções que buscam a preservação e a recuperação de funções vitais afetadas, como, por exemplo, a consciência, a força motora, a deglutição e a fala. Por isso, procura-se esclarecer e compilar os diagnósticos de enfermagem, suas etiologias (fatores relacionados) e as características definidoras (sinais e sintomas) mais comuns no paciente com a regulação neurológica afetada.

▶▶ AFASIA E DISARTRIA

DEFINIÇÃO

Afasia é um distúrbio neurológico que prejudica a comunicação do indivíduo devido a danos nos centros de linguagem no cérebro. Pode atingir a linguagem de expressão ou a linguagem de recepção, causando dificuldade em formular e compreender os elementos de linguagem. A afasia afeta a linguagem falada e a escrita, fazendo com que o paciente tenha dificuldades em expressar-se adequadamente, em compreender o que os outros dizem, em escrever, em ler ou em dar nome aos objetos e ações.[1]

Disartria é um distúrbio neurológico caracterizado pela incapacidade de articular as palavras de maneira correta, causado por fraqueza ou incoordenação dos músculos responsáveis pela articulação da fala.[2] É importante salientar que a diferença entre disartria e afasia está associada ao comprometimento das funções linguísticas (leitura, escrita, nomeação e compreensão), preservadas na disartria.[3]

FISIOPATOLOGIA

A maioria das afasias e dos distúrbios relacionados deve-se a acidente vascular encefálico (AVE), traumatismo cranioencefálico (TCE), tumores cerebrais ou doenças degenerativas.[1,4] A afasia pode ser secundária a lesão ou degeneração cerebral e envolve mais comumente o hemisfério cerebral esquerdo do que o direito. A função da linguagem lateraliza-se para o lado esquerdo em 96 a 99% dos destros e em 60% dos canhotos. Das demais pessoas canhotas, metade tem dominância mista e metade tem dominância do hemisfério direito.[1] Canhotos podem desenvolver afasia após lesão de um ou outro hemisfério, mas as síndromes das lesões do hemisfério esquerdo podem ser mais leves ou mais seletivas em canhotos do que as observadas em destros.[4,5]

Os substratos neuroanatômicos da compreensão e da produção da linguagem são complexos, incluindo a entrada auditiva e a decodificação da linguagem no lobo temporal superior, a análise no lobo parietal e a expressão no lobo frontal, descendo pelo trato corticobulbar, pela cápsula interna e pelo tronco encefálico, com efeitos moduladores nos gânglios basais e no cerebelo.[4] A elaboração da fala se origina no hemisfério dominante, na área de Broca, localizada no extremo posterior da circunvolução frontal inferior. Também no hemisfério dominante, especificamente no terço posterior da circunvolução temporal posterior, localiza-se a área de Wernicke, responsável pela compreensão e pela interpretação simbólica da linguagem. Transtornos da fala se manifestam quando há lesão em alguma dessas regiões ou danos que interfiram em sua comunicação com outros centros de linguagem no cérebro. O grau de déficit está diretamente relacionado com o tamanho da lesão e a localização, e a maior parte dos casos de afasia e disartria se deve a isquemia na área de abrangência da artéria cerebral média.[3,4] No Quadro 5.1 estão descritos, de modo resumido, os principais tipos de afasia e disartria.

▶▶ ALTERAÇÃO DO NÍVEL DE CONSCIÊNCIA

DEFINIÇÃO
Os termos utilizados para definir as alterações mais comumente observadas no nível de consciência são: coma, letargia (ou sonolência), estupor (ou torpor)

QUADRO 5.1
TIPOS DE AFASIA E DISARTRIA

AFASIA	DEFINIÇÃO
De Broca (motora ou de expressão)	Capacidade de repetição pobre, sem fluência na produção da fala
De Wernicke (de recepção)	Dificuldade na compreensão da linguagem, fala fluente
Global	Comprometimento importante da expressão (fala) e da compreensão da linguagem
De condução	Dificuldade na escolha e na sequencialização dos fonemas, mas a fala é fluente
Anômica	Dificuldade em encontrar as palavras
Transcortical	A habilidade de repetir as palavras é preservada, apesar de problemas de compreensão e fala espontânea
DISARTRIA	
Espástica	Fala arrastada, afeta principalmente as letras b, p e t
Rígida	Rigidez de face e língua, as palavras se misturam umas às outras, sem pontuação
Atáxica	Fala bêbada, arrastada e irregular

e estado confusional agudo (ou *delirium*).[6,7] Essas alterações podem se apresentar desde como uma desorientação temporoespacial quanto como um estado de coma profundo. O paciente pode evoluir de forma gradativa entre cada uma dessas alterações ou diretamente para o estado de coma, dependendo da velocidade de evolução e da gravidade das lesões encefálicas. O paciente está em coma quando se encontra sem consciência de si e do ambiente, permanecendo de olhos fechados mesmo após ser submetido a diferentes estímulos. Como já mencionado, o coma pode ser antecedido por níveis intermediários de alteração na consciência. Tais alterações devem ser detectadas. A letargia, ou sonolência, por sua vez, ocorre quando há diminuição do nível de consciência, mas é possível despertar o paciente com estímulos brandos. O estupor, ou torpor, é um estado de sonolência mais profundo, em que são necessários estímulos vigorosos e repetidos para despertar o paciente.

O estado confusional agudo, ou *delirium*, envolve desorientação, déficit de atenção, medo, irritabilidade, bem como alterações da percepção de estímulos sensoriais, como, por exemplo, alucinações visuais.[7] No estado confusional, as principais alterações ocorrem no conteúdo da consciência, mas também é possível que os pacientes invertam seu ciclo sono-vigília e alternem momentos de alerta e agitação e períodos de sonolência. A demência, por sua vez, envolve perda constante e progressiva das funções cognitivas, sem, no entanto, alterações no estado ou no nível de consciência. Sua evolução se dá em meses ou anos.[6,8]

FISIOPATOLOGIA

A consciência é a percepção que o indivíduo tem de si e do meio em que vive, caracterizada pela capacidade de abrir os olhos e permanecer acordado.[9,10] Isso significa responder a perguntas e/ou a comandos de forma clara, objetiva e orientada. O nível de consciência expressa o estado de alerta ou de vigília do indivíduo. As estruturas que mantêm a pessoa alerta ou desperta encontram-se na formação reticular e em outras áreas localizadas entre a região pontomesencefálica e o diencéfalo: o sistema ativador reticular ascendente.[10,11] Quando essas estruturas são danificadas, ou quando ocorrem lesões difusas e multifocais nos hemisférios cerebrais, pode haver alterações do nível de consciência ou mesmo coma.[7,9] No Quadro 5.2, estão listadas as causas de alterações do nível de consciência.

Nas situações em que se suspeita de lesão cerebral, a Escala de Coma de Glasgow[12] é um instrumento confiável e prático para avaliar o nível de consciência, sendo utilizada em todo o mundo (Tabela 5.1).[10,13] Essa escala foi desenvolvida inicialmente para avaliar indivíduos que sofriam TCE, e há muito tempo é

QUADRO 5.2
CAUSAS DE ALTERAÇÕES DO NÍVEL DE CONSCIÊNCIA

Supratentoriais	TCE
	Tumor ou abscesso cerebral
	AVE
	Hematoma epidural ou subdural
Infratentoriais	AVE isquêmico
	AVE hemorrágico
	Tumor
	Trauma ou hemorragia
Distúrbios cerebrais difusos e metabólicos	Anoxia ou isquemia
	Distúrbio hidroeletrolítico
	Intoxicação exógena
	Epilepsia
	Estado pós-ictal
Transtornos psiquiátricos	Catatonia
	Histeria

referência para classificar o nível de consciência de pacientes em unidades de trauma ou naqueles que sofrem lesões encefálicas graves e que estão inconscientes. Em casos em que médicos e equipes de saúde precisam transportar pacientes, ela tem sido útil para definir o estado de consciência de quem será transferido.[14,15] A Escala de Coma de Glasgow divide-se em três categorias a serem avaliadas: abertura ocular, resposta verbal e resposta motora. Os valores variam de 3 a 15, sendo 3 a pior resposta, e 15, a melhor (Tabela 5.1).

Atualmente, ainda há controvérsias quanto à aplicação dessa escala em pacientes intubados que estão acordados e interagem por sinais com o avaliador, dando a impressão de orientação. Nesses casos, usa-se um "P", de exame prejudicado, ao se registrar o valor da resposta verbal, ou "1", pois o paciente não pode verbalizar. O enfermeiro, em sua avaliação global, precisa estar ciente dessa limitação.[14] Um cuidado a ser tomado para não prejudicar o resultado do exame é situar o paciente no tempo e no espaço assim que ele recuperar a consciência.

TABELA 5.1
ESCALA DE COMA DE GLASGOW

ABERTURA OCULAR	RESPOSTA VERBAL	RESPOSTA MOTORA
Espontânea 4	Orientado 5	Obedece a comandos 6
Ao chamado 3	Confuso 4	Localiza dor 5
À dor 2	Palavras inapropriadas 3	Flexão normal 4
Sem resposta 1	Sons incompreensíveis 2	Flexão anormal (decorticação) 3
	Sem resposta 1	Extensão (descerebração) 2
		Sem resposta 1

▶▶ AUMENTO DA PRESSÃO INTRACRANIANA

DEFINIÇÃO

A hipertensão intracraniana (HIC) é definida como o aumento da pressão intracraniana (PIC). A maioria dos autores estipula um valor normal para a PIC de 0 a 15 mmHg; medidas superiores são consideradas hipertensão intracraniana (HIC).[16,17] A HIC grave é a causa mais frequente de morte para a maioria dos pacientes com doença no sistema nervoso central, principalmente nos casos de TCE e AVE.[18] Existem sinais e sintomas que podem ser considerados indicadores da presença de HIC, conforme descritos no Quadro 5.3. Caso esses sinais e sintomas não sejam tratados, o paciente sofrerá dano cerebral irreversível ou morte. Se ocorrerem de forma súbita, haverá deslocamento de estruturas encefálicas (hérnias), que evoluirá rapidamente para lesão cerebral permanente ou morte.[19,20]

FISIOPATOLOGIA

A PIC é a pressão dentro do crânio exercida por três componentes: tecido cerebral (80%), líquido cerebrospinal (LCS) (10%) e sangue (10%).[17] De acordo com os conceitos de Monro-Kellie, um aumento no volume de qualquer um desses componentes, seja por fluido, sangue ou lesões de massa intracerebral, deve ser compensado com a redução no volume de um ou mais dos outros

QUADRO 5.3
SINAIS E SINTOMAS INDICADORES DE HIPERTENSÃO INTRACRANIANA

ALTERAÇÕES PRECOCES

- Diminuição do nível de consciência, agitação, confusão e irritabilidade, desorientação, tontura, letargia
- Anormalidades no exame ocular:
  - anisocoria ou resposta pupilar lenta
  - papiledema
  - desvios do olhar e incapacidade de movimentação do globo ocular para além da posição média: causados por comprometimento dos pares cranianos III, IV e VI
- Comprometimento de outros pares cranianos, dependendo da gravidade da lesão neurológica
- Convulsões
- Alterações sensoriais causadas por envolvimento de vias sensoriais e motoras periféricas – hemiparesia

ALTERAÇÕES TARDIAS

- Diminuição do nível de consciência em evolução até atingir o coma
- Piora da cefaleia
- Hemiplegia
- Postura de decorticação
- Postura de descerebração
- Vômitos em jato
- Compressão do tronco encefálico:
  - padrões respiratórios irregulares (respiração tipo Cheyne-Stokes, hiperventilação neurogênica central, atáxica, apnêustica)
  - bradicardia
  - pressão sistólica aumentada, com amplitude de pulso

ALTERAÇÕES TERMINAIS

- Pressão arterial e frequência cardíaca instáveis
- Hipotensão grave

componentes, para que ocorra um equilíbrio do conteúdo intracraniano.[13] Quando acontece um desequilíbrio no mecanismo de autorregulação, ocorre HIC. A PIC se distribui de maneira difusa e homogênea enquanto as cisternas cerebrais estiverem livres. Seja qual for a causa da HIC, ocorre distensão e compressão dos vasos, das meninges e do parênquima cerebral, com consequente aumento da resistência ao fluxo sanguíneo cerebral (FSC). Portanto, a fisiopatologia da HIC correlaciona-se a fenômenos compressivos e isquêmicos tanto regionais quanto globais.[17,20]

Quando o FSC diminui, em virtude do aumento da PIC, o encéfalo ativa mecanismos de compensação para evitar isquemia. O primeiro mecanismo de tamponamento é obtido à custa de eliminação do LCS dos ventrículos, das cisternas intracranianas para o espaço subaracnoide raquiano e do sangue contido no sistema venoso encefálico. O cérebro mantém o FSC constante, a despeito das mudanças na pressão de perfusão cerebral (PPC), por meio de um ajuste da resistência cerebrovascular, a autorregulação. Esse mecanismo responde com vasodilatação tanto em caso de queda da pressão arterial média (PAM) quanto se houver aumento da PIC. Essa resposta compensatória inicia-se depois que o "tampão-volume" está no limite e a PIC começa a subir, comprometendo a PPC. Quando a capacidade de "tampão-volume" e autorregulação se esgota, o FSC começa a cair, e uma diminuição da PPC abaixo de 40 mmHg resulta em isquemia.[17,20] As principais condições que levam a HIC podem ser classificadas como apresentado no Quadro 5.4.

▶▶ DISFAGIA

DEFINIÇÃO
É a percepção da dificuldade da passagem do bolo alimentar da boca ao estômago.[1,2]

FISIOPATOLOGIA
A disfagia pode ser causada por distúrbios que envolvem a orofaringe ou o esôfago e atinge os músculos estriados e/ou sua inervação.[1,2,20] A disfagia orofaríngea pode ter origem neurológica, infecciosa, miopática ou estrutural. A esofágica pode ter origem de alterações motoras espásticas ou de tumores. Entre os distúrbios neurológicos que podem causar disfagia, estão AVE, doença de Parkinson, demência, tumores que acometem o tronco cerebral, esclerose lateral amiotrófica e esclerose múltipla.

Os pacientes com disfagia orofaríngea apresentam dificuldade em iniciar a deglutição, acompanhada ou não de regurgitação nasofaríngea, sensação

QUADRO 5.4
PRINCIPAIS CAUSAS DE HIPERTENSÃO INTRACRANIANA

Relacionadas ao aumento do volume encefálico	Hematomas Abscessos Tumores Aneurismas Edema cerebral
Relacionadas ao aumento do volume sanguíneo	Obstrução do fluxo venoso Hiperemia Hipercapnia
Relacionadas ao aumento do volume do líquido cerebrospinal	Aumento da produção: – papiloma de plexo coroide Diminuição da absorção: – hidrocefalia comunicante – hemorragia subaracnoide Obstrução do fluxo: – hidrocefalia comunicante

de resíduo na faringe e/ou aspiração pulmonar.[1] A lesão encontra-se em qualquer local entre a faringe e o esôfago distal.[1] Nos distúrbios que envolvem o esôfago, os pacientes percebem a obstrução abaixo da fúrcula, sendo provável que a lesão esteja localizada, especificamente, no esôfago distal. As doenças que acometem a mucosa esofágica promovem o estreitamento do lúmen. Esse estreitamento oferece pouca resistência à passagem de líquidos, provocando disfagia apenas para sólidos. No entanto, doenças que afetam a peristalse podem causar disfagia para líquidos e sólidos.[1]

▶▶ DISPNEIA E ALTERAÇÕES NA PROFUNDIDADE RESPIRATÓRIA

DEFINIÇÃO
A dispneia corresponde à sensação consciente de esforço desagradável no ato de respirar.[1] As alterações na profundidade respiratória são classificadas em: ritmo de Cheyne-Stokes, hiperventilação neurogênica, respiração apnêustica, respiração atáxica, ou de Biot, e apneia. É possível, com essa classificação,

determinar o nível anatômico da lesão encefálica e avaliar o ritmo e a frequência da ventilação.[1,9,20]

FISIOPATOLOGIA

A respiração normal envolve a integração entre o centro respiratório, que é responsável tanto pela oxigenação como pelo equilíbrio acidobásico, e o componente prosencefálico, que é responsável pelos aspectos comportamentais, como a produção da fala. As informações provenientes desses componentes atuam, em conjunto, sobre os neurônios motores espinais relacionados aos músculos da respiração.[9] As alterações no padrão respiratório ocorrem quando a lesão encefálica atinge os dois hemisférios e/ou o tronco cerebral. Entre essas alterações, a dispneia em geral decorre de um distúrbio cardiopulmonar provocado pela estimulação de receptores, devido a alterações metabólicas, distensão do interstício pulmonar, tensão dos músculos respiratórios ou causas neurológicas.[2] As alterações na profundidade respiratória (ou no ritmo) relacionadas a causas neurológicas acontecem em função da diminuição do nível de consciência do paciente.[20] O ritmo Cheyne-Stokes é caracterizado por períodos de apneia alternados com hiperventilação de amplitude crescente e, posteriormente, decrescente. A fase de hiperpneia costuma levar mais tempo do que a fase de apneia. Esse ritmo pode ser observado quando há lesões extensas e difusas na região supratentorial ou alterações metabólicas. A hiperventilação neurogênica central é caracterizada por hiperventilação sustentada, regular, rápida e profunda, que ocorre quando há lesões acima do mesencéfalo. A respiração apnêustica consiste em períodos de inspiração rápida e pausa prolongada expiratória, sendo que a pausa na inspiração e na expiração dura cerca de 2 a 3 segundos, indicando lesão em nível pontino baixo. A respiração atáxica, ou de Biot, é totalmente irregular, com respirações profundas e superficiais associadas a períodos de apneia que indicam lesão de bulbo. Apneia é a ausência de movimentos respiratórios, sendo causada por falência dos mecanismos respiratórios no bulbo, trauma raquimedular, lesões cervicais (principalmente nas vértebras cervicais C1 e C2) e intoxicações por medicamentos que deprimem o sistema nervoso encefálico.[9,20]

▶▶ MUDANÇAS NAS REAÇÕES PUPILARES E NO GLOBO OCULAR

DEFINIÇÃO

Anisocoria, discoria, midríase paralítica, ptose palpebral, ausência de reflexos fotomotor, corneopalpepral e oculocefálico, desvio conjugado ou divergente do olhar, nistagmo e paralisia oculomotora são respostas alteradas encontradas nas pupilas e nos movimentos do globo ocular. O diâmetro pupilar e o exame dos reflexos fotomotores são de fundamental importância ao se avaliar o paciente com diminuição do nível de consciência, pois revelam, de forma rápida e objetiva, a localização e, muitas vezes, a etiologia da lesão.[21]

FISIOPATOLOGIA
Quanto à simetria, as pupilas podem se apresentar como isocóricas, quando mostram, bilateralmente, mesma forma e tamanho, anisocóricas, quando mostram diferença de tamanho, e discóricas, quando sua forma apresenta-se alterada. Quanto às alterações de tamanho, podem ser midriáticas (dilatadas) ou mióticas (contraídas em um ou ambos os lados). Quanto à resposta fotomotora (reação à luz), podem ser reagentes, se ocorrer contração da pupila, ou não reagentes, na ausência de contração.[22,23]

O tamanho e a reatividade pupilar dependem da ação dos neurônios simpáticos e parassimpáticos que inervam os músculos dilatadores e constritores da pupila. O sistema simpático estimula a contração dos músculos dilatadores da pupila, determinando midríase; o sistema parassimpático estimula a contração dos músculos constritores, levando a miose. Em repouso, há uma ação tônica contínua dos sistemas simpático e parassimpático. Se houver comprometimento de uma das vias, simpática ou parassimpática, o efeito no tamanho da pupila, miose ou midríase, dependerá da ação do sistema menos acometido ou intacto. Portanto, lesões em neurônios da via simpática levam a miose; da via parassimpática, a midríase. O reflexo pupilar consiste na contração pupilar após estímulo luminoso, por meio da via parassimpática. As alterações de diâmetro e reatividade pupilar são consequência de lesões hipotalâmicas, talâmicas, mesencefálicas e do tronco encefálico que comprometem as vias do III nervo (oculomotor), responsável por essa função. Alterações toxicometabólicas e ações de drogas, locais ou sistêmicas, podem levar a alterações pupilares, devido a seu efeito sobre as vias simpáticas ou parassimpáticas.[9,23]

A motricidade ocular depende da integridade de estruturas localizadas no cérebro, no cerebelo e no tronco encefálico. Alterações na motricidade ocular indicam lesões na região entre os núcleos vestibulares na junção bulbopontina até os núcleos oculomotores mesencefálicos. Desvios na posição de repouso podem indicar paralisias dos seguintes pares de nervos cranianos: III (oculomotor), IV (troclear) e VI (abducente), principalmente quando há desvio divergente do olhar. Um desvio dos olhos para baixo pode significar lesões do tronco encefálico. Lesões talâmicas e subtalâmicas podem levar tanto a desvios conjugados dos olhos para cima quanto para baixo. Sono, crise epiléptica, síncope, apneia da respiração de Cheyne-Stokes, hemorragia no vermis cerebelar, isquemia ou encefalite de tronco também podem ocasionar desvio dos olhos para cima. A presença de nistagmo pode ser indicativa de um foco irritativo ou epileptiforme supratentorial.[6,9]

Dois procedimentos são indicados para a avaliação dos movimentos oculares reflexos: a manobra oculocefálica e o teste calórico (vestíbulo-ocular). A primeira é realizada a partir da rotação lateral ou vertical da cabeça, bem como pela observação do movimento ocular. Quando esse reflexo está preservado, os olhos se movimentam em conjunto, em direção oposta à da cabeça. Envolvendo as mesmas vias anatômicas do reflexo oculocefálico, o teste calórico é a estimulação das vias vestíbulo-oculares a partir da aplicação de água morna ou fria no conduto auditivo. Quando em contato com a membrana timpânica, a água morna gera a reversão do fluxo da endolinfa, ocasionando um desvio do olhar conjugado de fase lenta para o lado oposto ao do estímulo e um movimento rápido corretivo, conhecido como nistagmo, em direção ao lado do estímulo. O efeito com a aplicação de água fria é o contrário do observado com a água quente. A partir dessas manobras, a paralisia isolada dos III, IV e VI pares de nervos cranianos pode ser evidenciada.

O reflexo corneopalpebral, por sua vez, é observado a partir da estimulação da córnea com um objeto macio, obtendo-se o fechamento de ambos os olhos, mesmo com um estímulo unilateral. São responsáveis por esse reflexo o ramo oftálmico do V (trigêmeo) e o VII par de nervos cranianos (facial). Falta de resposta bilateral desses reflexos (corneopalpebral, oculocefálico e teste calórico) ou reflexos alterados são alerta para a existência de lesões no tronco encefálico.[6,9,21]

▶▶ PARESIA E PLEGIA

DEFINIÇÃO

As alterações de força motora ou déficits motores incluem prejuízo na coordenação ou no equilíbrio, paralisia ou fraqueza localizada. Usam-se os termos **paresia** ou fraqueza muscular para descrever um déficit de força não completo ou uma diminuição da sensibilidade em uma ou mais extremidades do corpo, e **plegia** para indicar um déficit de força completo e a ausência total de sensibilidade, ou seja, sem qualquer movimento ou contração muscular.[1,2]

Na **hemiparesia**, ou hemiplegia, a metade do corpo (membro superior e inferior) está comprometida. Quando um membro está afetado, podem ser utilizados os termos **monoparesia** ou **monoplegia**. Comumente, emprega-se o termo acrescido do membro afetado, como, por exemplo, paresia do membro superior direito. **Paraparesia braquial** refere-se à diminuição de força motora nos membros superiores, enquanto **paraparesia crural** é a diminuição de força nos membros inferiores. **Paraplegia** é definida como ausência de força nos membros inferiores. **Tetraparesia** é a diminuição de força nos quatro membros, e **tetraplegia** significa que há ausência de força motora nos quatro membros.[1,6] Uma escala (Tabela 5.2) pode ser utilizada para classificar os graus de força muscular quando se pretende fazer uma avaliação mais precisa do comprometimento motor com o objetivo de acompanhar a evolução das lesões cerebrais ou medulares.[1]

FISIOPATOLOGIA

A motricidade é a capacidade de contração e relaxamento do músculo esquelético, sendo controlada por fibras dos sistemas piramidal, extrapiramidal e cerebelar.[20] O sistema piramidal é responsável pela motricidade voluntária e integra os movimentos que exigem habilidade, movimentos delicados ou complicados, sendo composto pelos tratos corticoespinais. Quando há lesão do trato corticoespinal acima da decussação das pirâmides, o comprometimento motor ocorre do lado oposto (contralateral). Se a lesão ocorre na área motora cortical à esquerda, o paciente apresenta diminuição ou ausência de força no hemicorpo à direita, e vice-versa. Porém, quando a lesão ocorre abaixo da decussação das pirâmides, a alteração da força motora ocorre no mesmo lado do corpo (ipsilateral).[20,23] O sistema extrapiramidal é responsável pela manuten-

TABELA 5.2
GRADUAÇÃO DA FORÇA MUSCULAR

GRAU	DEFINIÇÃO
0	Não há contração muscular visível ou palpável.
1	Há contração muscular visível, porém não movimenta o membro.
2	Força muscular movimenta o membro, porém não vence a gravidade.
3	Força muscular vence a gravidade, mas não vence a resistência.
4	Força muscular vence a gravidade e está diminuída perante a resistência.
5	Força normal.

Fonte: Rosa e colaboradores.[1]

ção do tônus muscular e pelo controle dos movimentos corporais, principalmente a deambulação, sendo composto pelos gânglios da base. Esse sistema é formado por complexas vias motoras entre o córtex, os gânglios da base, tronco cerebral e a medula espinal. A lesão do sistema extrapiramidal não causa ausência de força, mas leva a um aumento no tônus muscular, alterações na postura e na marcha, lentidão ou abolição dos movimentos espontâneos e automáticos, bem como a diversos movimentos involuntários.[20,23]

Alterações na postura são definidas como decorticação e descerebração e estão presentes nos pacientes que se encontram em estado de coma profundo. Postura em decorticação consiste em flexão de cotovelos e punhos, adução dos ombros e extensão dos membros inferiores. Apesar de não ser uma postura com boa correlação topográfica, geralmente indica lesões acima do tronco encefálico. Postura em descerebração consiste em extensão bilateral dos membros inferiores e adução e rotação interna dos ombros e extensão de cotovelos e punhos. Em geral, significa lesão bilateral no mesencéfalo na ponte, mas pode ser evidenciada em encefalopatias metabólicas graves ou em lesões supratentoriais envolvendo o trato corticoespinal bilateral. Essas posturas anormais podem ser observadas espontaneamente ou após estímulos dolorosos, e sua presença pode sugerir uma síndrome de herniação do tronco encefálico. Movimentos involuntários se manifestam como abalos tônico-clônicos nas crises epilépticas, seja de forma focal ou generalizada. Mioclonias são observadas com frequência em quadros de encefalopatia pós-anoxia, em outros comas metabólicos e em caso de respostas reflexas, como a resposta em tríplice flexão dos membros inferiores e a resposta plantar em extensão, esta última conhecida como sinal de Babinski.[6,8,23]

O sistema cerebelar é responsável pela movimentação automática, involuntária e por correções e modulações dos movimentos voluntários. Essa função proporciona um movimento mais preciso e coordenado, favorecendo a automaticidade do movimento, como os movimentos dos membros superiores durante a deambulação. A lesão no sistema cerebelar conduz alterações na coordenação, na marcha e no equilíbrio e reduz o tônus muscular.[20,23]

> **PARE E REFLITA**
>
> O conhecimento dos sinais e sintomas do sistema neurológico é de fundamental importância para o pensamento crítico e o julgamento clínico do enfermeiro. Por meio desse julgamento, buscam-se os diagnósticos de enfermagem mais acurados ao paciente neurológico, com suas respectivas intervenções, visando melhores resultados. Monitorar o paciente com alteração neurológica é um grande desafio para toda a equipe, mas é por meio desse processo que se obtêm dados confiáveis e necessários para aplicar intervenções seguras indispensáveis para sua recuperação sem correr o risco de agravar o quadro geral.

▶▶ **EM SÍNTESE**

No Quadro 5.6 são apresentados alguns dos principais diagnósticos de enfermagem do sistema neurológico, a partir da descrição de pistas descritas, com seus respectivos fatores relacionados ou de risco. A denominação dos diagnósticos de enfermagem segue a Taxonomia II da NANDA-I.[24]

QUADRO 5.6
SINAIS E SINTOMAS, DIAGNÓSTICOS DE ENFERMAGEM E SEUS FATORES RELACIONADOS OU DE RISCO

SINAIS E SINTOMAS	DIAGNÓSTICO DE ENFERMAGEM (domínio/classe)	FATORES RELACIONADOS OU DE RISCO
Aumento da pressão intracraniana, alteração do nível de consciência, letargia, estupor, coma, afasia, disartria, mudanças nas reações pupilares e no globo ocular, paresia, plegia	**Capacidade Adaptativa Intracraniana Diminuída** Domínio 9 – Enfrentamento/ tolerância ao estresse Classe 3 – Estresse neurocomportamental	– Aumento sustentado na PIC = 10-15 mmHg – Hipotensão sistêmica com HIC – Lesões cerebrais – Perfusão cerebral diminuída ≤ 50-60 mmHg
Alteração do nível de consciência, letargia, estupor, coma, afasia, disartria	**Comunicação Verbal Prejudicada** Domínio 5 – Percepção/ cognição Classe 5 – Comunicação	– Alteração no sistema nervoso central – Diminuição da circulação cerebral – Percepção alterada – Tumor cerebral
Alteração do nível de consciência, paresia, plegia	**Mobilidade Física Prejudicada** Domínio 4 – Atividade/ repouso Classe 2 – Atividade/exercício	– Força muscular diminuída – Prejuízo cognitivo – Prejuízo neuromuscular – Prejuízo musculoesquelético – Prejuízo sensorioperceptivo
	Deambulação Prejudicada Domínio 4 – Atividade/ repouso Classe 2 – Atividade/exercício	– Equilíbrio prejudicado – Força muscular insuficiente – Prejuízo cognitivo – Prejuízo neuromuscular
Alteração do nível de consciência, letargia ou sonolência, estupor, coma, mudanças nas reações pupilares, paresia, plegia	**Negligência Unilateral** Domínio 5 – Percepção/ cognição Classe 1 – Atenção	– Hemianopsia – Hemiplegia do lado esquerdo decorrente de AVE do hemisfério direito – Lesão cerebral decorrente de problemas cerebrovasculares – Lesão cerebral decorrente de tumor – Lesão cerebral decorrente de doença neurológica

▶▶

QUADRO 5.6 (CONTINUAÇÃO)
SINAIS E SINTOMAS, DIAGNÓSTICOS DE ENFERMAGEM E SEUS FATORES RELACIONADOS OU DE RISCO

SINAIS E SINTOMAS	DIAGNÓSTICO DE ENFERMAGEM (domínio/classe)	FATORES RELACIONADOS OU DE RISCO
Alteração do nível de consciência, letargia, estupor	**Memória Prejudicada** Domínio 5 – Percepção/cognição Classe 4 – Cognição	– Distúrbios neurológicos – Hipoxia
Estado confusional agudo ou *delirium*, mudanças nas reações pupilares	**Confusão Aguda** Domínio 5 – Percepção/cognição Classe 4 – Cognição	– Abuso de álcool – Abuso de drogas – Delírio – Demência – Flutuação no ciclo sono-vigília
Alteração do nível de consciência, letargia, estupor, estado confusional agudo ou *delirium*	**Confusão Crônica** Domínio 5 – Percepção/cognição Classe 4 – Cognição	– AVE – Alteração no sistema nervoso central – Diminuição da circulação cerebral – Tumor cerebral – Demência por multi-infarto – Trauma cranioencefálico
Dispneia, alterações na profundidade respiratória	**Padrão Respiratório Ineficaz** Domínio 4 – Atividade/repouso Classe 4 – Respostas cardiovasculares/pulmonares	– Dano cognitivo – Dano de percepção – Dano musculoesquelético – Disfunção neuromuscular – Hiperventilação – Lesão da medula espinal
Disfagia	**Deglutição Prejudicada** Domínio 2 – Nutrição Classe 1 – Ingestão	– Lesão neuromuscular – Envolvimento de nervo craniano – Trauma
* Não se identificam sinais e sintomas, mas *fatores de risco*	**Risco de Perfusão Tissular Cerebral Ineficaz** Domínio 4 – Atividade/repouso Classe 4 – Respostas cardiovasculares/pulmonares	– Aneurisma cerebral – Hipertensão – Neoplasma cerebral – Trauma encefálico – Tumor cerebral

▶▶ CONSIDERAÇÕES FINAIS

Os diagnósticos de enfermagem aqui compilados fazem parte da taxonomia da NANDA-I.[24] No entanto, pacientes neurológicos apresentam desafios relacionados à interação entre distúrbios sistêmicos, pois, dependendo da localização e da extensão do dano (lesão) de áreas específicas dentro do encéfalo, outros sistemas, além do neurológico, podem ser afetados, como, por exemplo, o cardiovascular, o endócrino, o renal e, até mesmo, o digestório, levando, consequentemente, a outras hipóteses diagnósticas.

A ferramenta mais importante da monitoração neurológica do paciente é a anamnese, seguida do exame físico. Contudo, o conhecimento do enfermeiro acerca do significado das disfunções neurológicas e de suas fisiopatologias também determinará, por meio do raciocínio clínico, quais os diagnósticos mais acurados, os resultados esperados, o planejamento das intervenções e a reavaliação dos resultados, possibilitando melhor direcionamento da assistência e garantia de sua qualidade.

REFERÊNCIAS

1. Rosa AAA, Soares JLMF, Barros E. Sintomas e sinais na prática médica: consulta rápida. Porto Alegre: Artmed; 2006.

2. Barros E, Albuquerque GC, Pinheiro CTS, Czepielewski MA. Exame clínico: consulta rápida. 2. ed. Porto Alegre: Artmed; 2004.

3. Nunes ML, Morrone AC. Semiologia neurológica. Porto Alegre: EDIPUCRS; 2002.

4. Kirshner HS, Jacobs DH. Aphasia [Internet]. New York: Medscape reference; c2011 [capturado em 30 dez. 2010]. Disponível em: http://emedicine.medscape.com/article/1135944-overview.

5. Lindenberg R, Scheef L. Supramodal language comprehension: role of the left temporal lobe for listening and reading. Neuropsychologia. 2007;45(10):2407-15.

6. Bradley WG, Daroff RB, Fenichel GM, Jankovic J. Neurology in clinical practice. 5th ed. Philadelphia: Elsevier; 2008.

7. Stevens RD, Nyquist PA. Types of brain dysfunction in critical illness. Neurol Clin. 2008;26(2):469-86.

8. Barker E. Neuroscience nursing: a spectrum of care. 3rd ed. St. Louis: Mosby-Year Book; 2007.

9. Andrade AF, Carvalho RC, Amorim RLO, Paiva WS, Figueiredo EG, Teixeira MJ. Coma e outros estados de consciência. Rev Med (São Paulo). 2007;86(3):123-31.

10. Pinto A. Assessment and management of the patient with impaired consciousness. Acute Care. 2008;4(4):157-61.

11. Young GB. Disorders of consciousness: coma. Ann N Y Acad Sci. 2009;1157:32-47.

12. Teasdale G, Jennett B. Assessment of coma and impaired consciousness. A practical scale. Lancet. 1974;2(7872):81-4.

13. Chesnut RM. Care of central nervous system injuries. Surg Clin North Am. 2007;87(1):119-56, vii.

14. Fischer J, Mathieson C. The history of the glasgow coma scale: implications for practice. Crit Care Nurs Q. 2001;23(4):52-8.

15. American Association of Neuroscience Nurses. Clinical practice guideline series [Internet]. Glenview; 2010 [capturado em 30 dez. 2010]. Disponível em: http://www.aann.org/pubs/content/guidelines.html.

16. Brain Trauma Foundation; American Association of Neurological Surgeons; Congress of Neurological Surgeons. Guidelines for the management of severe traumatic brain injury. J Neurotrauma. 2007;24 Suppl 1:S1-106.

17. Noble KA. Traumatic brain injury and increased intracranial pressure. J Perianesth Nurs. 2010;25(4):242-8; quiz 248-50.

18. Andrews BT. Fisiopatologia e tratamento da hipertensão intracraniana. In: Tratamento intensivo em neurocirurgia. Rio de Janeiro: DiLivros; 2004.

19. Swearingen PL, Keen JH. Manual de enfermagem no cuidado crítico. 4. ed. Porto Alegre: Artmed; 2005.

20. Koizumi MS, Diccini S. Enfermagem em neurociência. São Paulo: Atheneu; 2006.

21. Chaves MLF, Finkelsztejn A, Stefani MA. Rotinas em neurologia e neurocirurgia. Porto Alegre: Artmed; 2008.

22. Waterhouse C. The Glasgow Coma Scale and other neurological observations. Nurs Stand. 2005;19(33):55-64; quiz 66-7.

23. Hickey JV. The clinical practice of neurological and neurosurgical nursing. 4th ed. New York: Lippincott Williams & Wilkins; 1997.

24. NANDA International. Diagnósticos de enfermagem da NANDA: definições e classificação 2009-2011. Porto Alegre: Artmed; 2010.

6

DIAGNÓSTICOS DE ENFERMAGEM COM BASE EM SINAIS E SINTOMAS DO
▶▶ SISTEMA RESPIRATÓRIO

LUCIANA W. DEZORZI
SOLANGE KLÖCKNER BOAZ
ISABEL CRISTINA ECHER

Os diagnósticos de enfermagem descritos pela NANDA-I[1] são estabelecidos com base em características definidoras (sinais e sintomas), fatores relacionados e/ou fatores de risco. Para que possam ser identificados, é preciso haver uma avaliação clínica criteriosa do paciente. No que tange às alterações do sistema respiratório, os principais sinais e sintomas são: alterações anatômicas e assimétricas da caixa torácica, cianose, dispneia, dor torácica, expectoração, fadiga (uso de musculatura acessória), gases sanguíneos arteriais anormais, hemoptise, padrão respiratório alterado, ruídos adventícios e tosse.

▶▶ ALTERAÇÕES ANATÔMICAS DA CAIXA TORÁCICA

DEFINIÇÃO
Alterações anatômicas da caixa torácica são ocorrências de variações na forma do tórax que podem estar relacionadas com a idade, o sexo e o biotipo do indivíduo.[2,3]

FISIOPATOLOGIA
As diferentes alterações torácicas podem ser classificadas em tórax chato, em tonel, em funil, de pombo, em sino, cifoescoliose, abaulamento e retrações.[2,3]

Tórax chato
Tem como característica o reduzido diâmetro anteroposterior, com sobressaliência das escápulas no relevo torácico. É mais comum em indivíduos longilíneos e não tem significância patológica.

Tórax em tonel
É aquele em que o diâmetro anteroposterior se iguala ao transversal, sendo frequentemente relacionado a enfisema pulmonar, mas pode, algumas vezes, ser encontrado em idosos que não tenham essa doença.

Tórax em funil ou infundibuliforme (*pectus escavatum*)
É uma deformidade na qual o esterno fica deprimido no nível do terço inferior e os órgãos que se situam abaixo dele são comprimidos. Nos casos graves, o esterno pode chegar a tocar a coluna espinal. As causas de tórax em funil incluem raquitismo, síndrome de Marfan e distúrbios congênitos do tecido conjuntivo.

Peito de pombo (*pectus carinatum*)
O esterno se projeta para a frente, aumentando o diâmetro anteroposterior. Comunicações interatriais ou interventriculares congênitas são as causas mais comuns, mas asma, raquitismo, síndrome de Marfan e cifoescoliose congênita grave podem contribuir para peito de pombo.

Tórax em sino
Produz um alargamento da porção inferior, como uma boca de sino, sendo comum na hepatoesplenomegalia e na ascite volumosa.

Cifoescoliose torácica
Consiste na acentuação da curvatura torácica normal. O paciente adota uma postura encurvada ou um aspecto corcunda. As causas incluem osteoporose

secundária ao envelhecimento, tuberculose da coluna, artrite reumatoide e vícios de postura por tempo prolongado. Os pulmões situados abaixo dessa deformidade ficam distorcidos, tornando difícil a interpretação dos achados.

Abaulamento
É um aumento do volume do tórax, que pode se localizar em qualquer região deste. Pode ocorrer nos casos de derrame pleural, que provoca abaulamento na base do hemitórax correspondente. Um abaulamento arredondado e pulsátil pode ser decorrente de aneurisma de aorta, visualizado na parte anteroposterior do tórax.

Retrações
São a restrição do hemitórax, que pode se localizar em qualquer região do tórax. Atelectasias ou lesões fibróticas podem levar à depressão do lobo ou do pulmão correspondente.[2]

▶▶ CIANOSE

DEFINIÇÃO
Cianose é a coloração azulada da pele e das mucosas causada pelo aumento da hemoglobina reduzida no sangue capilar (> 5 g por 100 mL).[3] Pode ser mais evidente nos lábios, nos leitos ungueais e nas proeminências malares.[4]

FISIOPATOLOGIA
Existem quatro tipos de cianose: central, periférica, mista e por alterações da hemoglobina.

A cianose central ocorre pela dessaturação da hemoglobina arterial; ou um derivado anormal, mais estável, da hemoglobina é formado, afetando mucosas e pele.[4] A cianose central ocorre apenas após a saturação de oxigênio (O_2) cair abaixo de 75%.[3] Nas doenças pulmonares, manifesta-se por diminuição da saturação de oxigênio, diminuição da função pulmonar (hipoventilação alveolar, alterações na ventilação-perfusão e na difusão de oxigênio), shunt anatômico (fístulas pulmonares arteriovenosas, shunts intrapulmonares) e alterações da hemoglobina (hemoglobina com baixa afinidade pelo oxigênio, como na meta-hemoglobinemia hereditária ou adquirida, na sulfa-hemoglobinemia adquirida e na carboxi-hemoglobinemia).[4]

A cianose periférica ocorre pela redução do fluxo sanguíneo para uma área com extração elevada de oxigênio. Ocorre com saturação de O_2 normal e, em geral, não se observa nas mucosas. A cianose periférica se manifesta em pacientes com débito cardíaco reduzido, exposição ao frio, redistribuição de fluxo nas extremidades (obstrução venosa e arterial) e fenômeno de Raynaud.[4]

▶▶ DISPNEIA

DEFINIÇÃO

Dispneia é a dificuldade respiratória que corresponde à sensação experimentada do ato de respirar como um esforço desagradável. Os pacientes podem definir a dispneia como desconforto ao respirar, falta de ar, sufocamento, aperto no peito, perda de fôlego ou respiração curta. Sua intensidade, assim como a dor, é moldada por fatores cognitivos e contextuais.[2,4]

FISIOPATOLOGIA

A dispneia é provocada pela estimulação de receptores em decorrência de alterações metabólicas, distensão do interstício pulmonar, tensão dos músculos da respiração e alterações no sistema nervoso central. Representa anormalidade quando acontece em repouso ou com atividades anteriormente toleradas ou realizadas sem limitações.[4] Os sinais característicos de dispneia são: utilização da musculatura acessória (esternocleidomastóideos, escalenos e trapézio), retração das fossas supraesternal (fúrcula) e supraclavicular e batimento das asas do nariz.[2,4] A dispneia pode ser de causas pulmonares, cardíacas, metabólicas, psiquiátricas e estar relacionada ao controle e ao movimento da parede torácica.[2,4,5] Sua duração pode dar uma indicação da causa, e pode surgir de maneira aguda, crônica ou paroxística.

Dispneia aguda, ou **súbita** (menos de três semanas de duração), pode advir de pneumotórax espontâneo, embolia pulmonar, exacerbação da bronquite crônica, edema pulmonar, crise de asma, ferimentos internos no tórax, sangramento súbito importante ou infarto do miocárdio. Em crianças, muitas vezes, falta de ar aguda pode ser decorrente de infecção respiratória.[6]

O estado emocional do indivíduo também deve ser observado, uma vez que ansiedade, depressão e alta emotividade podem levar a hiperventilação, queixa de "fôlego curto" e de que "o ar não entra até o fim". Essa condição é denominada de falta de ar psicogênica. A ansiedade é definida como um estado de humor desconfortável, uma apreensão negativa em relação ao futuro ou uma inquietação interna desagradável. Nas doenças respiratórias, a ansiedade está associada aos sintomas físicos dessas doenças, principalmente a dispneia, muito frequente na doença pulmonar obstrutiva crônica (DPOC), asma, embolia pulmonar e hiperventilação.[4]

Dispneia crônica constitui uma dificuldade respiratória que existe há mais tempo, em geral com mais de oito semanas de duração. Suas causas mais comuns são DPOC (enfisema pulmonar e bronquite crônica), fibrose pulmonar, embolia pulmonar, asma, anemia grave, câncer do pulmão, estados emocionais, angina e insuficiência cardíaca congestiva. Na presença dessa queixa, são dados importantes a ser investigados: tempo de início do quadro, manifestações associadas, como sibilos e roncos, dor torácica, história de doença cardíaca ou pulmonar, fatores predisponentes para embolia pulmonar e dispneias posicionais, além de medicações em uso.[4]

Dispneia paroxística ocorre com mais frequência à noite, justificando a clássica denominação de dispneia paroxística noturna. Sua característica principal consiste no fato de o paciente poder dormir algumas horas, acordando de madrugada com intensa falta de ar, acompanhada de sufocação, tosse seca e opressão torácica, o que o obriga a sentar-se na beira da cama ou a levantar-se.[3]

Ainda em relação à dispneia, é possível observar: **platipneia** – dificuldade de respirar na posição ereta, melhorando o ritmo respiratório na posição deitada; **ortopneia** – dificuldade de respirar na posição deitada; e **trepopneia** – dificuldade de respirar em decúbito lateral, que pode melhorar com a troca de lado.

▶▶ DOR TORÁCICA

DEFINIÇÃO
Dor torácica é a dor ou o desconforto que atinge qualquer órgão que constitui o tórax. Neste capítulo, será referida a dor relacionada às alterações no sistema respiratório.[7]

FISIOPATOLOGIA
A dor torácica relacionada às patologias pulmonares tem o envolvimento da parede torácica ou da pleura parietal, pois essa região apresenta inúmeras terminações nervosas.[3,7] A dor pleurítica manifesta-se como pontada, aumenta com movimento inspiratório profundo e durante a tosse, sendo facilmente localizada pelo paciente. Tem intensidade variável e é acompanhada de respiração superficial.[7]

A dor pleurítica diafragmática pode ser periférica ou central. A periférica é sentida em áreas de nervos intercostais mais próximos. A central atinge a área inervada pelo nervo frênico e pode se irradiar para o abdome. Caracteriza-

-se por dor em pontada ou contínua, que piora com respiração profunda, tosse, soluço e vômitos.[7]

Os quadros de pneumonia, em geral, iniciam com o envolvimento dos lobos pulmonares inferiores e atingem a pleura parietal, o que ocasiona a dor ventilatório-dependente. Nas pneumonias intersticiais, a dor tem origem no interstício pulmonar e ocasiona desconforto retroesternal, que se exacerba com a tosse.[3] Os tumores pulmonares também podem levar a dor torácica.

▶▶ EXPECTORAÇÃO

DEFINIÇÃO
Expectoração é a eliminação, por meio da tosse, da secreção produzida pela árvore brônquica.[3]

FISIOPATOLOGIA
Diariamente, produz-se cerca de 100 g de muco, que é transportado por meio do movimento ciliar do epitélio. Parte dele é deglutida ou eliminada pela tosse. O muco é constituído por componentes derivados do epitélio respiratório, principalmente originados nas vias aéreas centrais. Os componentes adicionais são fornecidos pelo exsudato transepitelial de plasma tecidual, sal, lipídeos e componentes inflamatórios celulares (oriundos de células residentes no tecido ou no lúmen das vias aéreas, partículas oriundas de ar inalado e produtos microbianos derivados de vírus ou bactérias que colonizam a via aérea).[8]

A secreção pode variar de aspecto, podendo ser mucosa, purulenta e/ou sanguinolenta. É importante também investigar suas características quanto a coloração (claro, amarelo, verde, sanguinolento), odor, aspecto (aquoso, mucoide, espumoso, espesso) e quantidade (colher de chá, de sopa ou xícara), bem como estar atento às modificações dessas características, à frequência e à relação com a posição corporal.[2] Muco excessivo, via aérea artificial ou corpo estranho na via aérea podem promover o aumento e a retenção de secreção, tornando necessárias as intervenções de enfermagem.[9]

▶▶ FADIGA MUSCULAR RESPIRATÓRIA

DEFINIÇÃO
Fadiga muscular respiratória é a perda da capacidade de desenvolver força e/ou velocidade em resposta a uma carga, porém é reversível com repouso.[10] Significa a inabilidade de continuar gerando pressão suficiente para manter a

ventilação alveolar.[11] A fadiga difere de fraqueza, que denota uma redução da capacidade de geração de força não reversível com o repouso. A fraqueza muscular pode predispor a fadiga muscular, e ambas podem estar presentes em um mesmo paciente.[12]

FISIOPATOLOGIA

A ventilação é basicamente realizada por impulsos nervosos no nervo frênico, agindo para contrair o diafragma e expandir o volume do tórax,[5] ou seja, a ação ocorre de forma coordenada, de modo a aumentar ou reduzir o volume da cavidade torácica. Os músculos respiratórios são esqueléticos, divididos em inspiratórios e expiratórios. A inspiração é um processo ativo, que depende fundamentalmente da contração do diafragma e de outros músculos acessórios (intercostais externos, paraesternais, escaleno, esternocleidomastóideo, trapézios, peitorais e abdominais). A expiração é passiva, realizada pela força de retração elástica dos pulmões e pelo relaxamento dos músculos inspiratórios.[6]

Há inúmeros fatores que contribuem para a fadiga muscular respiratória, entre eles alterações do parênquima pulmonar e da caixa torácica, que ocorrem em pacientes com doenças crônicas como a DPOC.

Pacientes portadores de DPOC são propensos a fadiga, pois apresentam algumas desvantagens musculares para produzir a ventilação. Ocorre sobrecarga da musculatura respiratória imposta pela obstrução crônica do fluxo aéreo, que resulta em uma grande demanda energética. O diafragma, em geral, encontra-se em uma posição geométrica anormal (aplanado), o que altera sua capacidade de produzir força e contração muscular. Com frequência, a massa muscular está reduzida, o que contribui para a diminuição da capacidade de gerar pressão inspiratória, ou seja, fraqueza muscular.[13]

Para compensar a fadiga muscular respiratória, o paciente com DPOC utiliza os músculos acessórios, a respiração dos lábios semicerrados/franzidos e, também, a posição em três pontos. O paciente enfisematoso, ao sentar-se, inclina-se para a frente e apoia os braços, na tentativa de facilitar o funcionamento dos músculos acessórios, em uma atitude de "expectativa inspiratória" (ponto de ancoragem). Em decúbito dorsal, seu tipo respiratório é torácico, e não toracoabdominal. Dessa maneira, não ocorre a contração do diafragma na inspiração. Assim, os arcos costais inferiores se retraem, em vez de se expandirem.[6]

A fadiga muscular respiratória também é frequente em pacientes que precisaram de ventilação mecânica prolongada, somada a fatores como hipoxemia, desnutrição, sepse e perda de massa muscular. Assim, o processo de desmame ventilatório necessita ser acompanhado com atenção.

▶▶ GASES SANGUÍNEOS ARTERIAIS ANORMAIS

DEFINIÇÃO

Gases sanguíneos arteriais anormais são alterações nos gases circulantes no organismo que podem modificar os valores normais do potencial de hidrogênio (pH), das pressões parciais de gás carbônico ($PaCO_2$), das pressões parciais de oxigênio (PaO_2), bem como da saturação parcial de oxigênio (SpO_2) e do bicarbonato (HCO_3).[14] As alterações nos gases sanguíneos são identificadas, prioritariamente, pela gasometria arterial e pela monitoração à beira do leito.

A mensuração das tensões gasosas arteriais é o teste de excelência para a avaliação da homeostase gasométrica e do equilíbrio ácido-básico, que são a principal função pulmonar.[15] A gasometria arterial é um método que fornece, de maneira rápida e segura, o diagnóstico de Troca de Gases Prejudicada. Ela indica a oxigenação pulmonar, o estado acidobásico e a ventilação alveolar.[16]

FISIOPATOLOGIA

A redução da PaO_2 (valores abaixo de 60 mmHg que indicam baixa oxigenação pulmonar – hipoxemia) ocorre pela diminuição na oferta de oxigênio, o que pode ser decorrente da baixa fração inspirada de oxigênio (FiO_2), da baixa pressão atmosférica, que ocorre nas altitudes elevadas, da hipoventilação, dos desequilíbrios difusivos e dos distúrbios da relação ventilação/perfusão e do *shunt*.[15]

A $PaCO_2$ arterial é a medida ideal para avaliar a ventilação alveolar global. Na hipoventilação alveolar, seja por redução do volume-minuto ou por aumento pronunciado do espaço morto, ocorre elevação da $PaCO_2$, a hipercapnia (valores acima de 45 mmHg), que diminui o pH e conduz a acidose respiratória.

Nas situações de hiperventilação alveolar, como nos estados de agitação, ansiedade, insuficiência cardíaca e embolia pulmonar, em que a hipoxia e outros fatores a estimulam, ocorre a hipocapnia (valores abaixo de 35 mmHg), que eleva o pH, indicando alcalose respiratória. As alterações no pH podem ser decorrentes de desequilíbrios ácido-básicos não oriundos de alterações pulmonares, mas que podem modificar a respiração (mecanismo compensatório), como nos quadros de insuficiência renal, em que ocorrem alterações metabólicas (HCO_3).[5,15]

A monitoração à beira do leito identifica alterações nos gases sanguíneos por meio da oximetria de pulso, que verifica com certa precisão a saturação parcial de oxigênio (SpO_2); a capnografia identifica as alterações na $PaCO_2$. Esses resultados devem ser confirmados pela gasometria arterial. Na verificação da SpO_2, é preciso estar atento ao déficit de perfusão, aos quadros de esclerodermia e à presença de substâncias que impeçam a captação do sinal digital e que podem interferir no resultado dessa medida.

►► HEMOPTISE

DEFINIÇÃO
Hemoptise é a eliminação, geralmente com tosse, de sangue proveniente da traqueia, dos brônquios e/ou dos pulmões. É essencial a diferenciação entre hemoptise, hematêmese, estomatorragias e epistaxe.[3]

FISIOPATOLOGIA
As hemoptises podem ser devidas às hemorragias brônquicas ou alveolares. A quantidade de sangue pode variar desde o escarro com raias de sangue até uma quantidade maciça dele (acima de 600 mL/24 h).[6]

Nas hemorragias de origem brônquica, o mecanismo é a ruptura de vasos previamente saudáveis, como ocorre no carcinoma brônquico, ou de vasos anormais, dilatados, neoformados, como acontece nas bronquiectasias e na tuberculose. A hemorragia de origem alveolar é causada por ruptura de capilares ou transudação de sangue, sem que haja solução de continuidade no endotélio.[6]

O pulmão é suprido por dois tipos de circulação: a **sistêmica**, oriunda do sistema aórtico, de alta pressão, que corresponde às artérias brônquicas, e a **pulmonar**, formada pelos ramos da artéria pulmonar, de menor pressão. As hemoptises originadas nas artérias brônquicas tendem a ser de grande volume, ocorrendo nas bronquiectasias, nas cavidades tuberculosas, na estenose mitral e nas fístulas arteriovenosas. Quando o sangue provém de ramos da artéria pulmonar, seu volume costuma ser menor, como acontece nas pneumonias, nos abscessos e no infarto pulmonar. As principais causas de hemoptise são tuberculose em atividade ou sequela da doença, bola fúngica, carcinoma broncogênico, bronquiectasias, bronquite e tromboembolia pulmonar.[3]

►► PADRÃO RESPIRATÓRIO ALTERADO

DEFINIÇÃO
As alterações do padrão respiratório implicam alterações na frequência, no ritmo, na amplitude, na profundidade e na regularidade dos movimentos respiratórios. Também podem ser observadas por mudanças como prolongamento da expiração, expansão desigual do tórax, sofrimento respiratório e alterações no som da respiração.[5]

FISIOPATOLOGIA
A regulação da respiração está relacionada, basicamente, aos centros respiratórios (bulbo, sistema nervoso central), ao nível de oxigenação do sangue e aos

quimiorreceptores periféricos, que desencadeiam efeitos reflexos como tosse, frio, dor, soluço, espirro e bocejo. As alterações respiratórias que costumam estar vinculadas a um desequilíbrio entre esses fatores são as seguintes:[7]

- **Apneia** é a ausência de movimentos respiratórios.
- **Bradipneia** é a diminuição da frequência dos movimentos respiratórios.
- **Taquipneia** é o aumento da frequência dos movimentos respiratórios. Respiração rápida e superficial.
- **Hiperpneia** é a respiração rápida e profunda que é fisiológica após exercícios intensos. Pode ser causada, também, por ansiedade, acidose metabólica ou lesões neurológicas.
- **Respiração de Kussmaul** é a respiração profunda, cuja frequência pode ser rápida, normal ou lenta. Caracteriza-se por inspirações rápidas e amplas, intercaladas por curtos períodos de apneia e expirações profundas e ruidosas.
- **Respiração de Cheyne-Stokes**, também chamada dispneia periódica, corresponde a períodos de respiração lenta e superficial que, gradualmente, vai se tornando rápida e profunda, alternando períodos de apneia. Essa respiração está associada a uma sensibilidade anormal do centro bulbar.
- **Respiração de Biot**, também chamada de atáxica, caracteriza-se por ser irregular. As incursões respiratórias podem ser, algumas vezes, lentas, outras vezes rápidas, superficiais ou profundas, alternadas com períodos de apneia.

▶▶ RUÍDOS ADVENTÍCIOS

DEFINIÇÃO
Ruídos adventícios são sons respiratórios anormais que se superpõem aos sons respiratórios normais (murmúrios vesiculares), identificados pela ausculta pulmonar.[2]

FISIOPATOLOGIA
Os murmúrios vesiculares são produzidos nas vias aéreas maiores e transmitidos por meio das vias aéreas menores, até serem atenuados pela estrutura pulmonar distal. Os sons ouvidos na superfície pulmonar são diferentes dos sons ouvidos na traqueia e podem ser modificados se houver qualquer obstrução ou alteração no tecido pulmonar, na pleura ou na parede torácica. Os ruídos adventícios podem ser identificados por sons contínuos, como sibilos, roncos e estridor, ou por sons descontínuos, como estertores finos e estertores grossos.

Também podem ser auscultados os sons de origem pleural, como o atrito pleural.[6,17,18]

Os **sibilos** são identificados como sons agudos, musicais, contínuos, ouvidos na inspiração e na expiração, embora sejam mais altos na última. Decorrem do estreitamento das pequenas vias aéreas.[5] Em geral, são disseminados por todo o tórax quando provocados por enfermidades que comprometem a árvore brônquica, como asma e bronquite. Quando os sibilos são localizados em determinada região, indicam uma semiobstrução na árvore brônquica.[6]

Os **roncos** são constituídos por sons graves, de baixa frequência, que se originam nas vibrações das paredes brônquicas e do conteúdo gasoso, quando ocorre o estreitamento desses dutos por espasmo, edema e/ou secreção aderida à parede, como na asma, na bronquite, na bronquiectasia e nas obstruções da árvore brônquica. Eles são ouvidos na inspiração e na expiração, mas predominam na última. São fugazes, mutáveis, surgindo e desaparecendo em um curto período de tempo.[6]

Estertores finos são sons explosivos, de alta frequência, descontínuos, semelhantes ao atrito do cabelo nas têmporas. Originam-se da presença de líquidos, não se alteram com a tosse, mas podem se modificar com a posição corporal. São ouvidos do meio até o final da inspiração,[5] principalmente nas zonas pulmonares influenciadas pela força da gravidade. Os estertores finos são produzidos pela abertura sequencial das vias aéreas anteriormente fechadas pela pressão exercida pela presença de líquido ou exsudato no parênquima pulmonar.[6,17]

Estertores grossos têm frequência menor e maior duração do que os finos. Sofrem nítida alteração com a tosse, podem ser ouvidos em todas as regiões do tórax, no início da inspiração e durante toda a expiração. A origem mais provável está na abertura e no fechamento de vias aéreas contendo secreção viscosa e espessa, bem como no afrouxamento da estrutura de suporte das paredes brônquicas. Os estertores grossos são comuns nas bronquites crônicas e na bronquiectasias, em que há acúmulo de secreção nas vias aéreas maiores.[6,17]

Estridor é um ruído inspiratório e expiratório rude que pode ser imitado aduzindo as cordas vocais inspirando e expirando. Ele é ouvido sem o uso do estetoscópio, sendo um sinal de estreitamento das vias aéreas maiores, como laringe, traqueia e brônquios.[5]

Atrito pleural é um som decorrente das superfícies inflamadas das pleuras atritando-se uma contra a outra. Ele pode ser simulado colocando-se uma mão sobre o ouvido e atritando-se o dorso desta com os dedos da outra. Se o paciente refere dor pleurítica, também pode ser ouvido o atrito no local identificado.[5]

▶▶ TOSSE

DEFINIÇÃO

Tosse é uma resposta reflexa a estímulos irritantes na laringe, na traqueia ou nos brônquios. Sua principal finalidade é drenar secreções e evitar a inalação ou aspiração de corpo estranho.[2,4,6]

FISIOPATOLOGIA

A tosse consiste em uma inspiração rápida e profunda, seguida de fechamento da glote, contração dos músculos expiratórios, principalmente o diafragma, terminando com uma expiração forçada, após a abertura súbita da glote. É um mecanismo expulsivo de grande importância para a eliminação de substâncias das vias respiratórias. A tosse resulta de estímulos nos receptores da mucosa das vias respiratórias, que podem ser de natureza inflamatória (hiperemia, edema, secreções e ulcerações), mecânica (poeira, corpo estranho, aumento ou diminuição da pressão pleural, como ocorre nos derrames e nas atelectasias), química (gases irritantes) ou térmica (frio ou calor excessivo).[6]

A tosse produtiva visa eliminar secreções que se acumulam nas vias áreas e que são decorrentes de alterações pulmonares. A tosse seca é um fenômeno irritativo cujo estímulo pode ser mecânico ou químico. Pode ser classificada, ainda, em aguda (menos de três semanas), subaguda (entre 3 e 8 semanas) e crônica (superior a oito semanas).[2]

A tosse pode provocar hemorragias conjuntivais, fratura de arcos costais, hérnias inguinais em pessoas idosas e grande desconforto em pacientes recém-operados. Há uma tendência entre tabagistas crônicos de considerá-la como uma manifestação "normal", principalmente quando ocorre pela manhã. A tosse rouca, própria da laringite crônica, é comum entre os tabagistas.[6]

No edema agudo de pulmão, a tosse costuma ser acompanhada de secreção espumosa, às vezes de coloração rósea.[6]

> **PARE E REFLITA**
>
> Os sinais e sintomas abordados neste capítulo constituem indícios, pistas e evidências clínicas do paciente com alterações do sistema respiratório. Quando esses sinais e sintomas (características definidoras) são agrupados em determinada situação clínica, o enfermeiro, a partir do seu julgamento clínico, identifica os possíveis diagnósticos de enfermagem. Também deve identificar os fatores relacionados ou de risco, ou seja, sua causa etiológica.

▶▶ EM SÍNTESE

No Quadro 6.1, são apresentados alguns dos principais diagnósticos de enfermagem relacionados ao sistema respiratório a partir dos indícios descritos, assim como seus fatores relacionados ou de risco. A denominação dos diagnósticos de enfermagem segue a Taxonomia da NANDA-I.[1]

QUADRO 6.1
SINAIS E SINTOMAS, DIAGNÓSTICOS DE ENFERMAGEM E SEUS FATORES RELACIONADOS OU DE RISCO

SINAIS E SINTOMAS	DIAGNÓSTICO DE ENFERMAGEM (domínio/classe)	FATORES RELACIONADOS OU DE RISCO
Dispneia, padrão respiratório alterado (mudanças no ritmo e na frequência da respiração – bradipneia, taquipneia, ortopneia), batimento de asa de nariz, cianose, alterações	**Padrão Respiratório Ineficaz** Domínio 4 – Atividade/ repouso Classe 4 – Respostas cardiovasculares/pulmonares	– Ansiedade – Dano musculoesquelético – Deformidade da parede torácica – Disfunção neuromuscular – Dor – Fadiga da musculatura respiratória – Hiperventilação – Síndrome da hipoventilação ▶▶

QUADRO 6.1 (CONTINUAÇÃO)
SINAIS E SINTOMAS, DIAGNÓSTICOS DE ENFERMAGEM E SEUS FATORES RELACIONADOS OU DE RISCO

SINAIS E SINTOMAS	DIAGNÓSTICO DE ENFERMAGEM (domínio/classe)	FATORES RELACIONADOS OU DE RISCO
anatômicas da caixa torácica, respiração com lábios semicerrados, posição em três pontos, uso de musculatura acessória para respirar, ruídos adventícios		
Dispneia, padrão respiratório alterado (mudanças no ritmo e na frequência da respiração – bradipneia, taquipneia, ortopneia), batimento de asa de nariz, cianose, PCO_2 aumentada, PO_2 diminuída, SaO_2 diminuída, respiração com lábios semicerrados, posição em três pontos, uso de musculatura acessória para respirar	**Ventilação Espontânea Prejudicada** Domínio 4 – Atividade/repouso Classe 4 – Respostas cardiovasculares/pulmonares	– Fadiga da musculatura respiratória – Fatores metabólicos
Cianose, dispneia, expectoração, mudanças no ritmo e na frequência respiratória, ruídos adventícios, tosse ineficaz, hemoptise	**Desobstrução Ineficaz de Vias Aéreas** Domínio 11 – Segurança/proteção Classe 2 – Lesão física	– Corpo estranho na via aérea – Espasmo na via aérea – Muco excessivo – Secreções retidas – Disfunção neuromuscular – Infecção – Presença de via aérea artificial – Tabagismo – DPOC ▶▶

QUADRO 6.1 (CONTINUAÇÃO)
SINAIS E SINTOMAS, DIAGNÓSTICOS DE ENFERMAGEM E SEUS FATORES RELACIONADOS OU DE RISCO

SINAIS E SINTOMAS	DIAGNÓSTICO DE ENFERMAGEM (domínio/classe)	FATORES RELACIONADOS OU DE RISCO
Agitação, ansiedade, dispneia, batimento de asa de nariz, cianose, gases sanguíneos arteriais anormais, hipercapnia, hipoxia, padrão respiratório alterado (frequência, ritmo, profundidade)	**Troca de Gases Prejudicada** Domínio 3 – Eliminação e troca Classe 4 – Função respiratória	– Desequilíbrio na ventilação/perfusão – Mudanças na membrana alveolocapilar
Dispneia e fadiga	**Intolerância à Atividade** Domínio 4 – Atividade/repouso Classe 4 – Respostas cardiovasculares/pulmonares	– Desequilíbrio entre a oferta e a demanda de oxigênio – Fraqueza generalizada – Imobilidade
	Fadiga Domínio 4 – Atividade/repouso Classe 3 – Equilíbrio de energia	– Condição física debilitada – Estados de doença
Verbalização ou expressão de dor torácica, mudanças na frequência respiratória, agitação, fadiga	**Dor Aguda** Domínio 12 – Conforto Classe 1 – Conforto físico	– Agente lesivo (biológico)
	Dor Crônica Domínio 12 – Conforto Classe 1 – Conforto físico	– Incapacidade física crônica
Agitação, cianose, fadiga, taquipneia, gases sanguíneos arteriais anormais, ruídos adventícios, uso da musculatura acessória	**Resposta Disfuncional ao Desmame Ventilatório** Domínio 4 – Atividade/repouso Classe 4 – Respostas cardiovasculares/pulmonares	– Ansiedade – Medo – Motivação diminuída – Múltiplas tentativas de desmame – Ritmo impróprio na diminuição do suporte ventilatório

▶▶

QUADRO 6.1 (continuação)
SINAIS E SINTOMAS, DIAGNÓSTICOS DE ENFERMAGEM E SEUS FATORES RELACIONADOS OU DE RISCO

SINAIS E SINTOMAS	DIAGNÓSTICO DE ENFERMAGEM (domínio/classe)	FATORES RELACIONADOS OU DE RISCO
* Não se identificam sinais e sintomas, mas *fatores de risco*	*** Risco de Intolerância à Atividade** Domínio 4 – Atividade/repouso Classe 4 – Respostas cardiovasculares/pulmonares	– Presença de problemas respiratórios
	* Risco de Infecção Domínio 11 – Segurança/proteção Classe 1 – Infecção	– Defesas primárias inadequadas (diminuição da ação ciliar) – DPOC

▶▶ CONSIDERAÇÕES FINAIS

A respiração é fundamental para a vida humana. Portanto, é importante que a enfermagem avalie de forma criteriosa os sinais e os sintomas, bem como os fatores relacionados e de risco associados às alterações do sistema respiratório, e, a partir disso, identifique os diagnósticos de enfermagem prioritários que contemplam a real necessidade de cuidado ao paciente.

Os sinais e sintomas respiratórios e os fatores relacionados e de risco podem ser decorrentes de alterações existentes em outros sistemas que compõem o organismo humano, como, por exemplo, o sistema cardiovascular. Por isso, outros diagnósticos de enfermagem além dos descritos neste capítulo poderão nortear as ações de enfermagem.

Também cabe salientar que as respostas humanas são particulares a cada indivíduo, assim como a interpretação e a avaliação dos dados obtidos pelo enfermeiro, que podem ser diversas em cada situação clínica. Observa-se, ainda, que muitos diagnósticos de enfermagem apresentam sinais e sintomas semelhantes e, assim, requerem do enfermeiro muita atenção, conhecimento, habilidade técnica, interpessoal e cognitiva para realizar a escolha mais acurada, o que consistirá na base para a intervenção e os resultados de enfermagem.

REFERÊNCIAS

1. NANDA International. Diagnósticos de enfermagem da NANDA: definições e classificação 2009-2011. Porto Alegre: Artmed; 2010.

2. Barros ALBL, editor. Anamnese e exame físico: avaliação diagnóstica de enfermagem no adulto. 2. ed. Porto Alegre: Artmed; 2010; p. 440.

3. Barreto SSM, John AB. Sistema respiratório. In: Exame clínico: consulta rápida. 2. ed. Porto Alegre: Artmed; 2004.

4. Rosa AAA, Soares JLMF, Barros E. Sintomas e sinais na prática clínica: consulta rápida. Porto Alegre: Artmed; 2006.

5. Epstein O, Perkin GD, Bono DP, Cookson J. Exame clínico. 2. ed. Porto Alegre: Artmed; 1998. p. 424.

6. Porto CC, Porto AL. Semiologia médica. 6. ed. Rio de Janeiro: Guanabara Koogan; 2009.

7. Arone EM, Philippi MLS. Enfermagem médico-cirúrgica aplicada ao sistema respiratório. 2. ed. São Paulo: Senac; 2005. p. 21-3.

8. Nicholas B, Djukanoviæ R. Induced sputum: a window to lung pathology. Biochem Soc Trans. 2009;37(Pt 4):868-72.

9. Martins I, Gutiérrez MGR. Intervenções de enfermagem para o diagnóstico de enfermagem desobstrução ineficaz das vias aéreas. Acta Paul Enferm. 2005;18(2):143-9.

10. NHLBI Workshop summary. Respiratory muscle fatigue. Report of the Respiratory Muscle Fatigue Workshop Group. Am Rev Respir Dis. 1990;142(2):474-80.

11. Roussos C, Zakynthinos S. Fatigue of the respiratory muscles. Intensive Care Med. 1996;22(2):134-55.

12. Brunetto AF, Fontana AP. Investigação da fadiga muscular respiratória após exercício em portadores de Doença Pulmonar Obstrutiva Crônica (DPOC). UNOPAR Cient Ciênc Biol Saúde. 1999;1(1):9-18.

13. Fitting JW. Respiratory muscle fatigue limiting physical exercise? Eur Respir J. 1991;4(1):103-8.

14. Guyton AC, Hall JE. Tratado de fisiologia médica. 10. ed. Rio de Janeiro: Guanabara Koogan; 2002.

15. Nery LE, Fernandes ALG, Perfeito JAJ. Guia de pneumologia. Barueri: Manole; 2006.

16. Soares LMF, Pasqualoto AC, Rosa DD, Leite VRS. Métodos diagnósticos: consulta rápida. Porto Alegre: Artmed; 2002.

17. Mikami R, Murao M, Cugell DW, Chretien J, Cole P, Meier-Sydow J, et al. International Symposium on Lung Sounds. Synopsis of proceedings. Chest. 1987;92(2):342-5.

18. Stazsko KF, Lincho C, Cas Engelke V, Fiori NS, Silva KC, Nunes EI, et al. Terminologia da ausculta pulmonar utilizada em publicações médicas brasileiras, no período de janeiro de 1980 a dezembro de 2003. J Bras Pneumol. 2006;32(5):400-4.

7

DIAGNÓSTICOS DE ENFERMAGEM COM BASE EM SINAIS E SINTOMAS DO
▶▶ SISTEMA CARDIOVASCULAR

SIMONI CHIARELLI DA SILVA POKORSKI
GRAZIELLA BADIN ALITI
PAULA SOARES SOUZA
AMÁLIA DE FÁTIMA LUCENA
ENEIDA REJANE RABELO DA SILVA

As alterações anatômicas ou fisiológicas no sistema cardiovascular, bem como no sistema de condução cardíaca, podem ser evidenciadas por alguns sinais e sintomas. Estes podem indicar as pistas para o estabelecimento de diferentes diagnósticos de enfermagem (DE), que fornecerão a base para a implementação de diferentes intervenções na prática clínica.

Neste capítulo, abordam-se alguns dos principais sinais e sintomas referentes às alterações no sistema cardiovascular: ascite, cianose, crepitações, dispneia, dispneia paroxística noturna, distensão da veia jugular, dor torácica, edema, hepatomegalia, ortopneia, palpitações, pressão arterial elevada, refluxo hepatojugular, síncope e sopros cardíacos.

▶▶ ASCITE

DEFINIÇÃO
Ascite é o acúmulo de líquido patológico no abdome, que pode se traduzir clinicamente pelo aumento do perímetro abdominal.[1] A pesquisa de ascite é realizada por meio da palpação e da percussão abdominal. Em decúbito dorsal, há maciez dos flancos e, em decúbito lateral, com o deslocamento do líquido para um dos lados do abdome, surge o timpanismo, revelando a alternância de líquido e ar de acordo com a mudança de posição.[2] O sinal de piparote também é utilizado para determinar ascite. As ondas criadas a partir de um piparote realizado com o dedo indicador de um lado da parede abdominal serão sentidas na mão que está espalmada no lado oposto.

FISIOPATOLOGIA
Os mecanismos que produzem ascite são complexos e não completamente compreendidos. Contudo, a ascite secundária a insuficiência cardíaca ocorre pela ativação neuro-humoral, que resulta em retenção de sal e água e vasoconstrição sistêmica. Nos estados de insuficiência cardíaca com hipervolemia, há aumento do retorno venoso (pré-carga) para o ventrículo direito, que, por sua vez, bombeia o volume, via circulação pulmonar, para o ventrículo esquerdo. Disfunção ventricular esquerda dificulta a acomodação da volemia, que acaba ficando represada retrogradamente no átrio esquerdo, nas veias pulmonares e nos pulmões. Isso promove a congestão pulmonar.[3] A congestão sistêmica ocorre nos casos em que houver insuficiência cardíaca direita, que leva ao represamento de sangue no átrio direito, na veia cava inferior e na circulação hepática e, consequentemente, a edema periférico.

▶▶ CIANOSE

DEFINIÇÃO
Cianose é a coloração azulada da pele e das mucosas decorrente do aumento da hemoglobina reduzida nos plexos venosos subpapilares, em geral acima de 5 g%. Com frequência, apresenta-se de maneira mais evidente nos lábios, nos leitos ungueais e nas proeminências malares.[4,5]

FISIOPATOLOGIA
A cianose ocorre como sintoma de alteração cardiovascular em cardiopatias congênitas, em qualquer forma de insuficiência cardíaca e nas patologias que

alteram a hemoglobina.[5] É classificada em central, periférica e mista (associação das duas formas) (Quadro 7.1).

QUADRO 7.1
TIPOS DE CIANOSE

CENTRAL	PERIFÉRICA
• Ocorre como resultado da falta de oxigenação do sangue nos pulmões, evidenciada pela baixa saturação de oxigênio (O_2). • Nas doenças cardiovasculares, pode ocorrer pelo aumento da espessura da membrana alveolocapilar pulmonar, que ocasiona transtornos de perfusão, como na insuficiência cardíaca ou em algumas cardiopatias congênitas.	• Ocorre pelo déficit na circulação sanguínea de determinada área, que permite uma extração mais acentuada de oxigênio da hemoglobina contida no sangue periférico. • A causa mais comum é a vasoconstrição, decorrente de exposição ao frio, bem como débito cardíaco diminuído e fenômeno de Raynaud.

▶▶ CREPITAÇÕES

DEFINIÇÃO
Crepitações são ruídos adventícios, identificados durante a ausculta, que representam alguma alteração do parênquima pulmonar. São sons breves e descontínuos que surgem durante a expiração, devido à passagem de ar pelas vias aéreas colapsadas ou ocluídas.[6]

FISIOPATOLOGIA
Crepitações presentes nas bases pulmonares normalmente demonstram congestão pulmonar por insuficiência cardíaca. Podem ser finas (breves, suaves e agudas) ou grossas (graves, com maior duração e intensidade). Quando as crepitações se devem à acumulação de secreções nas vias aéreas, são caracteristicamente modificáveis pela tosse.[7]

▶▶ DISPNEIA

DEFINIÇÃO

Dispneia é a dificuldade respiratória. É a sensação experimentada do ato de respirar como um esforço desagradável. Em geral, os indivíduos que procuram atendimento médico com queixas de dispneia são enquadrados em uma das seguintes situações: doença pulmonar ou doença cardiovascular.[8,9]

FISIOPATOLOGIA

A dispneia pode se manifestar de forma aguda ou crônica (Figura 7.1). Pode estar associada ao aumento da pós-carga devido a hipertensão pulmonar ou sistêmica. O leito vascular pulmonar suporta o volume sanguíneo ejetado pelo ventrículo direito. Todavia, quando este é destruído ou obstruído, como ocorre na hipertensão pulmonar, a capacidade pulmonar de tolerar esse fluxo se perde, o que leva a um aumento nas pressões arteriais pulmonares. A constrição da artéria pulmonar resulta em uma elevação na pressão e na resistência vascular pulmonar, evidenciada pela dispneia.[9]

A investigação da queixa de dispneia envolve, além do exame físico, uma adequada caracterização do sintoma, por meio da história clínica.[4,8,10] Alguns elementos e passos para a investigação são referidos a seguir:

DISPNEIA

AGUDA
Atentar para presença de:

- taquipneia
- taquicardia
- estridor
- uso de musculatura acessória
- agitação
- letargia
- dificuldade de falar
- movimento abdominal paradoxal

CRÔNICA
Causas mais comuns:

- doença pulmonar obstrutiva crônica (DPOC)
- insuficiência cardíaca congestiva (ICC)

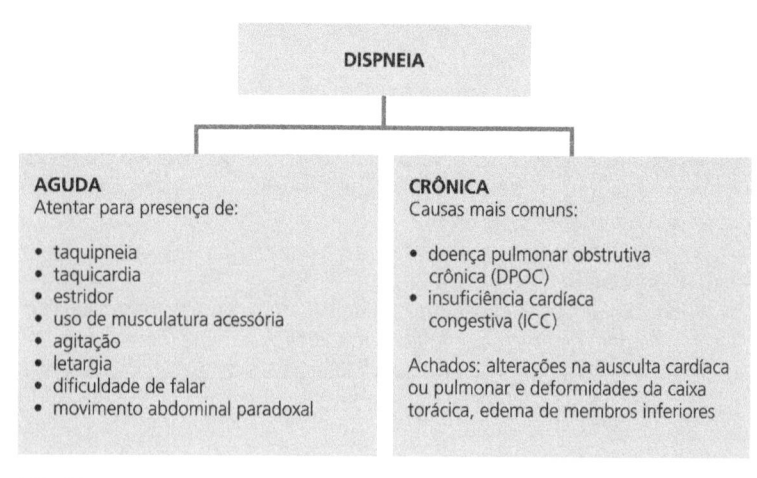

Achados: alterações na ausculta cardíaca ou pulmonar e deformidades da caixa torácica, edema de membros inferiores

FIGURA 7.1
TIPOS DE DISPNEIA: AGUDA E CRÔNICA.

- **Início e modo de instalação:** como e quando se instala. A dispneia súbita é comum em processos de instalação aguda, como no pneumotórax espontâneo ou na embolia pulmonar. A dispneia de instalação progressiva é característica de processos evolutivos, tais como DPOC e fibrose pulmonar.
- **Duração:** como e quando alivia (início dos sintomas, duração das crises, alívio).
- **Caracterização:**
  - fatores desencadeantes (tipos de esforços, exposições ambientais e ocupacionais, alterações climáticas, estresse, etc.);
  - comparação (sensação de cansaço, esforço, sufocação, aperto no peito, etc.);
  - número de crises e periodicidade (ao longo do dia, semanas e meses);
  - intensidade (avaliada com emprego de escalas apropriadas e medidas de repercussão sobre a qualidade de vida);
  - fatores que acompanham (tosse, chiado, edema, palpitações, etc.);
  - fatores que melhoram (medicamentos, repouso, posicionamento).

Dispneia de esforço é o nome dado ao surgimento ou ao agravamento da sensação de dispneia por atividades físicas. É uma queixa bastante comum e inespecífica entre indivíduos com pneumopatias e cardiopatias.[8]

No manuseio de pacientes com dispneia relacionada ao sistema cardiovascular, além de dispneia de esforço, frequentemente são utilizados termos descritivos de condições específicas, como dispneia paroxística noturna (DPN) e ortopneia.

▶▶ DISPNEIA PAROXÍSTICA NOTURNA

DEFINIÇÃO
Dispneia paroxística noturna é a situação na qual o paciente tem seu sono interrompido por uma drástica sensação de falta de ar, levando-o a sentar-se no leito, ou mesmo a levantar-se e a procurar uma área da casa mais ventilada para obter alívio da súbita sensação de sufocação.[11] Trata-se de uma condição comum em pacientes com insuficiência cardíaca esquerda.

FISIOPATOLOGIA
Nos casos de pacientes com insuficiência cardíaca esquerda, admite-se que, durante o sono, a reabsorção do edema periférico leve à hipervolemia sistêmica e pulmonar, com consequente agravamento da congestão pulmonar e, assim, dispneia paroxística noturna.

▶▶ DISTENSÃO DA VEIA JUGULAR

DEFINIÇÃO

Distensão da veia jugular é o estado em que se pode observar a turgência da veia, quando o paciente se encontra na posição deitado/sentado a 45°. É um sinal que indica congestão sistêmica.

O paciente em decúbito dorsal a 45° e com a cabeça rotada para a esquerda torna possível verificar se há ingurgitamento da veia jugular. Além disso, nessa posição também se pode verificar a pressão venosa central (PVC) estimada, com o auxílio de um PVCímetro (Figura 7.2).

Também é possível fazer a medida da PVC estimada, colocando-se uma régua sobre o tórax do paciente, verticalmente ao ângulo de Louis (ou esternal), e outra régua na linha horizontal, correspondente à altura máxima da turgência jugular direita já identificada, de maneira que o cruzamento entre as duas réguas determine a altura, em centímetros, da turgência jugular. O valor encontrado nessa intersecção deve ser somado a 5 cm, para formar o valor da PVC estimada (Figura 7.3).[12]

Associado à verificação da PVC estimada está o refluxo hepatojugular, que é a compressão firme e sustentada (durante 1 min.) da região do hipocôndrio direito. O refluxo hepatojugular é considerado positivo se a veia

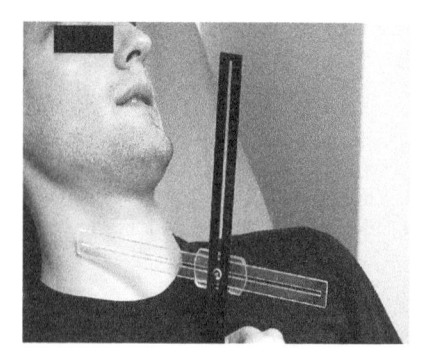

FIGURA 7.2
ESTIMATIVA DA PRESSÃO VENOSA CENTRAL POR MEIO DO PVCÍMETRO.
Fonte: Arquivo de imagens do Grupo de Insuficiência Cardíaca do Hospital de Clínicas de Porto Alegre.

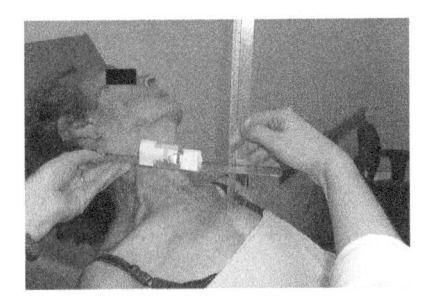

FIGURA 7.3
DISTENSÃO DA VEIA JUGULAR DIREITA E VERIFICAÇÃO DA PVC COM RÉGUA ADAPTADA.
Fonte: Arquivo de imagens do Grupo de Insuficiência Cardíaca do Hospital de Clínicas de Porto Alegre.

jugular distender-se em resposta à compressão hepática. Esse procedimento deverá sempre ser realizado em pacientes com insuficiência cardíaca.

FISIOPATOLOGIA
A distensão da veia jugular direita ocorre nos estados congestivos, como na insuficiência cardíaca. O aumento da pré-carga, associado à dificuldade de bombeamento cardíaco por disfunção ventricular esquerda, favorece o acúmulo sistêmico de líquido retrógrado, que fica represado nas imediações de entrada do átrio direito, o que leva à turgência da jugular.

▶▶ DOR TORÁCICA

DEFINIÇÃO
Dor torácica é a dor ou o desconforto percebido em qualquer local entre a mandíbula e a cicatriz umbilical, podendo incluir irradiação para os membros superiores e o dorso.[4,9]

FISIOPATOLOGIA
Dor ou desconforto torácico podem ser manifestações de doença cardíaca; todavia, é importante lembrar que esses sintomas podem se originar de diversas estruturas intratorácicas não cardíacas.[8,9] Assim, a anamnese de enfermagem detalhada e um exame físico minucioso são imprescindíveis para uma correta avaliação do sintoma,[4] bem como para o estabelecimento acurado do diagnóstico de enfermagem.

A síndrome coronariana aguda (infarto agudo do miocárdico e angina instável) representa quase um quinto das causas de dor torácica nas salas de emergência, tendo significativa morbimortalidade, o que faz com que a abordagem inicial dos pacientes com esse sintoma seja sempre feita no sentido de confirmar ou afastar tal diagnóstico.[13] Dessa forma, é fundamental uma análise rápida e completa de todas as características da dor, com ênfase na qualidade, na localização, na irradiação, na temporalidade (início abrupto ou gradativo), nos fatores desencadeantes e de alívio e nos sintomas ou fatores de risco associados.[4]

Dor torácica é o sintoma predominante em 75 a 85% dos pacientes com infarto agudo do miocárdio (IAM). A dor, em geral prolongada (> 20 minutos) e desencadeada por exercício ou por estresse, pode ocorrer em repouso. Tende a ser intensa, podendo ser aliviada com repouso ou uso de nitrato, além de estar associada a outros sintomas, como dispneia, náuseas e vômitos.[14]

A dor anginosa é descrita pelo paciente como: dor/desconforto; peso/pressão na região precordial ou subesternal; com irradiação ou não para mandíbula, ombros, dorso ou membros superiores.

▶▶ EDEMA

DEFINIÇÃO

Edema é o acúmulo de líquido no espaço intersticial que pode ser generalizado (anasarca) ou localizado (extremidades, face, região pré-sacra). Sua intensidade pode ser medida por meio da técnica de dígito-pressão, que formará uma depressão na pele, também conhecida como cacifo ou sinal de Godet. A profundidade dessa depressão mede alguns milímetros e é graduada e descrita em cruzes, de 1 a 4, da seguinte maneira: 1+/4+, 2+/4+, 3+/4+ ou 4+/4+, (lê-se: 1+/4+, uma cruz em quatro cruzes).[15]

Na prática clínica diária, existe outra denominação para a classificação do edema nos membros inferiores. Em vez de levar em consideração a profundidade do cacifo, é avaliada a altura que o edema alcança nos membros inferiores (Figura 7.4).

É importante salientar que pode haver aumento pouco perceptível de 10% do peso corporal total até que o edema se torne evidente.[16] Isso, muitas vezes, explica o tempo que os pacientes demoram para buscar atendimento médico. O aumento de peso corporal de 1,3 kg em dois dias ou de 1,3 a 2,2 kg em uma semana pode ser indicativo de que há retenção de líquidos.[6] O edema também pode ser caracterizado quanto a sua consistência (duro ou mole), simetria (simétrico ou assimétrico) e tempo de surgimento (recente ou crônico).

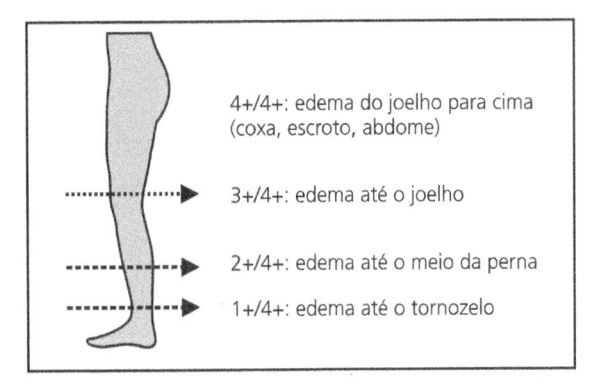

```
4+/4+: edema do joelho para cima
       (coxa, escroto, abdome)
3+/4+: edema até o joelho
2+/4+: edema até o meio da perna
1+/4+: edema até o tornozelo
```

FIGURA 7.4
CLASSIFICAÇÃO ASCENDENTE DO EDEMA NOS MEMBROS INFERIORES.

FISIOPATOLOGIA

A fisiopatologia do edema é multifatorial. Entre os fatores que contribuem para a formação de edema, destacam-se vasodilatação excessiva, hipoalbuminemia, retenção renal de sódio aumentada, obstrução/insuficiência venosa e obstrução linfática.[16] O edema gerado pela insuficiência cardíaca é o resultado de uma série de alterações advindas da redução da contratilidade cardíaca, que se traduz pela diminuição do débito cardíaco, o qual reduz o volume sanguíneo circulante. A ativação do sistema renina-angiotensina-aldosterona leva a retenção de sódio e água e a formação gradativa de edema.[15] Também ocorre uma elevação da pressão venosa sistêmica, com consequente elevação da pressão hidrostática nos capilares venosos, o que dificulta o retorno do líquido intersticial para o capilar, fazendo-o se acumular no espaço extracelular.[6,15,16]

▶▶ HEPATOMEGALIA

DEFINIÇÃO

Hepatomegalia é o aumento do tamanho do fígado. Muitas vezes, pode ser assintomática ou desencadear hiperestesia no hipocôndrio direito, secundária a distensão da capa de Glisson, ricamente inervada. O limite inferior do fígado pode ser avaliado por meio da palpação bimanual, descrevendo-se a distância, em centímetros, do rebordo costal direito.

FISIOPATOLOGIA

Hepatomegalia secundária a insuficiência cardíaca acomete o fígado em duas direções opostas e simultâneas. Na direção anterógrada, o baixo débito cardíaco gerado pelo miocárdio insuficiente causa hipoperfusão hepática, levando o órgão à isquemia, que é liderada pelo sistema renina-angiotensina-aldosterona.[17] Na direção retrógrada, o fígado sofre congestão venosa, que se caracteriza pela distensão da veia porta e de suas tributárias.[18] Com o aumento da pré-carga, secundária à dificuldade que o ventrículo esquerdo apresenta para esvaziar-se de maneira adequada, a pressão hidrostática se eleva e força a saída de líquido dos vasos sanguíneos para o interstício, causando o aumento do fígado.[17-19] Insuficiência cardíaca aguda ou crônica pode causar a chamada cirrose cardíaca, que é uma entidade clinicamente definida pela tríade de insuficiência cardíaca direita com hepatomegalia, ascite com alto conteúdo proteico e elevado gradiente de albumina entre o soro e o líquido ascítico.[20]

▶▶ ORTOPNEIA

DEFINIÇÃO

Ortopneia é dificuldade de respirar na posição deitada, caracterizada pela possibilidade de respirar apenas sentado. É a denominação dada ao surgimento ou ao agravamento da sensação de dispneia com a adoção da posição horizontal. O sintoma tende a ser aliviado, parcial ou totalmente, com a elevação da porção superior do tórax pelo uso de um número maior de travesseiros ou pela elevação da cabeceira da cama. Classicamente, surge em pacientes com insuficiência cardíaca esquerda e é associada ao estabelecimento de congestão pulmonar.

FISIOPATOLOGIA

A presença de congestão pulmonar nos pacientes com insuficiência cardíaca esquerda leva a rápidas alterações da complacência pulmonar, promovendo aumento do trabalho dos músculos respiratórios e consequente surgimento de dispneia. A queda da complacência pulmonar é atribuída a elevações da pressão hidrostática intravascular (coluna de sangue situada abaixo do nível cardíaco) nas regiões dependentes do pulmão, que acabam por ocupar áreas mais extensas quando a posição deitada é assumida.[11]

▶▶ PALPITAÇÃO

DEFINIÇÃO
Palpitação é o nome dado à desagradável percepção dos batimentos cardíacos,[21] bem como outras sensações, que incluem aceleração, irregularidade no ritmo ou pausa.[4,9,21]

FISIOPATOLOGIA
A palpitação pode ocorrer como resultado de arritmia cardíaca ou, como é mais frequente, sem qualquer doença cardíaca. Quando se trata de arritmias cardíacas, podem se apresentar como taquicardias ou taquiarritmias, bradicardias ou bradiarritmias ou, ainda, como extrassístoles.[22,23]

Em alguns pacientes, as arritmias podem ser causadas por doenças do músculo cardíaco, das válvulas cardíacas ou das artérias coronárias. Em outros, podem decorrer de doenças apenas do sistema elétrico do coração, estando o restante saudável. Outras causas podem incluir certas medicações, excesso de álcool, fumo e cafeína, drogas, baixo teor de oxigênio no sangue, excesso de hormônio tireoidiano e estresse.[21]

As manifestações clínicas das arritmias cardíacas são variáveis, podendo ocorrer palpitações, síncope, pré-síncope, dor precordial ou até morte súbita.[22] A mais comum é a palpitação, que pode ocorrer ou não durante um episódio de arritmia cardíaca. Suas causas cardíacas mais comuns são: *shunts* cardíacos ou extracardíacos, doença valvar, marca-passo, mixoma atrial e miocardiopatias. Outras causas diversas podem ser: doenças psiquiátricas (transtorno de pânico pode ser diagnosticado como causa de palpitação em 20% dos casos), medicamentos simpaticomiméticos, vasodilatadores, anticolinérgicos, suspensão de betabloqueadores, distúrbios metabólicos (hipoglicemia, tireotoxicose, feocromocitoma, mastocitose), hábitos de vida (uso de cocaína, anfetaminas, cafeína e nicotina).[4,22,23]

Todos os pacientes com queixa de palpitação devem ter história e exame físico completos, com avaliação de elementos importantes à caracterização desse sintoma (Figura 7.5), assim como um eletrocardiograma (ECG) de 12 derivações (Figura 7.6). Alguns achados no ECG sugerem palpitação, como, por exemplo, um intervalo PR curto (onda delta), ondas Q ou um intervalo QT prolongado.[24] Além disso, o ECG poderá identificar outras alterações em pacientes com história de palpitações, mesmo sem a presença de sintomas adicionais.

Avaliação das características da palpitação

- Sustentada/não sustentada
- Rápida ou não
- Regular ou não
- Local onde se percebe a palpitação
- Início, término e frequência do sintoma
- Fatores desencadeantes
- Sintomas associados

FIGURA 7.5
ELEMENTOS IMPORTANTES NA AVALIAÇÃO DAS CARACTERÍSTICAS DA PALPITAÇÃO.

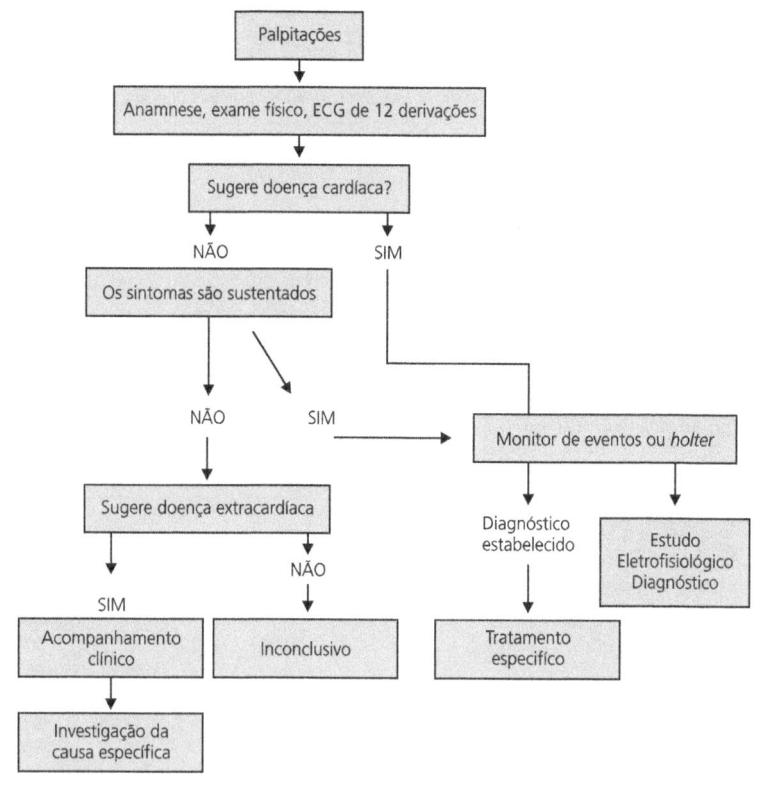

```
                    Palpitações
                         ↓
        Anamnese, exame físico, ECG de 12 derivações
                         ↓
                Sugere doença cardíaca?
                  ↙              ↘
                NÃO              SIM
                 ↓                │
         Os sintomas são sustentados
             ↙         ↘
           NÃO         SIM
            ↓           ↘
    Sugere doença          → Monitor de eventos ou holter
    extracardíaca                ↓              ↓
      ↙        ↘           Diagnóstico      Estudo
    SIM       NÃO          estabelecido    Eletrofisiológico
     ↓         ↓                ↓           Diagnóstico
  Acompanhamento Inconclusivo  Tratamento
    clínico                    específico
     ↓
  Investigação da
  causa específica
```

FIGURA 7.6
ALGORITMO PARA INVESTIGAÇÃO DE PALPITAÇÃO.
Fonte: Rosa e colaboradores.[9]

▶▶ PRESSÃO ARTERIAL ELEVADA

DEFINIÇÃO

A pressão arterial (PA), conforme definido pelo VI Diretrizes Brasileiras de Hipertensão Arterial, pode ser classificada em PA ótima, normal, limítrofe, hipertensão estágio 1, 2 e 3 (Tabela 7.1). Enfatiza-se que pacientes com pressão limítrofe apresentam alto risco de progressão para hipertensão.[24]

A avaliação do paciente hipertenso deve ter três objetivos:[24]

- Revisar o estilo de vida e identificar outros fatores de risco para doença cardiovascular.
- Identificar causas de hipertensão arterial sistêmica (HAS).
- Avaliar presença ou ausência de doença de órgão-alvo.

FISIOPATOLOGIA

A hipertensão arterial sistêmica (HAS) se divide em dois tipos: primária e secundária. A hipertensão primária é de causa desconhecida e engloba a maioria dos casos. Origina-se na associação de predisposição genética com fatores ambientais e características individuais (obesidade, ingestão excessiva de sódio, transtornos do sono, ingestão abusiva de álcool).[9]

TABELA 7.1
CLASSIFICAÇÃO DA PRESSÃO ARTERIAL EM ADULTOS A PARTIR DE 18 ANOS DE IDADE

CLASSIFICAÇÃO DA PA	PA SISTÓLICA (mmHg)	PA DIASTÓLICA (mmHg)
Ótima	< 120	< 80
Normal	< 130	< 85
Limítrofe	130-139	85-89
Hipertensão estágio 1	140-159	90-99
Hipertensão estágio 2	160-179	100-109
Hipertensão estágio 3	≥ 180	≥ 110
Hipertensão sistólica isolada	≥ 140	< 90

Fonte: VI Diretrizes Brasileiras de Hipertensão Arterial.[24]

A hipertensão secundária apresenta causa identificável. Sua prevalência está em torno de 3 a 10%. Sua etiologia pode ser de origem renal, endócrina, neurológica ou decorrente de efeito medicamentoso ou de outras substâncias químicas.[9,25]

A elevação da PA representa um fator de risco independente, linear e contínuo para doença cardiovascular (DCV).[25] O tabagismo, as dislipidemias (LDL elevado, colesterol elevado ou HDL baixo), o diabetes melito, a nefropatia, a história familiar de doença arterial coronariana (DAC) prematura para mulheres com menos de 65 anos e para homens com menos de 55 anos, a obesidade com IMC > 30 kg/m^2 e a inatividade física aumentam a chance de desenvolver DAC.

▶▶ REFLUXO HEPATOJUGULAR

DEFINIÇÃO
Refluxo hepatojugular é o sinal de enchimento da veia jugular quando é aplicada uma compressão sobre a topografia hepática localizada no hipocôndrio direito.[26]

FISIOPATOLOGIA
O teste do refluxo hepatojugular reflete o volume de sangue da circulação abdominal e a capacidade de resposta ventricular ao aumento do retorno venoso forçado e é útil para a detecção de insuficiência cardíaca congestiva.[12] Em pacientes com insuficiência do ventrículo direito, o refluxo hepatojugular será positivo se houver distensão da veia jugular maior do que 3 cm durante a compressão abdominal continuada.[4] O paciente deve estar respirando calmamente enquanto o examinador aplica uma pressão firme e sustentada no hipocôndrio direito por cerca de 10 a 15 segundos.

▶▶ SÍNCOPE

DEFINIÇÃO
Síncope é a perda súbita e momentânea da consciência e do tônus postural, seguida de recuperação espontânea, sem sequelas neurológicas.[27]

FISIOPATOLOGIA
A síncope, ou pré-síncope, é ocasionada por queda súbita da oxigenação cerebral, mais comumente relacionada com a redução do fluxo sanguíneo

cerebral. A história do paciente é de fundamental importância para o diagnóstico diferencial da síncope. É necessário conhecer os eventos precedentes e que desencadeiam o evento (início, duração e recuperação), bem como as manifestações associadas e as medicações em uso.[28]

As causas da síncope podem ser diversas. Todavia, as de origem cardíaca podem ser decorrentes de arritmias ou de alguma obstrução ao esvaziamento ventricular (Figura 7.7). Em geral, apresentam início rápido, sem aura e sem manifestações associadas (movimentos convulsivos, incontinência urinária, estado confusional pós-ictal), comuns nos quadros de convulsão.

▶▶ SOPROS CARDÍACOS

DEFINIÇÃO

Sopro cardíaco é um ruído formado a partir do turbilhonamento de sangue ao atravessar as estruturas cardíacas. Sua frequência varia de acordo com o tipo de alteração presente.[27] Em situações normais, não são audíveis sopros, devido à forma laminar com que o fluxo sanguíneo passa pelas estruturas valvares.[29]

O sopro cardíaco pode ser identificado pela ausculta cardíaca.[27] Os pacientes devem ser examinados em, pelo menos, três posições: decúbito dorsal,

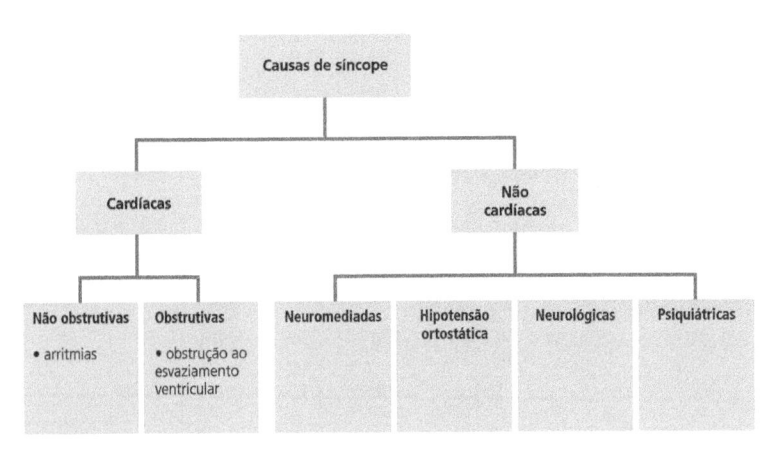

FIGURA 7.7
CAUSAS DA SÍNCOPE.

decúbito lateral esquerdo e ortostatismo (sentado ou de pé).[5] Inicialmente, quatro áreas devem ser auscultadas (Figura 7.8): região apical/mitral, localizada no quinto espaço intercostal na linha hemiclavicular esquerda; bordo esternal inferior esquerdo/tricúspide (BEIE), localizado no quarto espaço intercostal na linha paraesternal esquerda; bordo esternal superior esquerdo/pulmonar (BESE), localizado no segundo espaço intercostal na linha paraesternal esquerda; e bordo esternal superior direito/aórtico (BESD), localizado no segundo espaço intercostal na linha paraesternal direita.[27]

FISIOPATOLOGIA

Sopros auscultados durante a sístole em área aórtica e pulmonar podem significar estenose. Quando auscultados em região mitral e tricúspide, podem significar insuficiência dessas válvulas. Durante a diástole, a valva aórtica e a pulmonar se encontram fechadas; portanto, quando auscultados sopros nessas regiões, podem significar insuficiência. Sopros de mitral e tricúspide nesse momento do ciclo cardíaco podem significar estenose.

Alterações valvares podem ocorrer sem doença orgânica, de forma a produzir sopro, mas sem significado clínico (sopros inocentes). Assim, a presença de um sopro deve ser sempre estudada em conjunto com outros dados se-

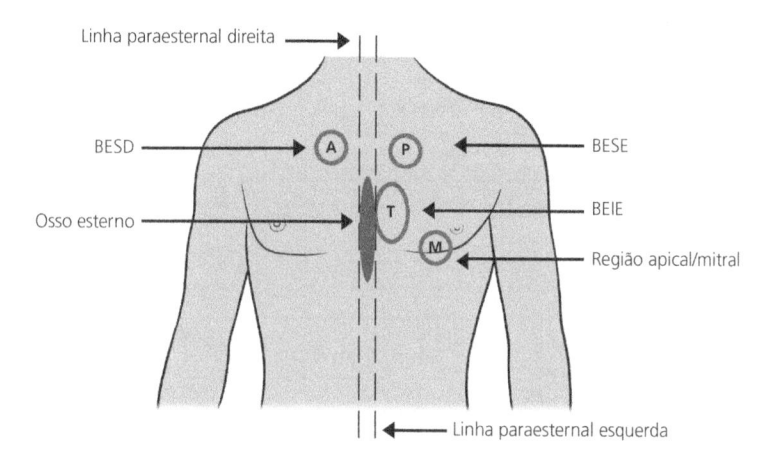

FIGURA 7.8
ÁREAS PARA AUSCULTA CARDÍACA.
A = aórtica, P = pulmonar, T = tricúspide, M = mitral.

miológicos (presença de terceira bulha, cliques, alterações do *ictus*, do pulso arterial ou venoso, etc.), para que sua importância seja avaliada corretamente.[29]

Os sopros cardíacos são classificados quanto a:

- **Localização no ciclo cardíaco:** sistólico, diastólico e contínuo
- **Intensidade:** Graus 1 a 6, segundo Freeman e Levine:
  - Grau 1: tão leve que só pode ser identificado com manobras específicas
  - Grau 2: leve, mas prontamente reconhecido
  - Grau 3: relativamente intenso (sem frêmito)
  - Grau 4: muito intenso (com frêmito palpável)
  - Grau 5: tão intenso que pode ser detectado com apenas parte do estetoscópio em contato com o tórax (com frêmito palpável)
  - Grau 6: tão intenso que pode ser detectado com estetoscópio afastado do tórax (com frêmito palpável)

PARE E REFLITA

Os sinais e sintomas abordados neste capítulo constituem os indícios ou as evidências clínicas do paciente com alterações no sistema cardiovascular. Isoladamente, esses sinais e sintomas (características definidoras) podem até sugerir um diagnóstico de enfermagem; no entanto, quando são agrupados pelo enfermeiro, que se utiliza do pensamento crítico e do raciocínio diagnóstico, o grau de acurácia poderá se elevar. Para estabelecer um DE, o enfermeiro também necessita identificar seus possíveis fatores relacionados ou de risco, ou seja, sua causa etiológica.[30]

▶▶ EM SÍNTESE

No Quadro 7.2, são apresentados os principais diagnósticos de enfermagem em cardiologia, a partir dos sinais e sintomas descritos, assim como seus fatores relacionados ou de risco. A denominação dos diagnósticos de enfermagem segue a Taxonomia da NANDA-I, estruturada em três níveis: domínios, classes e diagnósticos de enfermagem. A maioria dos diagnósticos apresentados neste capítulo se encontra no Domínio 4, Atividade/repouso, e na Classe 4, Respostas cardiovasculares/pulmonares.

QUADRO 7.2
SINAIS E SINTOMAS, DIAGNÓSTICOS DE ENFERMAGEM E SEUS FATORES RELACIONADOS OU DE RISCO

SINAIS E SINTOMAS	DIAGNÓSTICO DE ENFERMAGEM (domínio/classe)	FATORES RELACIONADOS OU DE RISCO
Cianose, crepitações, dispneia, dispneia paroxística noturna, distensão da veia jugular, edema, ortopneia, palpitações, sopros e sons B	**Débito Cardíaco Diminuído** Domínio 4 – Atividade/repouso Classe 4 – Respostas cardiovasculares/pulmonares	– Contratilidade alterada – Frequência/ritmo cardíacos alterados – Pré-carga alterada – Pós-carga alterada
Ascite, crepitações, dispneia, distensão da veia jugular, edema, hepatomegalia, ortopneia, pressão arterial elevada, refluxo hepatojugular positivo, sopros e sons B3	**Volume de Líquidos Excessivo** Domínio 2 – Nutrição Classe 5 – Hidratação	– Mecanismos reguladores comprometidos – Congestão pulmonar – Ingesta excessiva de líquidos – Ingesta excessiva de sódio
Dispneia, dor torácica, palpitações	**Intolerância à Atividade** Domínio 4 – Atividade/repouso Classe 4 – Respostas cardiovasculares/pulmonares	– Desequilíbrio entre oferta e demanda de oxigênio – Fraqueza generalizada
Crepitações, dispneia, ortopneia	**Padrão Respiratório Ineficaz** Domínio 4 – Atividade/repouso Classe 4 – Respostas cardiovasculares/pulmonares	– Fadiga – Dor
Cianose (PCO_2 aumentada, PO_2 diminuída), frequência cardíaca aumentada, dispneia	**Ventilação Espontânea Prejudicada** Domínio 4 – Atividade/repouso Classe 4 – Respostas cardiovasculares/pulmonares	– Fatores metabólicos – Fadiga da musculatura respiratória – Contratilidade alterada

▶▶

QUADRO 7.2 (CONTINUAÇÃO)
SINAIS E SINTOMAS, DIAGNÓSTICOS DE ENFERMAGEM E SEUS FATORES RELACIONADOS OU DE RISCO

SINAIS E SINTOMAS	DIAGNÓSTICO DE ENFERMAGEM (domínio/classe)	FATORES RELACIONADOS OU DE RISCO
Dor torácica, síncope	**Dor Aguda** Domínio 12 – Conforto Classe 1 – Conforto físico	– Agente lesivo biológico (isquemia)
* Não se identificam sinais e sintomas, mas *fatores de risco*	***Risco de Perfusão Tissular Cardíaca Diminuída** Domínio 4 – Atividade/repouso Classe 4 – Respostas cardiovasculares/pulmonares	– Espasmo da artéria coronária – dor torácica – Hipertensão – Hipoxemia – História familiar de doença cardíaca – Cirurgia cardíaca – Tamponamento cardíaco – Tabagismo
	***Risco de Intolerância à Atividade** Domínio 4 – Atividade/repouso Classe 4 – Respostas cardiovasculares/pulmonares	– Presença de problemas circulatórios

▶▶ CONSIDERAÇÕES FINAIS

Entre os principais diagnósticos de enfermagem de pacientes com insuficiência cardíaca descompensada, estão Débito Cardíaco Diminuído e Volume de Líquidos Excessivo. Assim, a atenção aos sinais e sintomas (características definidoras) que indicam esses diagnósticos é fundamental para orientar o processo diagnóstico e as intervenções de enfermagem adequadas e preconizadas para esses pacientes, com vistas a se obter resultados positivos. Recentemente, houve a publicação de uma validação clínica das características definidoras (CD) desses diagnósticos de enfermagem, identificadas em pacientes com insuficiência cardíaca descompensada admitidos em uma unidade de emergência hospitalar.[31] As CDs validadas como principais para Débito Cardíaco Diminuído foram fadiga, edema, ortopneia, dispneia paroxística noturna e pressão venosa central elevada; as CDs validadas como secundárias foram hepatomegalia, ganho de peso, distensão da veia jugular, palpitações, crepitantes, oligúria, tosse, pele fria e pegajosa e alterações na cor da pele.

Já no DE Volume de Líquidos Excessivo, as CDs consideradas principais foram dispneia, ortopneia, edema, refluxo hepatojugular positivo, dispneia paroxística noturna, congestão pulmonar e pressão venosa central elevada, enquanto ganho de peso, hepatomegalia, distensão da veia jugular, crepitantes e oligúria foram CDs validadas como secundárias.[32]

O conhecimento produzido por essas pesquisas e os sinais e sintomas descritos neste capítulo favorecem o processo diagnóstico realizado pelo enfermeiro. Todavia, salienta-se que existem outros sinais e sintomas além destes que podem estar relacionados às alterações do sistema cardíaco. A agitação, a ansiedade, o medo ou mesmo a dificuldade de adesão ao tratamento são alguns exemplos que podem estar vinculados a essa situação e, dessa forma, indicar DEs diferentes dos aqui apresentados. As possibilidades são diversas, uma vez que as respostas humanas são particulares a cada indivíduo avaliado, bem como a interpretação do dado obtido pelo enfermeiro e o contexto da situação clínica apresentada.

REFERÊNCIAS

1. Andrade Jr DRA, Galvão FHF, Santos AS, Andrade DR. Ascite: estado da arte baseado em evidências. Rev Assoc Med Bras. 2009;55(4):489-96.

2. Barros E, Albuquerque GC, Pinheiro C, Czepielewski M. Exame clínico. 2. ed. Porto Alegre: Artmed; 2004.

3. Little WC. Diastolic dysfunction beyond distensibility: adverse effects of ventricular dilatation. Circulation. 2005;112(19):2888-90.

4. Dyspnea. Mechanisms, assessment, and management: a consensus statement. American Thoracic Society. Am J Respir Crit Care Med. 1999;159(1):321-40.

5. Portal do coração: cardiologia, saúde e bem-estar [Internet]. Curitiba; c2007-2011 [capturado em 15 fev. 2011]. Disponível em: http://portaldocoracao.uol.com.br/search?searchword=cianose.

6. Cho S, Atwood JE. Peripheral edema. Am J Med. 2002;113(7):580-6.

7. Guyton AC, Hall JE. Textbook of medical physiology. Philadelphia: W. B. Saunders; 2000. p. 477-90.

8. Irwin RS, Curley FJ, Grossman RF. Diagnosis and treatment of symptoms of the respiratory tract. Armonk: Futura; 2007. p. 55-115.

9. Rosa AAA, Soares JLMF, Barros E, organizadores. Sintomas e sinais na prática médica. Porto Alegre: Artmed; 2006.

10. Manning HL, Schwartzstein RM. Pathophysiology of dyspnea. N Engl J Med. 1995;333(23):1547-53.

11. Martinez JAB, Pádua AI, Terra Filho J. Dispnéia. Medicina (Ribeirão Preto). 2004;37:83-92.

12. Ducas J, Magder S, McGregor M. Validity of the hepatojugular reflux as a clinical test for congestive heart failure. Am J Cardiol. 1983;52(10):1299-303.

13. Sociedade Brasileira de Cardiologia. I Diretriz de dor torácica na sala de emergência. Arq Bras Cardiol. 2002;79 Suppl. 2:1-22.

14. IV Diretrizes da Sociedade Brasileira de Cardiologia sobre tratamento do infarto agudo do miocárdio com supradesnível do segmento ST. Arq Bras Cardiol. 2009;93(6 Supl. 2):e179-e264.

15. Coelho EB. Mecanismos de formação de edemas. Medicina (Ribeirão Preto). 2004;37(3-4):189-98.

16. Porto CC. Exame clínico. 4. ed. Rio de Janeiro: Guanabara Koogan; 2000.

17. Møller S, Dümcke CW, Krag A. The heart and the liver. Expert Rev Gastroenterol Hepatol. 2009;3(1):51-64.

18. Kumar V, Abbas A, Fausto N, Mitchell R. Robbins: patologia básica. 8. ed. Rio de Janeiro: Elsevier; 2008.

19. Katz AM, Konstam MA. Heart failure. Philadelphia: Lippincott Williams & Wilkins; 2009.

20. Vasconcelos LABA, Almeida EA, Bachur LF. Avaliação clínica e laboratorial hepática em indivíduos com insuficiência cardíaca congestiva. Arq Bras Cardiol. 2007;88(5):590-5.

21. Sociedade Brasileira de Cardiologia [Internet]. Rio de Janeiro; c2011 [capturado em 15 fev. 2011]. Disponível em http://www.cardiol.br/.

22. Franken RA, Taddei CFG, Maia IG, Batlouni M, Sousa JEMR, Wajngarten M, et al. I Diretrizes do Grupo de Estudos em Cardiogeriatria da Sociedade Brasileira de Cardiologia. Arq Bras Cardiol. 2002;79(Supl. 1):1-46.

23. Weber BE, Kapoor WN. Evaluation and outcomes of patients with palpitations. Am J Med. 1996;100(2):138-48. Erratum in: Am J Med. 1997;103(1):86.

24. VI Diretrizes Brasileiras de Hipertensão Arterial. Rev Bras Hipertens. 2010;17(1):4-63.

25. Lewington S, Clarke R, Qizilbash N, Peto R, Collins R; Prospective Studies Collaboration. Age-specific relevance of usual blood pressure to vascular mortality: a meta-analysis of individual data for one million adults in 61 prospective studies. Lancet. 2002;360(9349):1903-13. Erratum in: Lancet. 2003;361(9362):1060.

26. Singh SP, Haider R. The lack of value of hepato-jugular reflux as a sign of heart failure. Postgrad Med J. 1973;49(567):10-3.

27. Barros E, Albuquerque GC, Pinheiro C, Czepielewski M. Exame clínico. 2. ed. Porto Alegre: Artmed; 2004.

28. Lopes AC. Arritmias cardíacas. São Paulo: Atheneu; 2004.

29. Mano R. Manuais de cardiologia [Internet]. São Paulo; c2009 [capturado em 15 fev. 2011. Disponível em: http://www.manuaisdecardiologia.med.br/.

30. NANDA International. Diagnósticos de enfermagem da NANDA: definições e classificação 2009- 2011. Porto Alegre: Artmed; 2010.

31. Martins QC, Aliti G, Rabelo ER. Decreased cardiac output: clinical validation in patients with decompensated heart failure. Int J Nurs Terminol Classif. 2010;21(4):156-65.

32. Martins QC. Diagnósticos de enfermagem débito cardíaco diminuído e volume de líquidos excessivo: validação clínica em pacientes com insuficiência cardíaca descompensada [dissertação]. Porto Alegre: Universidade Federal do Rio Grande do Sul; 2008.

8

DIAGNÓSTICOS DE ENFERMAGEM COM BASE EM SINAIS E SINTOMAS DO
▶▶ SISTEMA DIGESTÓRIO

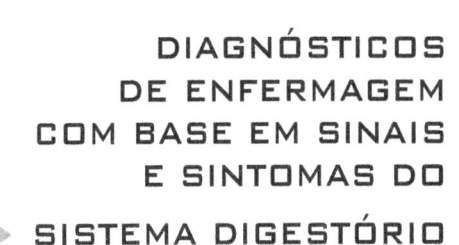

SUZANA MÜLLER
MICHELLI CRISTINA SILVA DE ASSIS
DÓRIA MIGOTTO LEÃES

Alterações anatômicas ou fisiológicas do sistema digestório (Figura 8.1) podem ser demonstradas por sinais e sintomas que serão abordados neste capítulo, como, por exemplo: alteração do nível de consciência e confusão, ascite, dificuldade de eliminação intestinal, disfagia, dispneia, dor abdominal visceral, emagrecimento, febre, fezes líquidas, icterícia, pirose, sangramento e vômitos.

Em sua prática clínica, o enfermeiro pode estabelecer diferentes diagnósticos de enfermagem (DEs) com base nos sinais e sintomas que serão detalhadamente descritos neste capítulo.

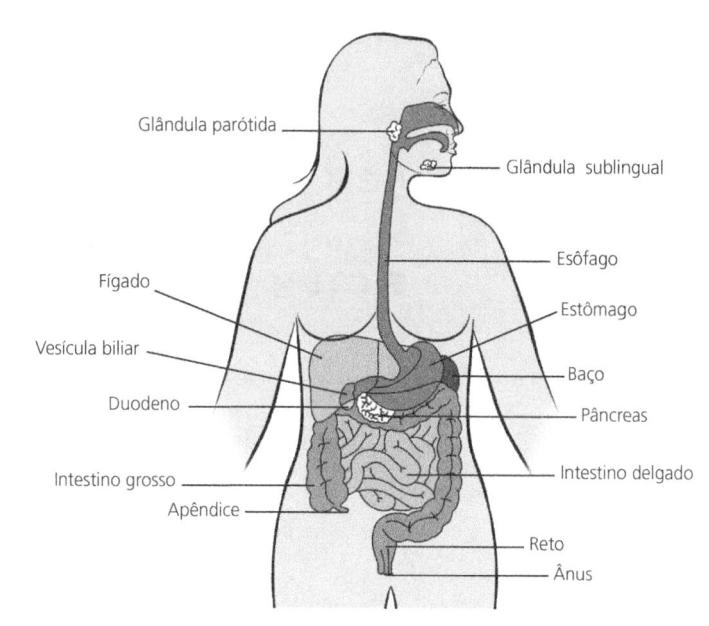

FIGURA 8.1
SISTEMA DIGESTÓRIO.

▶▶ ALTERAÇÃO DO NÍVEL DE CONSCIÊNCIA E CONFUSÃO

DEFINIÇÃO
Alteração psíquica caracterizada por incoerência e lentidão da compreensão, obnubilação da consciência, alterações da percepção e da memória e desorientação no tempo e no espaço. Pode estar associada a infecção ou intoxicação, psicose, ansiedade e alucinações visuais.[1]

FISIOPATOLOGIA
A encefalopatia hepática é uma complicação neuropsiquiátrica da doença hepática crônica que está relacionada ao acúmulo de grandes quantidades de amônia no tecido cerebral. A anomalia é produzida pela quebra de proteína no intestino, que, em indivíduos saudáveis, é metabolizada pelo fígado para formar ureia. Em pacientes com hipertensão portal, o sangue não passa pelo

fígado, e a amônia entra na circulação sanguínea e chega ao cérebro. Os sintomas de encefalopatia hepática em geral progridem para quatro estágios (Quadro 8.1).

As principais causas são hepatites virais, cirrose hepática, febre amarela, medicações utilizadas no tratamento da tuberculose, uso prolongado de anti-inflamatórios, fígado gorduroso na gravidez e infecções graves.[2]

▶▶ ASCITE

DEFINIÇÃO
Acúmulo de líquido seroso extracelular na cavidade peritoneal.[1]

FISIOPATOLOGIA
Complicação da cirrose hepática associada a morte de células hepáticas e concomitantes fibrose e regeneração. O processo de regeneração altera a vasculatura normal, levando a um fluxo de sangue prejudicado. As marcas anatômicas dessa disfunção são: inflamação do parênquima hepático e necrose, regeneração nodular, perda da veia centrilobular e formação de novo tecido. Quando o tecido fibrótico não permite a saída do sangue pela veia cava, o fígado começa a se expandir além de sua capacidade normal.[2]

QUADRO 8.1
ESTÁGIOS DO DESENVOLVIMENTO DE ENCEFALOPATIA HEPÁTICA

ESTÁGIO	CARACTERÍSTICAS
Confusão leve	Mudança de humor, incapacidade de concentração, alteração do sono
Confusão moderada	Apatia, comportamento agressivo e apraxia (perda da habilidade de realizar movimentos comuns)
Confusão grave	Incoerência, resposta diminuída ao estímulo verbal
Sem reação a estímulos	Sem reflexo de córnea, pupilas dilatadas, postura de flexão ou extensão

▶▶ DIFICULDADE DE ELIMINAÇÃO INTESTINAL

DEFINIÇÃO
Frequência diminuída de evacuações e endurecimento das fezes, fazendo com que sua passagem seja difícil e dolorosa.[3]

FISIOPATOLOGIA
Está relacionada à interferência nas funções do colo, ao transporte de muco, à atividade mioelétrica (mistura de massa do reto e ações propulsivas) e ao processo de evacuação. O efeito inicial da retenção fecal é produzir irritabilidade do colo, que, nesse ponto, leva a um espasmo, fazendo surgir dores no baixo e no médio abdome, como cólica. Esse processo prolongado leva a perda do tônus muscular do colo e passa a não responder ao estímulo normal. As principais causas de dificuldades na eliminação intestinal estão descritas a seguir:[3]

- Medicações: tranquilizantes, anticolinérgicos, anti-hipertensivos, opioides e antiácidos com alumínio
- Distúrbios retal/anal: hemorroidas, fissuras
- Obstrução: neoplasia de intestino
- Metabólicas, neurológicas e neuromusculares: diabetes melito, parkinsonismo, esclerose múltipla
- Endócrinas: hipotireoidismo, feocromocitoma
- Envenenamento por chumbo
- Distúrbios do tecido conjuntivo: escleroderma, lúpus eritematoso

▶▶ DISFAGIA

DEFINIÇÃO
Dificuldade de deglutição, sintoma comum às doenças neurológicas (p. ex., acidente vascular encefálico), neuromusculares e doenças obstrutivas (como nas neoplasias do esôfago).[3]

FISIOPATOLOGIA
A disfagia pode ocorrer devido a problemas neurológicos ou por neoplasias, conforme descrito na Figura 8.2.[4]

A mucosite, inflamação da mucosa bucal dose-dependente dos diversos agentes quimioterápicos, caracteriza-se como o efeito colateral mais comum da quimioterapia, atingindo até 40% dos pacientes em tratamento antineoplásico. A dor oriunda da mucosite é tão intensa que pode interferir na alimen-

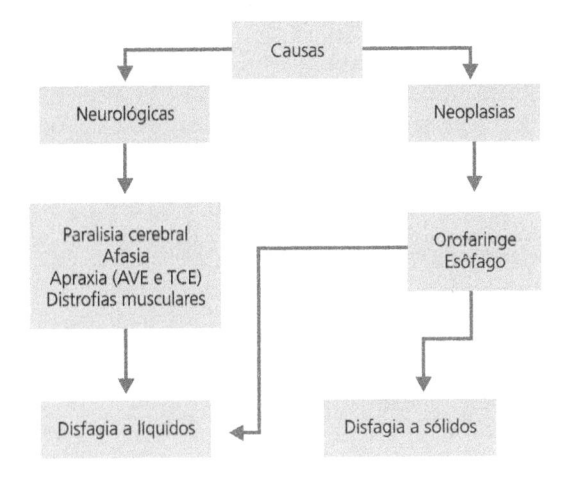

```
                        Causas
                ┌─────────┴─────────┐
                ▼                   ▼
          Neurológicas          Neoplasias
                │                   │
                ▼                   ▼
      ┌──────────────────┐   ┌──────────────┐
      │ Paralisia cerebral│  │  Orofaringe  │
      │      Afasia       │  │   Esôfago    │
      │ Apraxia (AVE e TCE)│ └──────────────┘
      │ Distrofias musculares│
      └──────────────────┘
                │                   │
                ▼                   ▼
       Disfagia a líquidos    Disfagia a sólidos
```

FIGURA 8.2
CAUSAS DA DISFAGIA.

tação e, com frequência, leva à necessidade do uso de analgésicos opioides e interrupção do tratamento.[4]

▶▶ DISPNEIA

DEFINIÇÃO
É o termo usado para designar a sensação de dificuldade respiratória experimentada por indivíduos acometidos por diversas moléstias. Pacientes com queixas de dispneia podem ser enquadrados em uma das seguintes situações: doença pulmonar, doença cardiovascular, refluxo gastroesofágico, falta de condicionamento físico e quadros psicogênicos.[5]

FISIOPATOLOGIA
No trato gastrintestinal, está associada a fibrose cística, uma doença de defeito autossômico recessivo de glândulas exócrinas que afetam não somente o pâncreas, mas também o sistema respiratório. Além disso, afeta a produção de muco dos órgãos, tornando suas secreções excessivamente viscosas. O muco pode bloquear o brônquio, o intestino delgado, os dutos biliares e o pâncreas. A fibrose cística costuma ser diagnosticada no primeiro ano de vida. Cerca de

90% das crianças afetadas apresentam comprometimento pancreático e pulmonar. A produção de muco espesso seco deixa a respiração da criança com chiado intermitente e tosse. A complicação inclui obstrução intestinal, intussuscepção (forma de invaginação normal ou cirurgicamente produzida que ocorre no tubo gastrintestinal), constipação e prolapso retal.[2]

▶▶ DOR ABDOMINAL VISCERAL

DEFINIÇÃO
Sensação de mal-estar ou alteração na cavidade abdominal.[3]

FISIOPATOLOGIA
A dor abdominal visceral é mediada por fibras viscerais aferentes que acompanham os troncos simpáticos. A localização da dor originada nas estruturas viscerais profundas não se localiza de forma tão precisa, distribuindo-se em dois ou três segmentos sensoriais. O trato gastrintestinal possui receptores químicos e mecânicos de adaptação lenta e rápida que são classificados em dois grupos: o grupo de receptores de alto limiar para estímulos mecânicos leves e o grupo de baixo limiar para estímulos mecânicos que responde a estímulos agressivos e não agressivos. O primeiro grupo é encontrado no esôfago, no sistema biliar, no intestino delgado e no colo; o segundo, apenas no esôfago e no colo. A relação entre a intensidade do estímulo e a atividade nervosa é somente evocada após a estimulação nociva.[6]

A dor visceral possui cinco características principais, conforme indicado no Quadro 8.2.[6] A dor abdominal visceral pode ser resultado de patologias do estômago, do pâncreas ou do intestino. Os tipos de dor e as patologias são abordados na Figura 8.3.

Na úlcera gástrica, os fatores de risco incluem infecção por *Helicobacter pylori*, uso crônico de salicilatos e anti-inflamatórios não esteroides, história familiar de úlcera gástrica e tabagismo.[2] Os agentes implicados na gastrite crônica podem ser parasitas, bactérias (*Helicobacter pylori*), fungos (*Candida albicans*) ou vírus (citomegalovírus). A dor gástrica também ocorre na obstrução e nas neoplasias. Nesse caso, a dor se agrava ao comer. Em pacientes com bezoar, que é a formação de material estranho composto de vegetais (fitobezoar) ou cabelo que foi engolido (tricobezoar), a dor estará presente.[2]

QUADRO 8.2
CARACTERÍSTICAS DA DOR VISCERAL

CARACTERÍSTICAS DA DOR VISCERAL	JUSTIFICATIVA
Insensibilidade de órgãos sólidos (p. ex., fígado e rins)	Apresenta deficiência de receptores sensoriais ou os receptores periféricos não evocam percepção consciente.
Não necessita estar associado a lesão visceral	Estímulo de baixo limiar, como a pressão gasosa intraluminal, pode provocar ativação das vias sensoriais.
Difusa e pouco localizada	As vias nociceptivas viscerais no sistema nervoso central ascendem conjuntamente com as de origem somática.
Referida em outros locais	Relacionada à convergência das fibras nervosas viscerais e somáticas ao se conectarem no corno dorsal da medula espinal.
Acompanhada de reflexos autonômicos e motores	Serve como sistema mantenedor e facilitador da transmissão dolorosa.

Na cirrose hepática, a dor abdominal faz parte do conjunto de sinais e sintomas como perda de peso, icterícia e hematomas. No caso de porfiria hepática, definida como defeito enzimático adquirido ou hereditário com manifestações agudas, é afetado primariamente o sistema nervoso central, resultando em dor abdominal, vômitos, neuropatia aguda, convulsões e distúrbios mentais.[2]

Na peritonite (inflamação do peritônio), o paciente queixa-se primeiro de um tipo difuso de dor que tende a se tornar constante, localizada, sendo mais intensa perto do local da inflamação. A peritonite é causada pelo vazamento dos conteúdos dos órgãos abdominais na cavidade abominal, em geral como resultado de inflamação, infecção, isquemia, trauma ou perfuração de tumor.[2,3]

SISTEMA DIGESTÓRIO

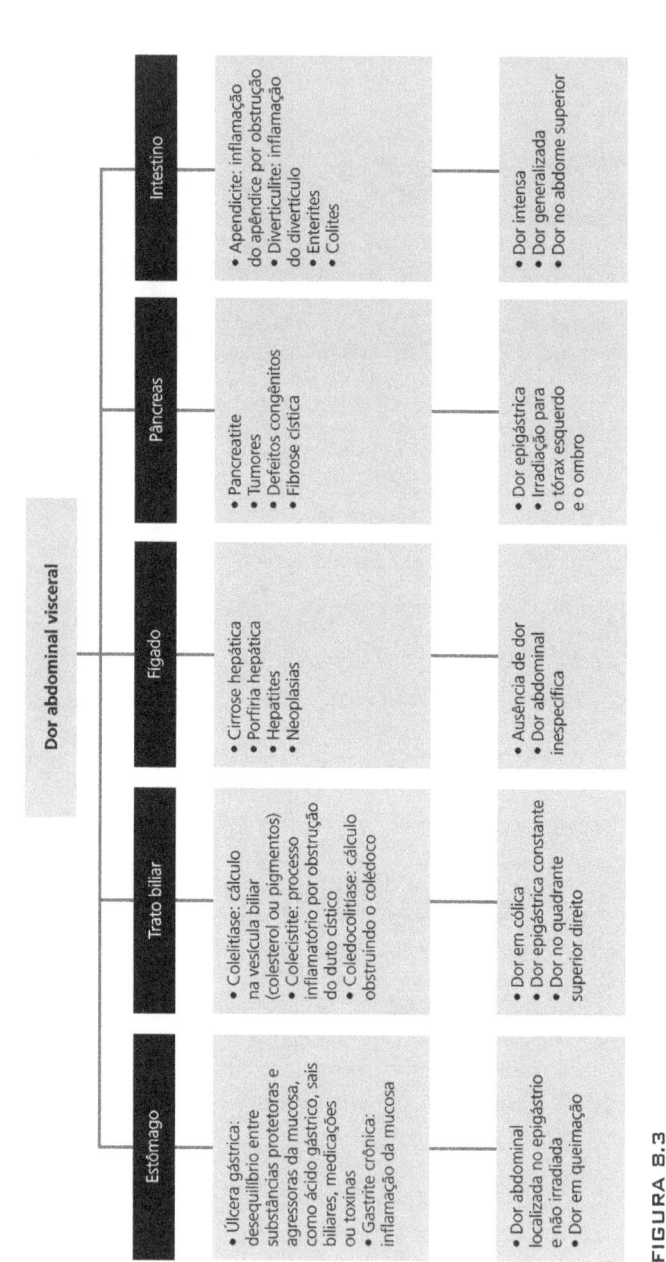

Dor abdominal visceral

Estômago

- Úlcera gástrica: desequilíbrio entre substâncias protetoras e agressoras da mucosa, como ácido gástrico, sais biliares, medicações ou toxinas
- Gastrite crônica: inflamação da mucosa

- Dor abdominal localizada no epigástrio e não irradiada
- Dor em queimação

Trato biliar

- Colelitíase: cálculo na vesícula biliar (colesterol ou pigmentos)
- Colecistite: processo inflamatório por obstrução do duto cístico
- Coledocolitíase: cálculo obstruindo o colédoco

- Dor em cólica
- Dor epigástrica constante
- Dor no quadrante superior direito

Fígado

- Cirrose hepática
- Porfiria hepática
- Hepatites
- Neoplasias

- Ausência de dor
- Dor abdominal inespecífica

Pâncreas

- Pancreatite
- Tumores
- Defeitos congênitos
- Fibrose cística

- Dor epigástrica
- Irradiação para o tórax esquerdo e o ombro

Intestino

- Apendicite: inflamação do apêndice por obstrução
- Diverticulite: inflamação do divertículo
- Enterites
- Colites

- Dor intensa
- Dor generalizada
- Dor no abdome superior

FIGURA 8.3
ALGORITMO DA REPRESENTAÇÃO DO FLUXO DA DOR.

▶▶ EMAGRECIMENTO

DEFINIÇÃO
Redução de peso corporal que ocorre com a redução da ingestão de alimentos, com o metabolismo aumentado, ou ambos. A perda de peso com o emagrecimento pode ocorrer de modo intencional ou não.[7]

FISIOPATOLOGIA
A perda de peso caracteriza-se por um consumo intenso dos tecidos muscular e adiposo, com consequente perda involuntária de peso. As causas incluem condições endócrinas, gastrintestinais e transtornos psíquicos, bem como deficiências nutricionais, infecções, neoplasias de estado avançado e distúrbios neurológicos.[7] A perda de peso intencional ocorre geralmente em mulheres jovens. Algumas podem desenvolver anorexia nervosa, que é uma disfunção alimentar caracterizada por rígida e insuficiente dieta alimentar e estresse físico. A anorexia nervosa é uma doença complexa que envolve aspectos psicológicos, fisiológicos e sociais. Pode estar ligada a problemas de autoimagem, dismorfia, dificuldade em ser aceito pelo grupo, quadro neurótico (obsessivo-compulsivo) ou história de abuso sexual.[8]

▶▶ FEBRE

DEFINIÇÃO
Elevação da temperatura corporal devido a alteração do centro termorregulador localizado no hipotálamo.[9]

FISIOPATOLOGIA
A elevação do ponto de regulação térmica desencadeia mecanismos destinados a aumentar a temperatura corporal central (tremores, vasoconstrição, aumento do metabolismo celular) para atingir novo equilíbrio. As substâncias capazes de induzir febre são denominadas *pirógenos*, os quais podem ser endógenos ou exógenos.[10]

▶ PIRÓGENOS ENDÓGENOS
Substâncias produzidas pelo hospedeiro, geralmente chamadas de **citoquinas** ou **citocinas**. Para além de induzirem febre, têm outros tipos de efeitos, como hematopoiéticos, inflamatórios e de regulação do metabolismo celular.[9]

▶ **PIRÓGENOS EXÓGENOS**
Substâncias externas ao hospedeiro, microrganismos, toxinas (como a endotoxina liberada pelas bactérias Gram-negativas), fármacos (p. ex., anfotericina, fenotiazidas).[9,10]

▶▶ **FEZES LÍQUIDAS**

DEFINIÇÃO
Frequência aumentada de movimentos intestinais (mais de três por dia), assim como mudanças na quantidade (mais de 200 g/dia) e na consistência das fezes (líquidas). Em geral, está associada a vontade rápida, desconforto perianal, incontinência ou a combinação desses fatores. Qualquer condição que cause mudança nas secreções intestinais, na absorção de muco ou na motilidade pode produzir fezes líquidas.[3]

FISIOPATOLOGIA
Pode ser causada por produção e secreção aumentadas de água e eletrólitos pela mucosa na luz intestinal. Também ocorre quando a água é puxada para dentro do intestino pela pressão osmótica das partículas não absorvidas, fazendo com que a absorção da água seja mais lenta, ou pela ação peristáltica do intestino aumentada (geralmente devido a doença intestinal inflamatória) e pela combinação de secreção aumentada ou absorção diminuída no intestino. Consideram-se fezes líquidas **muito volumosas** quando há mais de 11 episódios por dia; **pouco volumosa**, quando existe menos de 11 episódios por dia. Certas medicações, como reposição de hormônio da tireoide, laxantes, antibióticos, quimioterápicos e antiácidos, também podem determinar que as fezes fiquem líquidas.[3] Outros fatores que contribuem: alimentação por sonda enteral; distúrbios endócrinos e metabólicos; processo infeccioso viral ou bacteriano; processos de doença associados a disfunções nutricionais ou de má absorção e déficit do esfíncter; síndrome do Zollinger-Ellison; íleo paralítico; e obstrução intestinal.[2]

▶▶ ICTERÍCIA

DEFINIÇÃO
É uma síndrome caracterizada pela coloração amarelada de pele e mucosas, devido ao acúmulo de bilirrubina no organismo (hiperbilirrubinemia). Há três causas possíveis para o aumento dos níveis de bilirrubina no sangue:

- Hemólise: destruição de hemácias que leva à produção de bilirrubina a partir da hemoglobina;
- Falha no mecanismo de conjugação dos hepatócitos;
- Obstrução no sistema biliar.

FISIOPATOLOGIA
Existem dois tipos de bilirrubina, a não conjugada, ou indireta, e a conjugada, ou direta. A bilirrubina conjugada é o resultado da metabolização hepática da não conjugada. Depois de ser conjugada, torna-se hidrossolúvel, é liberada na bílis e, em seguida, degradada pelas bactérias dos intestinos em urobilinogênio. Este dará a cor característica às fezes, sendo parcialmente reabsorvido no intestino e excretado pela urina, conferindo-lhe também um pouco de coloração. A icterícia por acumulação de bilirrubina conjugada deve-se a uma colestase. Desse modo, a bilirrubina não pode ser excretada pelo colédoco, indo parar na corrente sanguínea. A bilirrubina conjugada pode ser excretada pela urina, resultando, assim, em uma urina escura, com espuma amarela, chamada colúria. A ausência de urobilinogênio nas fezes causa deposições brancas chamadas acolia. Da mesma forma que se acumula bilirrubina no sangue, também se acumulam sais biliares, que interferem no equilíbrio de dissociação entre albumina-bilirrubina, favorecendo o estado livre da última e a sua excreção pela urina. Os sais biliares no sangue também provocam prurido e bradicardia.

A icterícia obstrutiva e o prurido podem ocorrer em casos de coledocolitíase e neoplasias de duto biliar, de pâncreas, na cirrose hepática e em casos de hepatite. A hepatite é definida como uma inflamação do fígado que pode ser acompanhada por lesão no parênquima.[11]

A colangiopancreatografia endoscópica retrógrada (CPER) é um tratamento que permite a remoção dos cálculos do colédoco, que pode ser visualizada nas Figuras 8.4 a 8.7.

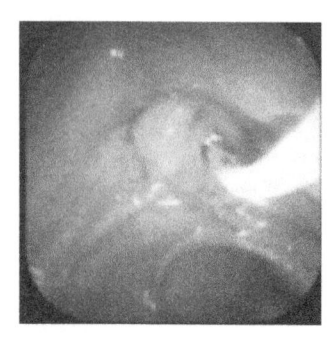

FIGURA 8.4
CANULAÇÃO DA PAPILA PARA ADMINISTRAÇÃO DO CONTRASTE NO COLÉDOCO (CPER).
Fonte: Arquivo de Imagens do Centro de Endoscopia do Hospital de Clínicas de Porto Alegre.

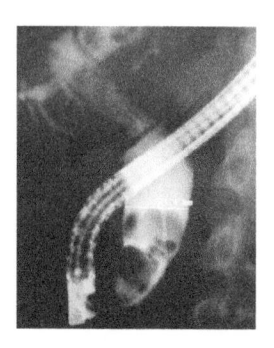

FIGURA 8.5
RAIO X PARA VISUALIZAÇÃO DO CÁLCULO NO COLÉDOCO (DUODENOSCÓPIO NO PRIMEIRO PLANO).
Fonte: Arquivo de Imagens do Centro de Endoscopia do Hospital de Clínicas de Porto Alegre.

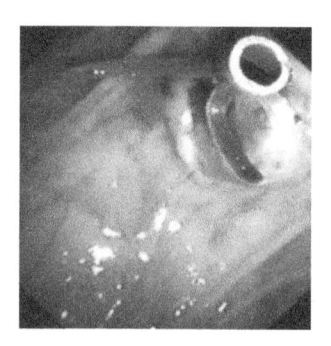

FIGURA 8.6
PAPILOTOMIA (CORTE NA PAPILA).
Fonte: Arquivo de Imagens do Centro de Endoscopia do Hospital de Clínicas de Porto Alegre.

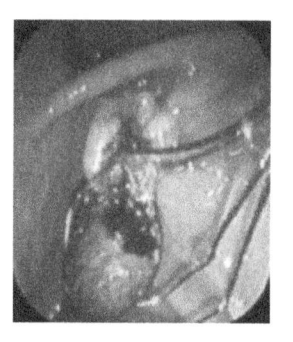

FIGURA 8.7
REMOÇÃO DO CÁLCULO PARA DENTRO DO INTESTINO.
Fonte: Arquivo de Imagens do Centro de Endoscopia do Hospital de Clínicas de Porto Alegre.

▶▶ PIROSE

DEFINIÇÃO
Afecção crônica decorrente do fluxo retrógrado do conteúdo gastroduodenal para o esôfago e/ou para órgãos adjacentes a este, acarretando um espectro variável de sintomas e/ou sinais esofágicos e/ou extraesofágicos, associados ou não a lesões teciduais.[12]

FISIOPATOLOGIA
A pirose em geral é causada por lesões características da doença do refluxo gastroesofágico (DRGE).[12] Esta ocorre quando a mucosa do órgão é exposta ao suco gástrico, o qual pode causar diminuição da resistência do epitélio mucoso esofágico, ocasionando dilatação do espaço intercelular desse epitélio e, eventualmente, erosões. A dilatação do espaço intercelular é uma das mudanças morfológicas mais precocemente observadas no epitélio esofágico, podendo ser o mecanismo gerador ou perpetuador da pirose mesmo nos pacientes em tratamento. A gravidade desse sintoma está relacionada à duração, ao tempo de exposição ao ácido e ao pH do conteúdo gástrico refluído. O refluxo ácido é mais comum e importante do que o refluxo não ácido na etiopatogenia da DRGE, que pode ser erosiva (presença de erosões no exame de imagem e sintomas de pirose) ou não erosiva (definida pela presença de pirose, com ausência de erosões ao exame endoscópico).[12]

▶▶ SANGRAMENTO

DEFINIÇÃO
Perda de sangue por meio dos vasos sanguíneos. O sangramento gastrintestinal é a perda de sangue a partir de qualquer órgão do trato digestório (esôfago, estômago, intestino delgado e intestino grosso). Pode ser agudo ou ocorrer perda gradual.

FISIOPATOLOGIA
As causas de sangramento, descritas nas Figuras 8.8 e 8.9, podem estar relacionadas a varizes esofágicas no esôfago ou de fundo gástrico, neoplasias, gastrite crônica, úlcera gástrica, vômitos incoercíveis, varizes e bezoar, angiodisplasias e neoplasias intestinais, divertículos ou pólipos.[2,13,14]

SISTEMA DIGESTÓRIO

Sangramento gastrintestinal baixo

Tumores e ectasias vasculares
Modificações das veias e artérias na mucosa do intestino delgado

Melena ou enterorragia

Divertículos
Invaginações no intestino grosso

Sangramento anal de pequeno volume

Neoplasias
Tumores de:
- Esôfago
- Estômago
- Intestino

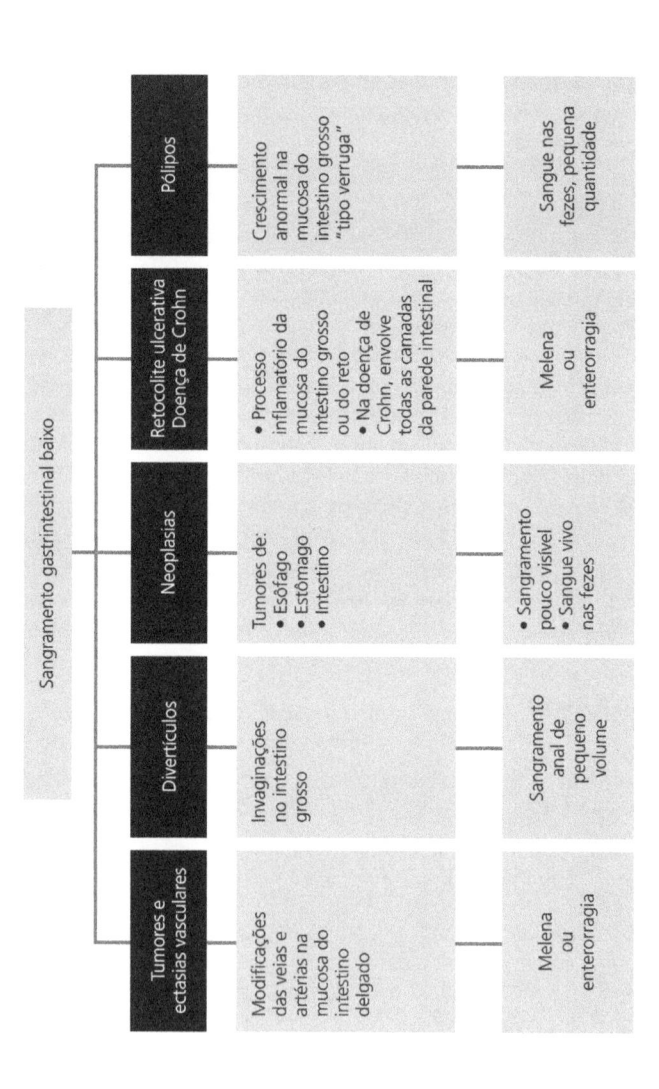

- Sangramento pouco visível
- Sangue vivo nas fezes

Retocolite ulcerativa / Doença de Crohn
- Processo inflamatório da mucosa do intestino grosso ou do reto
- Na doença de Crohn, envolve todas as camadas da parede intestinal

Melena ou enterorragia

Pólipos
Crescimento anormal na mucosa do intestino grosso "tipo verruga"

Sangue nas fezes, pequena quantidade

FIGURA 8.8
CAUSAS DE SANGRAMENTO GASTRINTESTINAL BAIXO.

Sangramento gastrintestinal alto

Varizes esofágicas
- Obstrução da drenagem da veia porta pelo fígado cirrótico
- Fluxo sanguíneo aumentado no baço, no fundo gástrico e no esôfago

- Hematêmese
- Sangramento potencialmente letal

Fissuras de Mallory-Weiss
- Rachaduras longitudinais da mucosa da junção esôfago-estômago
- Excessiva pressão durante o vômito

Hematêmese

Úlceras pépticas
Estômago ou duodeno

- Sangramento lento
- Vômito tipo "borra-de-café"
- Melena – fezes pretas e fétidas

Úlcera de estresse
- Pacientes com trauma, sepse, queimaduras, trauma craniano, ingestão de anti-inflamatório não esteroide e álcool

Sangramento massivo

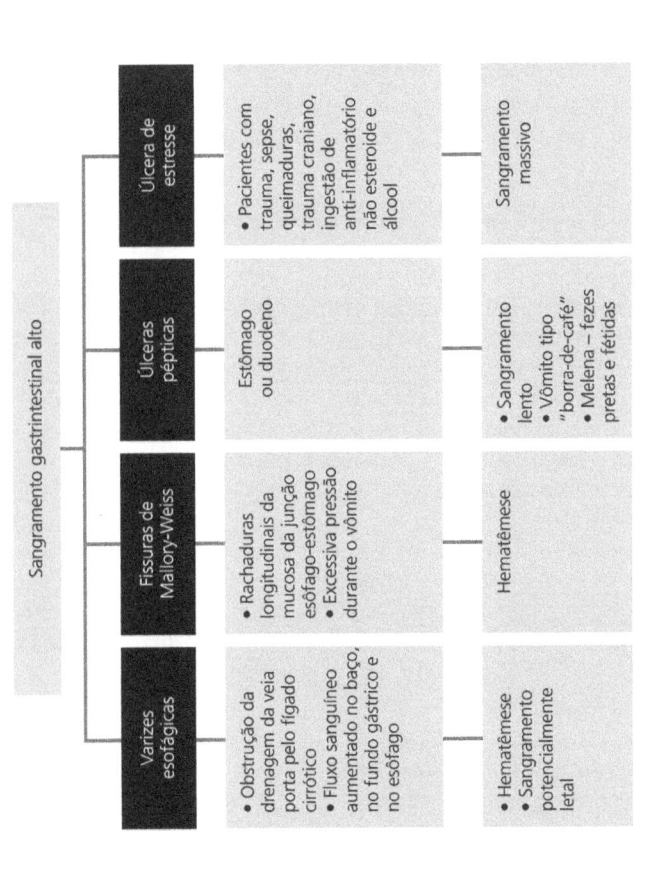

FIGURA 8.9
CAUSAS DE SANGRAMENTO GASTRINTESTINAL ALTO.

▶▶ VÔMITOS

DEFINIÇÃO

Expulsão de conteúdo gástrico pela boca que pode ocorrer nas doenças do labirinto, nas intoxicações, nas obstruções intestinais e como resposta do organismo a dor intensa. Os vômitos classificam-se em alimentares, fecaloides (odor pútrido e de cor escura, causado por obstrução intestinal baixa), biliares (cor amarelo-esverdeada, sugestivo de bile), em jato (pode denotar aumento da pressão intracraniana), psicogênicos (bulimia nervosa) e pós-prandiais (após a alimentação).[15]

FISIOPATOLOGIA

A zona de gatilho, área localizada no cérebro, quando estimulada, faz com que o indivíduo tenha vontade de vomitar. A presença de estimulantes na circulação pode acionar o centro do vômito. As principais substâncias estimulantes são: estrógenos, cisplatina, morfina, ergotamina, levodopa e estimulantes dos receptores da dopamina. O vômito é uma das formas de eliminar do organismo substâncias nocivas, e pode ser provocado pela ingestão de alimento contaminado, substância tóxica ou irritante.[15] Pode ocorrer durante a gravidez, principalmente nas primeiras semanas e, sobretudo, pela manhã. Denomina-se hematêmese a saída pela boca de sangue com origem, habitualmente, no esôfago ou no estômago, tendo como causa varizes esofágicas ou ulceração com hemorragia do estômago.[14]

Os diagnósticos de enfermagem descritos a seguir fazem parte de diferentes domínios, como: Nutrição; Eliminação e troca; Atividade/repouso; Percepção e cognição, Segurança/proteção; Conforto. As classes a que pertencem os diagnósticos de enfermagem são Ingestão, Metabolismo, Hidratação, Função gastrintestinal, Respostas cardiovasculares/pulmonares, Cognição, Termorregulação, Conforto físico.

> **PARE E REFLITA**
>
> Os sinais e sintomas abordados neste capítulo são evidências clínicas (sinais e sintomas) que se agrupam como características definidoras e que irão subsidiar o diagnóstico de enfermagem mais adequado à determinada situação clínica, assim como seus fatores relacionados ou de risco, ou seja, sua etiologia. Essas evidências sustentam o planejamento e a implementação de um plano de cuidados adequado a cada paciente, com vistas a obter melhores resultados.

▶▶ EM SÍNTESE

No Quadro 8.3, são apresentados alguns dos principais diagnósticos de enfermagem em gastroenterologia, a partir dos indícios descritos, assim como seus fatores relacionados ou de risco.[16-18]

QUADRO 8.3
SINAIS E SINTOMAS, DIAGNÓSTICOS DE ENFERMAGEM E SEUS FATORES RELACIONADOS OU DE RISCO

SINAIS E SINTOMAS	DIAGNÓSTICO DE ENFERMAGEM (domínio/classe)	FATORES RELACIONADOS OU DE RISCO
Aumento da temperatura corporal (febre), fezes líquidas, sangramento, vômito, náusea	**Volume de Líquidos Deficiente** Domínio 2 – Nutrição Classe 5 – Hidratação	– Perda ativa de volume de líquidos – Hipotensão – Hipovolemia – Medicamentos – Infecção – Dificuldades para deglutir
Ascite, disfagia, dor (abdominal visceral), fezes líquidas, icterícia, pirose, vômito	**Náusea** Domínio 12 – Conforto Classe 1 – Conforto físico	– Irritação e distensão gástrica – Alterações hepáticas e esplênicas

▶▶

QUADRO 8.3 (CONTINUAÇÃO)
SINAIS E SINTOMAS, DIAGNÓSTICOS DE ENFERMAGEM E SEUS FATORES RELACIONADOS OU DE RISCO

SINAIS E SINTOMAS	DIAGNÓSTICO DE ENFERMAGEM (domínio/classe)	FATORES RELACIONADOS OU DE RISCO
		– Processo infeccioso (pancreatite) e viral (hepatite) – Úlcera gástrica, pólipos, varizes – Obstrução (tumor, cálculos biliares) – Alteração fisiológica do esfíncter gastroesofágico – Medicação – Dieta
Cavidade bucal ferida (disfagia), dor (abdominal visceral), perda de peso (emagrecimento), aumento da temperatura corporal (febre), fezes líquidas, pirose, sangramento, vômito	**Nutrição Desequilibrada: Menos do que as Necessidades Corporais** Domínio 2 – Nutrição Classe 1 – Ingestão	– Alteração na deglutição – Alteração do fluxo alimentar do trato digestório – Capacidade prejudicada de absorver e digerir os alimentos (tumores, úlceras) – História de alimentação por sonda, acalasia, defeitos esofágicos, doença do refluxo gastroesofágico, traumas – Processo infeccioso e viral – Fatores psicológicos (anorexia e bulimia)
Ascite, dificuldade de eliminação intestinal, dor abdominal visceral, fezes líquidas, sangramento, vômito	**Dor Aguda** Domínio 12 – Conforto Classe 1 – Conforto físico	– Lesão de mucosa secundária ao aumento das secreções gástricas – Obstrução (cálculo biliar, pancreático, cistos, tumores, parasitas) – Distensão abdominal – Hemorragia gastrintestinal aguda (varizes, úlceras, tumores) – Disfunção hepática – Oclusão da artéria mesentérica ▶▶

QUADRO 8.3 (CONTINUAÇÃO)
SINAIS E SINTOMAS, DIAGNÓSTICOS DE ENFERMAGEM E SEUS FATORES RELACIONADOS OU DE RISCO

SINAIS E SINTOMAS	DIAGNÓSTICO DE ENFERMAGEM (domínio/classe)	FATORES RELACIONADOS OU DE RISCO
Aumento da temperatura corporal (febre), fezes líquidas, sangramento, vômito, náusea	**Diarreia** Domínio 3 – Eliminação e troca Classe 2 – Função gastrintestinal	– Agente lesivo biológico (parasitas, processo infeccioso) – Lesão de mucosa intestinal (irritação, inflamação, má absorção) – Uso de medicação – Desequilíbrio hidroeletrolítico – Perda ativa de volume de líquidos
Dificuldade de eliminação intestinal, dor abdominal visceral, náusea, sangramento, vômito	**Constipação** Domínio 3 – Eliminação e troca Classe 2 – Função gastrintestinal	– Uso de medicação (antidepressivos, carbonato de cálcio, opiáceos, antiácidos) – Alterações fisiológicas (estenose, abscessos, fissuras, obstrução pós-cirúrgica, tumores) – Alimentação enteral – Sedentarismo – Imobilidade – Ansiedade – Cirurgia – Atividade mioelétrica e processo de evacuação – Nutrição e hidratação inadequadas
Aumento da temperatura corporal (febre), fezes líquidas, náusea, vômito	**Hipertermia** Domínio 11 – Segurança/proteção Classe 6 – Termorregulação	– Doença (processo infeccioso ou viral)

▶▶

QUADRO 8.3 (CONTINUAÇÃO)
SINAIS E SINTOMAS, DIAGNÓSTICOS DE ENFERMAGEM E SEUS FATORES RELACIONADOS OU DE RISCO

SINAIS E SINTOMAS	DIAGNÓSTICO DE ENFERMAGEM (domínio/classe)	FATORES RELACIONADOS OU DE RISCO
Alteração do nível de consciência e confusão, aumento da temperatura corporal (febre), sangramento, icterícia	**Confusão Aguda** Domínio 5 – Percepção/cognição Classe 4 – Cognição	– Baixa perfusão tissular hepática – Anormalidades metabólicas – Processo infeccioso – Uso de álcool
* Não se identificam sinais e sintomas, mas *fatores de risco*	*** Risco de Sangramento** Domínio 4 – Atividade/repouso Classe 4 – Respostas cardiovasculares/pulmonares	– Distúrbios gastrintestinais (p.ex., doença ulcerativa gástrica, pólipos, varizes)

▶▶ CONSIDERAÇÕES FINAIS

Neste capítulo, foram descritos alguns dos principais sinais e sintomas relacionados ao sistema digestório, não todos os existentes.[17] Os DEs aqui abordados fazem parte de alguns domínios da NANDA-I, porém não todos os possíveis e descritos por esta taxonomia.[18,19] Cabe ressaltar que alguns DEs aqui abordados foram validados clinicamente em pacientes com patologias diferentes das apresentadas neste capítulo.

A necessidade humana básica de oxigenação está afetada na fibrose cística em que o indivíduo apresenta dispneia. O DE Desobstrução Ineficaz das Vias Aéreas pode ser atribuído a essa condição clínica, em que os fatores relacionados são: alteração na produção e na viscosidade do muco do trato respiratório, muco excessivo, dificuldade de expectoração e alterações genéticas.

De acordo com a revisão atual da literatura, não existem estudos de validação de diagnósticos de enfermagem, características definidoras ou fatores relacionados na área da gastroenterologia.

REFERÊNCIAS

1. Rosário DC, Hirata FC. Doenças do fígado [Internet]. São Paulo: USP; 2008 [capturado em 20 set. 2010]. Disponível em: http://www.doencasdofigado.com.br/Fisiopatologia%20hepatobiliar%2016-09-08.pdf.

2. Domkowski K, Schlossberg N. Esophagus. In: Society of Gastroenterology Nurses and Associate. Gastroenterology nursing: a core curriculum SGNA. 2nd ed. Missouri: Mosby; 1998.

3. Smeltzer SC, Bare BG. Cuidados ao paciente com distúrbio gastrointestinal e duodenal. In: Suddarth DS, Bare BG. Brunner & Suddarth: tratado de enfermagem médico-cirúrgica. 11. ed. Rio de Janeiro: Guanabara Koogan; 2008. p. 1015-36.

4. Galvão V, Castro CHBC, Consolaro A. Mucosite severa em paciente com leucemia: uma abordagem terapêutica. Rev Cir Traumatol Buco-Maxilo-Fac. 2006;6(2):35-40.

5. Martinez JAB, Pádua AI, Terra Filho J. Dispnéia. Medicina (Ribeirão Preto). 2004;37(3-4):199-207.

6. Kraychete DC, Guimarães AC. Hiperalgesia visceral e dor abdominal crônica: abordagem diagnóstica e terapêutica. Rev Bras Anestesiol. 2003;53(6):833-53.

7. Silva MPN. Síndrome da anorexia-caquexia em portadores de câncer. Rev Bras Cancerol. 2006;52(1):59-77.

8. Cardoso SB, Weschenfelder RF, Amon LC, Gazzana MB, Siqueira D, Rollin GAFS. Emagrecimento baixo peso. In: Rosa A, Augusto A. Sintomas e sinais na prática médica: consulta rápida. Porto Alegre: Artmed; 2006. p. 333-42.

9. García-Zapata MTA, Souza Jr ESS. Aspectos fisiopatológicos da febre nas doenças infectoparasitárias. Universitas: Ciências da Saúde. 2006;4(1-2):111-17.

10. Magalhães S, Albuquerque RR, Pinto JC, Moreira AL. Termorregulação: texto de apoio [Internet]. Porto: Universidade de Porto; 2001 [capturado em 20 set. 2010]. Disponível em: http://fisiologia.med.up.pt/Textos_Apoio/outros/Termorreg.pdf.

11. Martinelli ALC. Icterícia. Medicina (Ribeirão Preto). 2004;37:246-52.

12. Moraes-Filho JPP, Domingues G. Doença do refluxo gastroesofágico. Rev Bras Med. 2009;66(9):303-10.

13. Biondo MLPS, Colaço LM, Duck D, Del Claro RP, Ferreira AL, Buffon VA. Angiodisplasia do colo: relato de caso e atualização da literatura. Rev Bras Colo-Proctol. 1999;19(2):108-11.

14. Araújo EA, Torres FSC, Carneiro FS, Costa KV, Gulotti MTG, Lopes RD, et al. Profilaxia dos sangramentos gastrintestinais em medicina de urgência. Rev Bras Clin Med. 2010;8(4):333-7.

15. Schmidt A, Bagatini A. Náusea e vômito pós-operatório: fisiopatologia, profilaxia e tratamento. Rev Bras Anestesiol. 1997;47(4):326-34.

16. Carpenito-Moyet LJ. Diagnósticos de enfermagem: aplicação à prática clínica. 11. ed. Porto Alegre: Artmed; 2009.

17. Jonhson M, Bulechek G, Butcher H, Swanson E. Ligações entre NANDA, NOC e NIC: diagnósticos, resultados e intervenções de enfermagem. 2. ed. Porto Alegre: Artmed; 2009.

18. NANDA International. Diagnósticos de enfermagem da NANDA: definições e classificação 2009-2011. Porto Alegre: Artmed; 2010.

19. Tannure MC, Gonçalves AMP. SAE: sistematização da assistência de enfermagem: guia prático. Rio de Janeiro: Guanabara Koogan; 2008.

9

DIAGNÓSTICOS DE ENFERMAGEM COM BASE EM SINAIS E SINTOMAS DO
▶▶ SISTEMA ENDÓCRINO

SUZANA FIORE SCAIN
ELENARA FRANZEN

As manifestações do sistema endócrino quase sempre afetam o organismo como um todo, pois seu conjunto de órgãos apresenta como atividade característica a produção de secreções denominadas hormônios, que são lançados na corrente sanguínea e irão atuar em diferentes órgãos-alvo do organismo, controlando ou auxiliando em sua função. Os hormônios influenciam praticamente todas as funções dos sistemas corporais, juntamente com o sistema nervoso.

O conjunto de sinais e sintomas aqui apresentados foi selecionado com base na prática clínica, na frequência e na epidemiologia:[1] bócio, exoftalmia, hiper-hidrose, mixedema, peso alterado (aumento e perda), polidipsia, polifagia, poliúria, parestesias e tremores.

▶▶ BÓCIO

DEFINIÇÃO
Bócio é o termo que designa aumento de volume da glândula tireoide.[2]

FISIOPATOLOGIA
Na tentativa de compensar as demandas corporais de hormônios, a glândula tireoide aumenta de tamanho (o número de células e sua vascularização), dando origem ao bócio. A tendência a baixa de T4 é compensada pelo T3, para manter eutireoidismo. Na evolução do bócio, podem surgir cistos, hemorragias e calcificações. A formação de bócio resulta do efeito estimulador crônico do hormônio estimulador da tireoide (TSH) sobre a tireoide, sem que a síntese de hormônio da tireoide ocorra. Seria diminuído em virtude da deficiência de iodo na dieta, por exemplo. No início, há hiperplasia dos folículos, depois acúmulo de coloide, novamente outro ciclo de hiperplasia, e assim por diante. A sucessão desses eventos levaria a formação de nódulos. Em geral, o aumento da tireoide consegue manter bons níveis de hormônios circulantes, mas, às vezes, isso não é suficiente e se desenvolve o hipotireoidismo. O bócio, quando muito volumoso, pode causar compressão da traqueia ou do esôfago, o que pode provocar disfagia e/ou dispneia.[3,4]

▶▶ EXOFTALMIA

DEFINIÇÃO
A exoftalmia é a protrusão, em algum grau, dos globos oculares.

FISIOPATOLOGIA
Essa oftalmopatia se apresenta de forma variada em relação aos seus sinais e sintomas: desde a falta deles até o grau 6, em que o aumento do globo ocular se relaciona com a gravidade da manifestação. Na maioria dos pacientes, concentrações elevadas de imunoglobulinas tipo tireoide-estimulante (TSIs) podem ser encontradas no sangue, as quais reagem com os músculos oculares. No hipertireoidismo, a exoftalmia é um sinal frequente, e um terço dos pacientes apresenta um grau importante dessa condição. Às vezes, a situação torna-se tão grave que a protrusão do globo ocular estira o nervo óptico a ponto de lesar a visão. Entretanto, é muito mais comum os olhos serem lesados porque as pálpebras não se fecham completamente quando a pessoa pisca ou dorme. Em consequência, as superfícies epiteliais dos olhos se tornam secas e irritadas, muitas vezes infectadas, o que resulta em ulceração da córnea.[5]

▶▶ HIPER-HIDROSE (SUDORESE)

DEFINIÇÃO

Hiper-hidrose é a condição clínica que se caracteriza por sudorese exagerada e cuja causa não é atividade física, emocional ou alta temperatura ambiental. Pode ocorrer em determinadas áreas do corpo, como nas regiões plantares, palmares, axilares ou em todo ele e, nesse caso, outras causas físicas devem ser consideradas.[6]

FISIOPATOLOGIA

A sudorese excessiva pode ser induzida por diversas causas, entre elas, as anormalidades no sistema nervoso autonômico, as associadas com doenças que levam a aumento na atividade metabólica, na qual o calor deve ser dissipado ou, ainda, uma causa idiopática.[7]

A sudorese intensa também pode estar presente durante episódios de hipoglicemia, que é definida como níveis de glicose plasmática abaixo do normal e que expõe o indivíduo a risco potencial. A medula adrenal responde à hipoglicemia com a liberação da epinefrina (adrenalina), que tende a aumentar a glicose sanguínea pela conversão do glicogênio hepático em glicose. A epinefrina exerce efeitos sistêmicos disseminados, como taquicardia e aumento da pressão sanguínea e constrição dos vasos cutâneos, que causa palidez da pele. Ao estimular as glândulas sudoríparas, provoca suor frio e, ao estimular o sistema nervoso, provoca excitabilidade, ansiedade, reflexos hiperativos e tremores.[6]

▶▶ MIXEDEMA

DEFINIÇÃO

Mixedema é um tipo de edema, produzido pela infiltração de substância mucosa na pele.[8]

FISIOPATOLOGIA

Os mucopolissacarídeos (substância principal), dos quais o ácido hialurônico é o mais importante, constituem esse edema característico. O edema ocorre por infiltração dessa substância mucosa na pele, por saída transcapilar sérica, o que confere o aspecto ao tecido. Nenhum desses eventos é permanente, sendo reversíveis com tratamento hormonal substitutivo. O mixedema pode ser localizado ou generalizado.

O mixedema localizado é o sinal cutâneo mais característico do hipotireoidismo. O generalizado se caracteriza por pele pálida, cérea, edematosa e sem fóvea. Essas mudanças são mais evidentes na área periorbital, embora também possam ser observadas nas extremidades distais, nos lábios e na língua. Os pacientes com mixedema pré-tibial podem ser hipotiróideos, hipertireóideos ou eutireóideos. A patogenia não está bem definida, embora já tenha sido observado que o soro dos pacientes com mixedema pré-tibial estimula a produção de mucopolissacarídeos pelos fibroblastos. Os fibroblastos da área pré-tibial são mais sensíveis a esse estímulo do que os de outras áreas, o que explicaria a tendência de surgimento dessas alterações nas áreas pré-tibiais. Desconhece-se a natureza de tal fator circulante, mas as imunoglobulinas antitireoidianas que se unem aos fibroblastos podem ser a causa. Também se supõe que os linfócitos T ativados induzem a proliferação dos fibroblastos e a produção de mucopolissacarídeos ácidos.[8]

▶▶ PESO CORPORAL ALTERADO

A alteração do peso corporal está associada às características fisiopatológicas, uma vez que o organismo apresenta pequenas oscilações de peso quando em condições de normalidade alimentar, reservas fisiológicas, metabólicas e equilíbrio energético. As alterações de peso significativas ocorrem quando existem desequilíbrios desses fatores, somados a um fator individual, que consiste na capacidade de formar tecido adiposo, que está aumentado no obeso e diminuído no magro. Oscilar 10% acima ou abaixo do peso ideal é considerado normal, desde que observados os parâmetros relativos a idade, sexo e altura, obtidos mediante tabelas ou gráficos padronizados.[9]

▶▶ PERDA DE PESO (MAGREZA, CAQUEXIA)

DEFINIÇÃO

A perda de peso é aplicável a pessoas que estão 10 a 20% abaixo do padrão de peso aceito como normal, sendo frequentemente um sintoma ou uma causa predisponente de doença e merece investigação. Os indivíduos com perda de peso têm resistência diminuída a doenças, retardo no crescimento durante a infância e a adolescência, cansam-se facilmente, são mais sensíveis ao frio, queixam-se de sensação de fraqueza e apresentam rendimento reduzido.[9]

O termo magreza é destinado a pessoas que estão abaixo de 20% do peso aceito como normal; caquexia é um estado de magreza extrema, desnutrição grave, como o marasmo, a fase terminal do câncer e da síndrome de imunodeficiência adquirida (AIDS). A perda de peso não intencional na prática clínica atual pode se basear na determinação do índice de massa corporal (IMC), que indica a quantidade de gordura corporal aproximada e correlaciona com o risco de doenças (Tabela 9.1). A perda de peso não intencional é um sintoma importante, porque pode significar distúrbios endócrinos múltiplos, como hipofunção da hipófise, da tireoide, das gônadas e das adrenais.[9,10]

▶▶ PESO AUMENTADO (SOBREPESO, OBESIDADE)

DEFINIÇÃO

O peso em excesso é o acúmulo de gordura corporal e ocorre quando o consumo calórico ultrapassa o gasto energético em extensão tal que acarreta prejuízos à saúde.[11] A definição de sobrepeso e obesidade, está baseada na determinação do IMC, que estima a quantidade de gordura corporal e correlaciona com o risco de doenças. Sobrepeso é definido como um IMC de 25 a 29,9 kg/m². A obesidade é definida com um IMC superior a 30 kg/m², e obesidade mórbida, com um IMC maior do que 40 kg/m² (Tabela 9.1).[11,12]

A combinação de massa corporal e distribuição de gordura é, provavelmente, a melhor opção para preencher a necessidade da avaliação clínica do paciente, além de atentar para suas potencias causas e complicações.[11,13] O paciente com sobrepeso/obesidade deve ser extensivamente avaliado em relação aos

TABELA 9.1
CLASSIFICAÇÃO DO PESO DE ACORDO COM O IMC

PESO	IMC
Baixo peso	< 18,5
Normal	18,5-24,9
Sobrepeso	25,0-29,99
Obesidade – Grau I	30,0-34,9
Obesidade – Grau II	35- 39,9
Obesidade – Grau III	> 40,0

Fonte: Critérios da OMS.[14]

seus hábitos alimentares e de atividade física, sintomas depressivos, episódios de compulsão alimentar e bulimia.[15]

A obesidade central ou abdominal (em forma de maçã) apresenta maior correlação com distúrbios metabólicos e doença cardiovascular do que a obesidade periférica ou gluteofemoral (em forma de pera). Um aumento do risco de complicações metabólicas foi observado para uma circunferência abdominal ≥ 102 cm para homens e ≥ 88 cm para mulheres (Tabela 9.2).[13]

FISIOPATOLOGIA

A regulação neuroendócrina (sistema nervoso central e hormônios) do consumo alimentar e o equilíbrio energético são complexos e compreendem sinais aferentes e efetores eferentes. O cérebro integra vários sinais periféricos e centrais para controlar a homeostase energética, mantendo um equilíbrio entre ingestão alimentar e gasto energético.[12]

O núcleo arqueado do hipotálamo contém dois grupos distintos de neurônios, que têm papel-chave na regulação do equilíbrio energético. O primeiro grupo expressa os neurotransmissores orexígenos (estimuladores do apetite), neuropeptídeo Y (NPY) e peptídeo relacionado ao gene agouti (AgRP), enquanto a outra população de neurônios expressa os neurotransmissores anorexígenos, regulados por anfetaminas e cocaína (CART) e pró-opiomelacortina (POMC). Ambas as populações de neurônios inervam o núcleo paraventricular, o qual manda sinais para outras partes do cérebro, onde as informações são integradas à regulação do equilíbrio energético. Essas duas populações de neurônios recebem sinais de vários hormônios.[11]

A leptina é um hormônio anorexígeno, cujos níveis plasmáticos são proporcionais à massa do tecido adiposo, exercendo seus efeitos por meio da ligação

TABELA 9.2
CIRCUNFERÊNCIA ABDOMINAL E RISCO DE COMPLICAÇÕES ASSOCIADAS A OBESIDADE EM HOMENS E MULHERES

CIRCUNFERÊNCIA ABDOMINAL (CM)		RISCO DE COMPLICAÇÕES METABÓLICAS
Homem	Mulher	
≥ 94	≥ 80	Aumentado
≥ 102	≥ 88	Aumentado substancialmente

Fonte: Critérios da OMS.[14]

a seu receptor (LepR). O pâncreas secreta insulina, a qual tem influência anorexígena no núcleo arqueado. A incretina (peptídeo insulinotrópico glicose-dependente) potencializa a resposta do pâncreas endócrino aos nutrientes absorvidos. O peptídeo YY é secretado pelo trato intestinal distal, pela ingestão alimentar, e produz um efeito inibitório nos neurônios orexígenos (NPY/AgRP).[16-18]

A grelina é produzida, de modo predominante, no estômago e no duodeno. Seu papel é estimular NYP/AGRP, ligando-se a seus receptores secretagogos de hormônio de crescimento (GHSRs), aumentando o apetite e a adiposidade.[16-18]

Portanto, a regulação do consumo alimentar e do gasto energético ocorre pela ação de duas populações de neurônios efetores que são regulados por sinais de vários hormônios. Contudo, outros fatores regulam a saciedade, como distensão intestinal e liberação de peptídeo colesitoquinina (CCK).[18] Essa regulação parece ser mais efetiva na proteção contra a perda de peso do que no ganho ponderal, talvez resultante de uma seleção natural durante a evolução, em que o acúmulo rápido e eficiente de reserva energética representou uma vantagem biológica. A contribuição dos fatores genéticos para a obesidade pode ser proveniente de mutações de um único gene (formas monogênicas) ou de variações genéticas, que podem estar interagindo com um ambiente favorável, como a industrialização, o acesso fácil à alimentação e a redução da atividade física.[12,16]

▶▶ POLIDIPSIA

DEFINIÇÃO
Polidipsia trata-se da necessidade patológica de beber com frequência. O paciente apresenta sensação de sede persistente e demasiada, sintoma comum no diabetes melito, em geral acompanhada de poliúria e polifagia.

FISIOPATOLOGIA
A sede é causada por desidratação intracelular, quando a osmolaridade plasmática está aumentada em relação à osmolaridade intracelular, ou pela desidratação extracelular, quando o volume extracelular é anormalmente baixo e há um déficit no líquido extracelular. Ambas as condições levam a um aumento da concentração do hormônio antidiurético e estimulam a sensação de sede.[19]

A polidipsia é consequência da poliúria, geralmente apresentando relação com o volume de urina. Às vezes insaciável, a sede se constitui em um dos sintomas mais incômodos para o paciente, que acusa desagradável sensação de secura na boca. Para aliviar a sede, o indivíduo tem tendência a ingerir grandes quantidades de líquidos, tais como refrigerantes não *diet/light*, o que agrava ainda mais o processo.[20]

A excessiva ingestão de líquidos leva a um acúmulo de água no organismo para diminuir a osmolaridade do plasma e para prevenir a secreção do hormônio antidiurético. Isso resulta em uma grande quantidade de urina diluída.[21]

▶▶ POLIFAGIA

DEFINIÇÃO

Polifagia é a fome exagerada. Pode ser persistente ou intermitente, resultante de alteração endocrinológica, transtorno psicológico ou uso de certos fármacos. Com frequência, está associada a poliúria, polidipsia e perda de peso em pacientes com diabetes melito e hipertireoidismo.[22] No exame físico do paciente, deve-se observar a pele, para detectar secura e avaliar o turgor, palpar a tireoide (detecção de aumento) e aferir seu peso.[23]

FISIOPATOLOGIA

A polifagia traduz, pelo menos em parte, uma compensação pela perda da glicose na urina, que priva o organismo de considerável parte das calorias ingeridas com os alimentos. Os centros hipotalâmicos da fome e da saciedade são muito sensíveis às flutuações da glicose sanguínea. Assim, o centro da saciedade é estimulado quando ocorre um suprimento de glicose às suas células glicorreceptivas, estímulo que provoca uma inibição do centro da fome. Ao contrário, quando existe glicopenia nas células nervosas do centro da saciedade, ocorre uma liberação do controle inibidor.[20]

▶▶ POLIÚRIA

DEFINIÇÃO

Poliúria é o volume de urina que excede 3 L por dia. Pode ser inicialmente considerada como resultado de uma ingestão excessiva da quantidade de líquido, ou secundária a um processo de doença, como, por exemplo, no diabetes melito, em que se constitui em um sintoma precoce.[24]

FISIOPATOLOGIA

A poliúria é uma diurese osmótica consequente a hiperglicemia, decorrente do efeito osmótico da glicose nos túbulos renais, diminuindo muito a reabsorção tubular de líquidos.[25] A hiperglicemia inclui valores de glicemia plasmática acima de 100 mg/dL após oito horas de jejum, no mínimo, embora haja considerável variação a partir desse valor.[26] De início, a poliúria pode ser intermitente, manifestando-se nos períodos de maior ingestão de carboidratos, mas, com o aumento da hiperglicemia, torna-se permanente.

Salienta-se que nem sempre o paciente tem consciência dela, porém, durante a anamnese específica, há referência à necessidade de levantar-se durante a noite para urinar. Nos adultos, não raro, principalmente no sexo feminino, a micção torna-se imperiosa, podendo ocorrer incontinência. O volume urinário diário pode alcançar 5 a 6 L, e até mais. Dada a diluição de seus componentes, a urina se torna clara, aquosa, embora a densidade seja alta, devido à presença de glicose. O efeito significativo da glicose elevada é a desidratação das células dos tecidos. Isso ocorre, em parte, porque a glicose não se difunde facilmente através dos poros da membrana celular, e a pressão osmótica aumentada nos líquidos extracelulares causa a transferência osmótica da água para fora das células. O efeito global é a grande perda de líquido na urina, causando desidratação do líquido extracelular, que, por sua vez, causa a desidratação compensatória do líquido intracelular.[20,25]

O sintoma deve ser distinguido da frequência com pequenas quantidades de volume de urina (o que pode ser indicativo de problema no trato urinário ou hipertrofia prostática); é também necessário estabelecer que o débito urinário constitui-se, de fato, excessivo. A poliúria está frequentemente associada a polidipsia. Quando a poliúria é acentuada, a sede excessiva (polidipsia) passa a ser o sintoma proeminente. Na anamnese e no exame físico, devem ser investigados quantidade de líquido ingerida diariamente, frequência e volume urinário, sede, boca seca, dificuldade em urinar, nictúria (urinar à noite) e uso de medicações (diuréticos, lítio).[27]

▶▶ **PARESTESIA**

DEFINIÇÃO
Parestesia é uma sensação na pele, tipo queimação, picada de inseto, prurido ou formigamento, que não tem causa física aparente. Disestesia é definida como um prejuízo da sensibilidade, especialmente ao toque ou a uma sensação incômoda produzida por algum estímulo.

FISIOPATOLOGIA
Parestesia e disestesia são decorrentes de disfunções do sistema nervoso que ocorrem em qualquer local entre o córtex e o receptor sensorial. Tais alterações podem estar relacionadas a perda ou excesso de função.

A perda sensorial distal é mais comum e, muitas vezes, decorrente de doenças tóxicas ou metabólicas, como diabetes melito e alcoolismo, podendo ter vários padrões clínicos. O diabetes melito, com mais frequência, causa perda sensorial distal simétrica, mas também pode causar neuropatia multifocal, neuropatia autonômica ou mesmo neuropatia motora proximal simétrica. Esse sintoma pode ainda estar associado a inúmeras outras causas, como hipotireoidismo e acromegalia, deficiência de folato, uso de quimioterapia ou algumas medicações, como nitrofurantoína, só para citar algumas.

Essas alterações podem ser frequentemente identificadas pela anamnese e pelo exame físico.

A anamnese deve incluir o início, a duração e a localização das parestesias. A história passada deve ser investigada para doenças que podem causar esses sintomas, bem como a história social, que pode revelar abuso de álcool ou drogas.

No exame físico que avalia a parestesia, o paciente deve estar sentado ou deitado. Para investigar dor e sensibilidade, usam-se artefatos como agulha ou algodão, para realizar toques leves. Um diapasão pode ser usado para avaliar a vibração, e a palpação da pele é um meio de estimar a temperatura. A sensibilidade dos pés pode ser testada usando-se um monofilamento específico, e o paciente é orientado para que feche os olhos, a fim de aumentar a acurácia da avaliação.[28]

▶▶ TREMOR

DEFINIÇÃO
Tremor é um movimento rápido, oscilatório, rítmico e involuntário em alguma parte do organismo. É uma alteração de movimento frequente e logo observável na maioria das situações clínicas. Pode ocorrer em indivíduos sadios, chamado de tremor fisiológico, ou ser um sintoma que sugere alteração ou doença de origem neurológica.[29]

FISIOPATOLOGIA
Apesar da alta prevalência do tremor, há pouco conhecimento da sua fisiopatologia, sendo incertos quais são os mecanismos anatômicos desencadeantes do processo. Um debate se mantém acerca da origem do tremor, ou seja, se advém do sistema nervoso central ou periférico. Ainda permanece obscuro se o que causa o tremor é uma doença específica ou é um processo comum que ocorre independentemente de uma causa. Mecanismos têm sido postulados com base na propriedade da oscilação mecânica da musculatura das extremida-

des (sistema massa-mola, dois blocos unidos por uma mola), na ativação do reflexo do tremor pelo estiramento do músculo e no controle pelo centro cerebelar ou suas associações.

Entretanto, definir o tipo de tremor pode ser desafiador, e sua classificação depende das patologias em que se manifesta. Pode ocorrer em doenças metabólicas, como no hipotireoidismo, no hipertireoidismo, no hiperparatireoidismo e no estado hipoglicêmico. Também ocorre por indução de drogas, neuropatias periféricas de origens diversas, como a polineuropatia periférica do diabetes melito e a uremia.[30]

> **PARE E REFLITA**
>
> Os sinais e sintomas aqui abordados representam as principais evidências clínicas do que os pacientes com disfunção do sistema endocrinológico podem apresentar. A partir da identificação destes, então denominados características definidoras, é possível ao enfermeiro identificar os possíveis diagnósticos de enfermagem e os fatores relacionados ou de risco, que são apresentados no Quadro 9.1, conforme a Taxonomia da NANDA-I.[31]

▶▶ EM SÍNTESE

O Quadro 9.1 apresenta alguns dos principais diagnósticos de enfermagem relacionados aos sinais e sintomas decorrentes de alterações endócrinas. Nele também são descritos os fatores relacionados ou de risco para cada diagnóstico estabelecido.

QUADRO 9.1
SINAIS E SINTOMAS, DIAGNÓSTICOS DE ENFERMAGEM E SEUS FATORES RELACIONADOS OU DE RISCO

SINAIS E SINTOMAS	DIAGNÓSTICO DE ENFERMAGEM (domínio/classe)	FATORES RELACIONADOS OU DE RISCO
Bócio: – evidência observada de dificuldade para deglutir, odinofagia – mudança real na estrutura da região traqueal decorrente do crescimento progressivo do bócio – nervosismo, preocupação	**Deglutição Prejudicada** Domínio 2 – Nutrição Classe 1 – Ingestão	– Obstrução mecânica
	Desobstrução Ineficaz de Vias Aéreas Domínio 11 – Segurança/proteção Classe 2 – Lesão física	– Compressão e/ou obstrução traqueal
	Ansiedade Domínio 9 – Enfrentamento/tolerância ao estresse Classe 2 – Reações de enfrentamento	– Estado de saúde
Bócio, exoftalmia: – verbalização de sentimentos que envolvem mudança real na estrutura do corpo	**Distúrbio na Imagem Corporal** Domínio 6 – Autopercepção Classe 3 – Imagem corporal	– Biofísicos
Exoftalmia: – ter como consequência a pele seca e irritada ao redor dos olhos, com lesão dos tecidos e até ulceração de córnea	**Integridade Tissular Prejudicada** Domínio 11 – Segurança/proteção Classe 2 – Lesão física	– Fatores mecânicos e/ou nutricionais
Peso aumentado (peso 20% acima do ideal para a altura e a compleição), polifagia	**Nutrição Desequilibrada: Mais do que as Necessidades Corporais** Domínio 2 – Nutrição Classe 1 – Ingestão	– Ingestão excessiva em relação às necessidades metabólicas

▶▶

QUADRO 9.1 (CONTINUAÇÃO)
SINAIS E SINTOMAS, DIAGNÓSTICOS DE ENFERMAGEM E SEUS FATORES RELACIONADOS OU DE RISCO

SINAIS E SINTOMAS	DIAGNÓSTICO DE ENFERMAGEM (domínio/classe)	FATORES RELACIONADOS OU DE RISCO
	Estilo de Vida Sedentário Domínio 4 – Atividade/repouso Classe 2 – Atividade/exercício	– Conhecimento deficiente sobre os benefícios que a atividade física traz para a saúde – Falta de motivação
Perda de peso (perda de peso com ingestão adequada de alimentos)	**Nutrição Desequilibrada: Menos do que as Necessidades Corporais** Domínio 2 – Nutrição Classe 1 – Ingestão	– Capacidade prejudicada de absorver alimentos
Polidipsia, polifagia e poliúria podem indicar: – falta de conhecimento em relação a práticas básicas de saúde – evidências de complicações e exacerbação de sintomas – falha em manter compromissos agendados – falha em incluir regimes de tratamento, como uso de testes objetivos para medidas fisiológicas, marcadores – escolhas da vida diária ineficazes para atingir as metas de saúde – expressão de dificuldade com os regimes prescritos	**Manutenção Ineficaz da Saúde** Domínio 1 – Promoção da saúde Classe 2 – Controle da saúde	– Enfrentamento individual ineficaz – Insuficiência de recursos (p. ex., equipamento para verificar glicemia capilar, financeiro)
	Falta de Adesão Domínio 10 – Princípios da vida Classe 3 – Coerência entre valores/crenças/atos	– Capacidades pessoais – Forças motivacionais – Complexidade
	Autocontrole Ineficaz da Saúde Domínio 1 – Promoção da saúde Classe 2 – Controle da saúde	– Complexidade do regime terapêutico – Conflitos de decisão – Demandas excessivas
	Comportamento de Saúde Propenso a Risco Domínio 9 – Enfrentamento/tolerância ao estresse Classe 2 – Reações de enfrentamento	– Compreensão inadequada – Múltiplos estressores

▶▶

QUADRO 9.1 (CONTINUAÇÃO)

SINAIS E SINTOMAS, DIAGNÓSTICOS DE ENFERMAGEM E SEUS FATORES RELACIONADOS OU DE RISCO

SINAIS E SINTOMAS	DIAGNÓSTICO DE ENFERMAGEM (domínio/classe)	FATORES RELACIONADOS OU DE RISCO
– não aceitação da mudança no estado de saúde		
Parestesias, tremores	**Percepção Sensorial Perturbada: Tátil** Domínio 5 – Percepção/cognição Classe 3 – Sensação/percepção	– Recepção sensorial alterada – Transmissão sensorial alterada
Deficiência na imunidade (perda de peso, alteração neurossensorial, etc.)	**Proteção Ineficaz** Domínio 11 – Segurança/proteção Classe 2 – Lesão física	– Terapia com medicamento (corticoides)
– Hiper-hidrose (sudorese) – Tremores – Mixedema (pele pálida, cérea, edematosa e sem fóvea) – Polidipsia – Poliúria	**Volume de Líquidos Excessivo** Domínio 2 – Nutrição Classe 5 – Hidratação	– Mecanismos reguladores prejudicados (diabetes, síndrome da secreção do hormônio antidiurético)
* Não se identificam sinais e sintomas, mas *fatores de risco*	*** Risco de Desequilíbrio do Volume de Líquidos** Domínio 2 – Nutrição Classe 5 – Hidratação	– Disfunção endócrina
	*Risco de Quedas Domínio 11 – Segurança/proteção Classe 2 – Lesão física	– Neuropatia – Problemas nos pés (decorrentes do diabetes melito)

▶▶

QUADRO 9.1 (CONTINUAÇÃO)
SINAIS E SINTOMAS, DIAGNÓSTICOS DE ENFERMAGEM E SEUS FATORES RELACIONADOS OU DE RISCO

SINAIS E SINTOMAS	DIAGNÓSTICO DE ENFERMAGEM (domínio/classe)	FATORES RELACIONADOS OU DE RISCO
	* Risco de Glicemia Instável Domínio 2 – Nutrição Classe 4 – Metabolismo	– Aumento de peso – Perda de peso – Conhecimento deficiente sobre o controle do diabetes – Falta de controle do diabetes (pode se manifestar por poliúria, polifagia, polidipsia, sudorese, tremores) – Controle de medicamentos

▶▶ CONSIDERAÇÕES FINAIS

Neste capítulo, foram abordados os sinais e sintomas e alguns fatores de risco mais frequentes em pacientes com problemas do sistema endócrino. Outras manifestações clínicas estão contempladas em outros capítulos deste livro, já que o sistema endócrino, direta ou indiretamente, afeta, juntamente com o sistema nervoso, o organismo como um todo. Outros sinais e sintomas também poderiam ter sido elencados, como, por exemplo, anorexia, hipersensibilidade ao calor e ao frio, dor, rouquidão, entre outros, e que, possivelmente, levariam a outros diagnósticos de enfermagem. Entretanto, cada paciente é um ser único e deve ser avaliado como tal, no contexto clínico em que se apresenta. Portanto, os diagnósticos de enfermagem aqui elencados são possibilidades, que possuem como base os indícios (sinais/sintomas) que auxiliam no processo de raciocínio clínico do enfermeiro, não sendo, certamente, as únicas hipóteses viáveis.

REFERÊNCIAS

1. Franco LJ. Diabetes: aspectos epidemiológicos. In: Lyra R, Cavalcantti N. Diabetes mellitus. Rio de Janeiro: Diagraphic; 2006. p. 61-70.

2. Arap S, Montenegro F, Michaluart Jr P, Tavares M, Ferraz A. Bócio atóxico: diagnóstico e tratamento. São Paulo: Sociedade Brasileira de Cirurgia de Cabeça e Pescoço; 2005.

3. Medscape reference: drugs, conditions & procedures [Internet]. New York: WebMD LLC; c1994-2011 [capturado em 19 nov. 2011]. Disponível em: http://emedicine.medscape.com/.

4. Guyton AC, Hall JE. Os hormônios metabólicos da tireoide. In: Tratado de fisiologia médica. 9. ed. Rio de Janeiro: Guanabara Koogan; 1997. p. 859-69.

5. Gardner DG, Shoback D. Greenspan's: the thyroid gland. In: Basic and clinical endocrinology. 8th ed. San Francisco: McGrawhill; 2007. p. 210-67.

6. Crowley LV. The pâncreas and diabetes mellitus. In: An introduction to human disease and pathology and pathophisiology correlations. 8th ed. Sudbury: Jones and Barlett; 2010.

7. Goroll AH, Hulley AG. Approach to excessive sweating: part 2. In: Primary care medicine: evaluation and management of adult patient. Philadelphia: Lippincott Williams & Wilkins; 2009. p. 260.

8. Goldenberg G, Fitzpatrick J. Manifestaciones cutâneas de la diabetes mellitus y de las enfermedades tiroideas. In: Endocrinologia: secredos. 4. ed. Barcelona: Elsevier; 2010. p. 459.

9. Duarte AC, Castellani FR. Semiologia nutricional. Rio de Janeiro: Axcel; 2002.

10. Mahan LK, Escott-Stump S. Krause: alimentos, nutrição e dietoterapia. 11. ed. São Paulo: Rocca; 2005. p. 613-43.

11. Geloneze B, Ermetice MN, Geloneze SR. Obesidade. Rev Bras Med. 2007;(64):41- 9.

12. Ribeiro MRF, Moisés RS. Obesidade. Rev Bras Med. 2006;(63):41-9.

13. Associação Brasileira para o Estudo da Obesidade e da Síndrome Metabólica. Diretrizes Brasileiras de Obesidade. 3. ed. São Paulo: AC Farmacêutica; 2009.

14. World Health Organization. Obesity: preventing and managing the global epidemic: report of a WHO technical report series 894. Geneva: WHO; 1997.

15. Low AK, Bouldin MJ, Sumrall CD, Loustalot FV, Land KK. A clinician's approach to medical management of obesity. Am J Med Sci. 2006;331(4):175-82.

16. Villares SMF. Obesidade e genética. In: Halpern A, Matos AFG, Suplicy HL, Mancini MC, Zanella MT. Obesidade. São Paulo: Lemos; 1998. p. 67-79.

17. Walder KR. Balanço energético. In: Halpern A, Matos AFG, Suplicy HL, Mancini MC, Zanella MT. Obesidade. São Paulo: Lemos; 1998. p. 80-102.

18. Blundell JE. A fisiologia do controle do apetite. In: Halpern A, Matos AFG, Suplicy HL, Mancini MC, Zanella MT. Obesidade. São Paulo: Lemos; 1998. p. 103-11.

19. Battegay E, Hunziker S, Spinas G. Important subjective complaints. In: Siegenthaler W, editor. Differential diagnosis in internal medicine: from symptom to diagnosis. New York: Thieme; 2007. p. 38.

20. Arduino F. Diabetes melittus. 3. ed. Rio de Janeiro: Guanabara Koogan; 1980. p. 78-95.

21. Niskanen L. Polyuria. In: Kunnamo I. Evidence based medicine: guidelines. West Sussex: Willey; 2005. p. 344.

22. Collins R. Differential diagnosis in primary care. 4th ed. Philadelphia: Lippincott Williams & Wilkins; 2008. p. 360.

23. Kolawak DJ, Munden J. Polyphagia. In: Nurse's 5-minute clinical consult: signs and symptoms. Philadelphia: Lippincott Williams & Wilkins; 2008. p. 454.

24. Kahan S, Miller R, Smith E. Polyuria. In: In a page: signs and symptoms. 2nd ed. Philadelphia: Wolters Kluwer, Lippincott Williams & Wilkins; 2009. p. 260.

25. Guyton AC, Hall JE. Insulina, glucagon e diabetes mellitus. In: Tratado de fisiologia médica. 9. ed. Rio de Janeiro: Guanabara Koogan; 1997. p. 883-910.

26. American Diabetes Association. Guide to diagnosis and classification of diabetes mellitus and others categories of glucose intolerance. Diabetes Care. 1997;20 Suppl:215-25.

27. Kincaid-Smith P, Larkins R, Whelan G. Clinica medica: do sintoma ao diagnóstico. 2. ed. Rio de Janeiro: Revinter; 1993. p. 95-100.

28. Rauner RR. Paresthesia and dysesthesia. In: Taylor RB, editor. Taylor's 10-minute diagnosis manual: symptoms and signs in the time-limited encounter. 2nd ed. Philadelphia: Lippincott Williams & Wilkins; 2007. p. 63.

29. Grimaldi G, Manto M. Tremor: from pathogenesis to treatment. Connecticut: Morgan & Claypol; 2008. p. 1-7.

30. Simoni T. Clinical neurology of the older adult. In: Sirven J, Malamut B, editors. Philadelphia: Lippincott Williams &Wilkins; 2008. p. 138-9.

31. NANDA International. Diagnósticos de enfermagem da NANDA: definições e classificação 2009- 2011. Porto Alegre: Artmed; 2010.

10

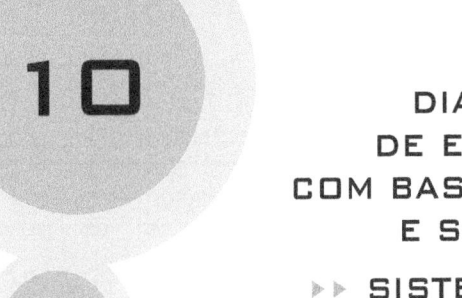

DIAGNÓSTICOS DE ENFERMAGEM COM BASE EM SINAIS E SINTOMAS DO
▶▶ SISTEMA GENITAL FEMININO E DAS MAMAS

ANNE MARIE WEISSHEIMER
ELIANE GOLDBERG RABIN
SUZANA DE AZEVEDO ZÁCHIA

Conhecer as principais queixas que levam a mulher a uma consulta de enfermagem ou a internação hospitalar por causas ginecológicas permite planejar a assistência e o cuidado em enfermagem, de forma a retomar a situação de bem-estar e saúde plena prévia.

O presente capítulo discorre sobre os seguintes sintomas: corrimentos genitais, sangramento uterino anormal, dor pélvica crônica, diminuição da libido, dispareunia, ondas de calor ou fogachos, nódulos mamários, descarga papilar e dor mamária. Ao término do capítulo, o enfermeiro poderá embasar seus diagnósticos de enfermagem na sintomatologia clínica, bem como proceder à posterior prescrição de cuidados de enfermagem, conhecendo quais os resultados passíveis de serem obtidos conforme a correta implementação da intervenção de enfermagem.

▶▶ CORRIMENTOS GENITAIS

DEFINIÇÃO

Corrimentos genitais, também conhecidos como secreção vaginal ou leucorreia, são todos os resíduos não hemorrágicos presentes na vagina. Podem ser oriundos da exacerbação de secreções fisiológicas e de processos inflamatórios e/ou neoplásicos.[1] É a queixa mais frequente em ambulatório de ginecologia geral, juntamente com sangramento anormal e dor pélvica.[2]

FISIOPATOLOGIA

A vagina é uma cavidade úmida, devido à presença constante de secreção da região vulvar, das glândulas de Skene e de Bartholin, da descamação celular, do muco cervical e de outros líquidos de origem tubária e endometrial. O fluxo vaginal é influenciado por vários fatores. Chama-se **flora vaginal** a variação individual na quantidade e na qualidade do conteúdo vaginal.[3,4] A secreção vaginal fisiológica é constituída por secreções cervicais e vaginais, por células epiteliais e pela flora bacteriana, sendo, em geral, branca e inodora, e não causa pruridos, ardência, nem qualquer outro desconforto.[5]

Essa secreção normal é variável de mulher para mulher, podendo sofrer influências hormonais, orgânicas e psíquicas. Pode variar conforme a fase do ciclo menstrual e a presença de glicogênio; está intimamente relacionada à concentração de estrógeno e, também, com a utilização de hormônios sintéticos.[4]

No início da puberdade, é comum a queixa de corrimento chamado **mucorreia**, devido ao estado hiperestrogênico fisiológico. Nessa fase da vida da mulher, inicia-se a atividade ovariana, com consequente produção de estrógeno, que causa espessamento do epitélio, aumento do glicogênio e desenvolvimento de lactobacilos com acidificação do pH vaginal. Observa-se, nos meses que antecedem a menarca, uma secreção inodora, leitosa ou transparente, que não provoca prurido, formada, basicamente, por exsudato vaginal, descamação de células superficiais e muco endocervical.[2] Por isso, é importante considerar que nem sempre o fluxo genital é sinônimo de patologia e que nem toda patologia é infecciosa.[4]

Iniciada a vida sexual, a queixa de corrimento, ou **leucorreia**, pode estar ligada a leveduras, mas também a infecções.[2] Qualquer distúrbio no equilíbrio da flora bacteriana pode acarretar modificações do conteúdo vaginal sem uma reação inflamatória, denominadas **vaginoses**, cujo principal sintoma é a secreção ligeiramente aumentada, com odor desagradável e, em geral, de cor cinza. A vaginose mais frequente é a causada por *Gardnerella vaginalis* ou pela predominância de outros microrganismos anaeróbios sobre os lactobacilos da flora normal.[3]

Os processos inflamatórios e/ou infecciosos, chamados de **vulvovaginites**, acometem o trato genital feminino inferior e se manifestam em graus variáveis de desconforto vaginal, como prurido vulvar, dispareunia, ardor vulvar e vaginal, hiperemia e edema.[3] A vulvovaginite é a inflamação e a irritação da vagina e da vulva, causada, mais comumente, por agentes microbiológicos. Sua principal característica é o desequilíbrio da flora vaginal. A flora normal apresenta predominância de lactobacilos com algumas bactérias; nas pacientes com vulvovaginites, o número de lactobacilos é pequeno ou inexistente, o número de leucócitos aumenta (até 10 para cada célula epitelial), e o número de bactérias também aumenta. Os corrimentos amarelados, purulentos, acinzentados e de forte odor sugerem processo infeccioso.[4] As formas mais comuns de vaginite são a vaginite atrófica e as causadas por *Candida albicans* e por *Trichomonas vaginalis*.[5]

A vaginite por *Candida albicans* é causada pelo crescimento aumentado de uma das várias espécies de *Candida*. É comum a presença de prurido e/ou ardência vulvovaginal, odor anormal e aumento da secreção vaginal (leucorreia). Também pode haver certo grau de disúria. A secreção tende a ser branca e apresenta, comumente, a aparência de "requeijão". Na vaginite por *Trichomonas vaginalis*, o principal sintoma é uma secreção vaginal copiosa, em geral fétida, de cor cinza-esverdeada, com aparência espumosa. Nem todas as condições inflamatórias da vagina, as vaginites, causam, necessariamente, irritação vulvar. As pacientes com infecções da cérvice por *Chlamydia trachomatis* também podem apresentar como queixa principal a leucorreia.[5,6]

A **vaginite atrófica** é uma causa não infecciosa de irritação vaginal que ocorre nas mulheres pós-menopáusicas, secundária a deficiência de estrógeno.[5] **Corrimentos sanguinolentos** e intermitentes podem estar associados a neoplasias do trato genital. Atenção especial deve ser dada a corrimentos de causa infecciosa e resistentes a terapia antimicrobiana, pois podem ser indicativos de neoplasia genital.[1]

O corrimento pode ter significado muito subjetivo. Por sua importância para a paciente e sua frequência como queixa em ambulatório, o profissional que o avalia deve caracterizá-lo bem. A investigação da queixa de corrimento envolve, além do exame físico, uma adequada caracterização do sintoma, por meio da história clínica. É importante saber a cor, a consistência, o volume; se há presença de odor, de prurido e dor; se existem sintomas urinários; se há relação do corrimento com o ciclo menstrual; bem como se houve uso prévio de antimicrobianos. Deve-se perguntar sobre a recorrência e os tratamentos instituídos previamente, bem como sobre a presença de algumas características próprias dos corrimentos oriundos de infecções específicas.[1] A Figura 10.1 apresenta os principais corrimentos genitais e suas características.

Secreção vaginal fisiológica	Branca e inodora e não causa prurido, ardência, nem qualquer outro desconforto.
Mucorreia	Secreção inodora, leitosa ou transparente, que não provoca prurido.
Leucorreia (vaginose)	Secreção ligeiramente aumentada, com odor desagradável e, em geral, de cor cinza.
Vulvovaginites	*Candida albicans*: branca, com aparência de "requeijão". *Trichomonas vaginalis*: secreção vaginal copiosa, em geral fétida, de cor cinza-esverdeada, com aparência espumosa. *Chlamydia trachomatis*: semelhante à leucorreia
Sanguinolento	Corrimento sanguinolento, sem odor ou prurido.

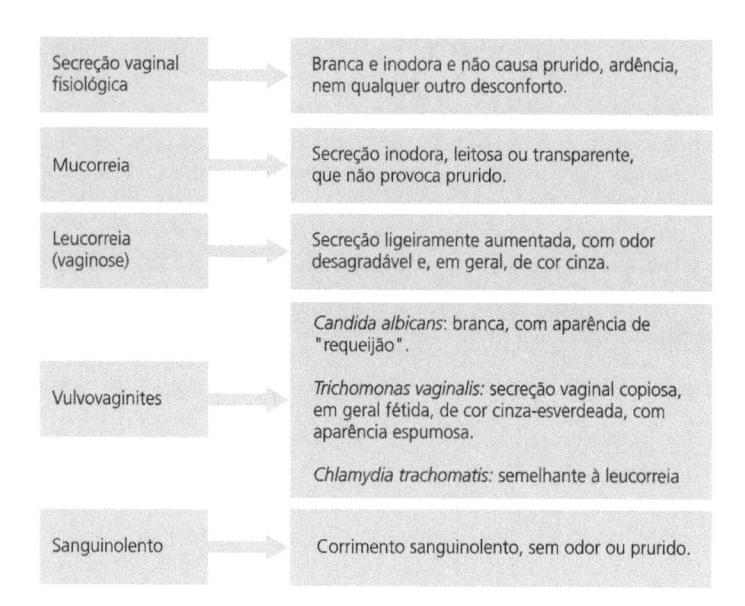

FIGURA 10.1
TIPOS DE CORRIMENTOS GENITAIS E SUAS CARACTERÍSTICAS.

▶▶ SANGRAMENTO UTERINO ANORMAL

O sangramento uterino anormal, ou disfuncional, é aquele que ocorre fora dos padrões exclusivos do ciclo menstrual característico de cada mulher, destoando do seu fluxo menstrual habitual. Pode ocorrer por ausência de menstruação, a **amenorreia**; pela ocorrência de dor durante a menstruação, a **dismenorreia**; pelo fluxo abundante, a **menorragia**; ou devido a irregularidades entre os fluxos menstruais, a **metrorragia**. O sangramento uterino é considerado anormal ou disfuncional se houver repetição do desvio por, no mínimo, três ciclos, avaliando-se, primeiramente, o padrão do ciclo de cada mulher.[7-10]

A perda sanguínea em cada ciclo menstrual oscila entre 20 e 80 mL, com o sangramento acontecendo durante 1 a 8 dias.[7-10] Os diferentes tipos de sangramento uterino anormal estão expostos no Quadro 10.1.

QUADRO 10.1
TIPOS DE SANGRAMENTO UTERINO ANORMAL

SINAL/SINTOMA	DEFINIÇÃO	FISIOPATOLOGIA
AMENORREIA	É a ausência de fluxo menstrual durante os anos reprodutivos[11,12] e pode ser classificada como primária ou secundária. A **amenorreia primária** é aquela em que não houve qualquer fluxo menstrual espontâneo prévio,[12,13] definida conforme a idade: se, aos 14 anos, a menina ainda não apresenta caracteres sexuais secundários, ou, ainda, é a ausência da menstruação antes dos 16 anos, quando já há o desenvolvimento de caracteres sexuais secundários.[11,12,14,15] Na **secundária**, a menstruação começa na idade adequada, mas, posteriormente, cessa por três ciclos menstruais nas mulheres que menstruavam normalmente, ou seis meses ou mais naquelas com ciclos irregulares,[11,12,14,15] na ausência de causas fisiológicas normais, como gravidez, lactação ou menopausa.[11,14]	A amenorreia primária costuma ser explicada por anormalidades estruturais,[12] como hímen imperfurado, estenose cervical ou aderências intrauterinas.[12,14] A amenorreia secundária pode ter como causas problemas endócrinos, tais como insuficiência ovariana, hipopituitarismo, hipogonadismo, tumores hipofisiários e tireoidopatias, além de problemas disfuncionais como estresse, perda de peso.[12-15] A anovulação pode resultar de desequilíbrio hormonal, doença debilitante, estresse ou transtornos emocionais, perda de peso, anorexia nervosa, bulimia, pseudociese, atividade física extrema, desnutrição, obesidade ou anormalidades anatômicas, como ausência congênita dos ovários ou do útero.[12,13,15] A amenorreia também pode resultar de tratamentos com fármacos (quimioterápicos), radioterapia ou hormônios.[11,15]
DISMENORREIA	Ou menstruação dolorosa, é uma dor grave, pélvica, crônica e cíclica associada à menstruação,[16] que pode causar dor aguda e intermitente ou	A dismenorreia é classificada como primária quando acompanha a menstruação, sem haver associação de nenhum distúrbio pélvico ou

▶▶

QUADRO 10.1 (CONTINUAÇÃO)
TIPOS DE SANGRAMENTO UTERINO ANORMAL

SINAL/SINTOMA	DEFINIÇÃO	FISIOPATOLOGIA
DISMENORREIA	dores difusas e persistentes.[12,17] Em geral, caracteriza-se por cólicas brandas ou graves e dor espasmódica na pelve ou no abdome inferior,[12,17,18] podendo se irradiar para as coxas e a região inferior do sacro.[17] Pode preceder a menstruação em vários dias ou algumas horas, ou coincidir com seu início.[17,18] A dor regride gradativamente à medida que o sangramento diminui.[17] Sua prevalência está entre 45 a 95% da população feminina.[12,16,18-21] Com frequência, está acompanhada de náuseas, cefaleia, fadiga, vômitos, diarreia (ou, mais raramente, constipação[16]), tonturas, desmaios, mastalgia e dor lombar.[12,16,18,19,21]	uterino;[12,16,20] em geral acomete mulheres jovens, mais comumente nos seis primeiros meses após a menarca.[18] É considerada dismenorreia secundária a dor que acompanha a menstruação quando há algum distúrbio orgânico pélvico ou uterino,[12,16,18,21] sendo o mais comum a endometriose.[16-18,21] Estresse e problemas de saúde podem agravar a dismenorreia, enquanto repouso e exercícios podem aliviar o sintoma.[17,19]
MENORRAGIA	É o sangramento menstrual com volume anormalmente aumentado (acima de 80 mL por ciclo), ou duração prolongada (mais de 7 a 8 dias).[8-10,22]	A menorragia é causada, principalmente, por alterações hormonais e funcionais. Na maioria dos casos, a menorragia é secundária a alterações do sistema hipotalâmico-hipofisário-ovariano,[9] levando a deprivação estrogênica,[10] mas pode ser causada também pela presença de miomas, adenomiose, pólipos endometriais ou câncer de endométrio.[8]

▶▶

QUADRO 10.1 (CONTINUAÇÃO)
TIPOS DE SANGRAMENTO UTERINO ANORMAL

SINAL/SINTOMA	DEFINIÇÃO	FISIOPATOLOGIA
METRORRAGIA	É caracterizada pelo sangramento extramenstrual, ou acíclico, em intervalos irregulares.[8-10,23] Em geral, é um sangramento escasso, porém pode variar desde manchas de sangue até uma hemorragia profusa,[9,22] com duração de 2 a 3 dias.[7]	Para Halbe e Sakamoto,[9] é atribuída à privação estrogênica associada com o pico de gonadotrofina dessa fase, não necessitando de tratamento na maioria das vezes. A metrorragia, entretanto, pode ser um sinal de distúrbios ginecológicos coexistentes, e também ser causada por estresse, uso de fármacos, outros tratamentos ou uso de dispositivo intrauterino (DIU).

▶▶ DOR PÉLVICA CRÔNICA

DEFINIÇÃO

A dor pélvica crônica (DPC) é uma condição debilitante entre mulheres, com um grande impacto sobre a qualidade de vida, a produtividade no trabalho e o uso de sistemas de saúde.[23] Conforme alguns autores, há falta de consenso sobre a definição da dor pélvica crônica.[23,24] Porém, pode ser definida de acordo com algumas características: dor não cíclica com mais de 3 a 6 meses de duração,[23-25] localizada na pelve anatômica, na parede abdominal logo abaixo da cicatriz umbilical ou na região lombossacral,[24] não limitada ao período menstrual ou à relação sexual, nem ligada à gestação.[25] Muitas mulheres têm a sintomatologia sobreposta a dismenorreia e a dispareunia, sendo, por isso, classificada como dor recorrente e não intermitente, ou uma combinação de ambas, conforme alguns autores.[23]

FISIOPATOLOGIA

Como a maioria das síndromes dolorosas, a DPC frequentemente tem mais de um componente envolvido;[24] porém, somente em 20% das mulheres está associada a problemas ginecológicos.[25] Sua causa pode ser caracterizada como visceral ou somática.[24] A endometriose, a congestão venosa pélvica, as aderências de órgãos pélvicos, como entre os ovários e o peritônio, a síndrome do colo irritável, a cistite intersticial, a história de cirurgias abdominais ou pélvicas, a dor miofascial oriunda de vísceras pélvicas e da musculatura da parede abdominal ou lombar baixa, as neoplasias ginecológicas, bem como abuso físico ou sexual, podem ser causas de dor pélvica crônica.[24,25]

Na dor do tipo visceral, como costuma ser a dor pélvica crônica, o sinal doloroso só é transmitido quando as fibras nervosas do tipo *silente*, que são entre 30 e 80% dos aferentes nervosos originados das vísceras, receberem um estímulo muito intenso ou prolongado. Quando essas fibras são ativadas, o corno dorsal da medula é atingido por uma onda de estímulos dolorosos, que, com o tempo, causam modificações neuropáticas. Assim, a diminuição no limiar de percepção dos nervos receptores de estímulos nociceptivos faz com que menos estímulos sejam necessários para desencadear a sensação de dor. O estímulo prolongado de dor pode levar a uma reação inflamatória neurogênica que pode resultar em hiperalgesia vaginal ou vulvar. Outra resposta neuropática é o reflexo visceromuscular, com hipertonia do assoalho pélvico, que, para muitos autores, está associada, em até 85% das mulheres, a DPC.[25-27]

▶▶ DIMINUIÇÃO DA LIBIDO (OU DIMINUIÇÃO DO DESEJO SEXUAL)

DEFINIÇÃO
A falta de desejo para envolver-se de forma espontânea em atividade sexual é frequentemente referida por mulheres.[28] O transtorno do desejo sexual inclui, por definição, ausência ou acentuada diminuição dos sentimentos de interesse ou do desejo sexual, ausência de pensamentos ou fantasias e falta de desejo em resposta a um estímulo sexual.[28]

A resposta sexual humana é dividida em quatro fases, explicitadas no Quadro 10.2. É fundamental o entendimento da resposta sexual para diagnosticar e tratar de forma adequada as pacientes.[29]

FISIOPATOLOGIA
As mulheres, especialmente aquelas em relacionamentos de longo prazo, iniciam ou concordam com o ato sexual por uma variedade de razões, como favorecer a aproximação emocional com o parceiro, sentir-se atraente, compreender e satisfazer a necessidade do parceiro. Entretanto, raramente o fazem por desejo sexual espontâneo.[28]

QUADRO 10.2
FASES DA RESPOSTA SEXUAL HUMANA

Fase 1	**Desejo,** que é a vontade de ter uma atividade sexual ou ter pensamentos sexuais.
Fase 2	**Excitação,** que é um sentimento subjetivo de prazer sexual, acompanhado de alterações fisiológicas.
Fase 3	**Orgasmo,** que é um reflexo com ápice do prazer sexual.
Fase 4	**Resolução,** associada a sensação de bem-estar e relaxamento muscular.

A etiologia da disfunção sexual é multifatorial e pode incluir problemas hormonais, psicológicos, temor de gravidez, conflitos da relação, estresse, cansaço, história prévia de abuso sexual, uso de medicamentos que causam diminuição da libido ou problemas físicos que provocam desconforto na relação, como os gerados por atrofia vaginal, vaginites ou endometriose.[28,29] As mulheres são mais sensíveis às influências dessas situações e aos problemas do casal, fazendo com que os transtornos do desejo sexual sejam mais prevalentes entre elas do que entre os homens.[28,29]

Os efeitos dos contraceptivos hormonais na sexualidade das mulheres ainda são controversos. Enquanto alguns estudos demonstraram a diminuição da libido, outros encontraram uma resposta contrária. O estudo dos anticoncepcionais orais (ACOs) na sexualidade foca o papel da testosterona na sexualidade feminina. Os ACOs suprimem a produção ovariana da testosterona, via supressão da produção de hormônio luteinizante (LH) pela hipófise. Além disso, os estrógenos aumentam a concentração da proteína transportadora dos hormônios sexuais (SHBG), ambos diminuindo a concentração de testosterona livre, uma das responsáveis pela resposta sexual.[29]

No pós-parto, muitas pacientes, ao recomeçarem as relações sexuais, relatam problemas sexuais nos primeiros meses após o nascimento. Na maioria das vezes, as queixas são de causa multifatorial, e essas dificuldades estão associadas aos baixos níveis de esteroides sexuais, ocasionados pela elevação da prolactina.[29]

Problemas ginecológicos como alterações no assoalho pélvico, incontinência urinária (IU), prolapsos vaginais, uterinos ou retais são frequentes e também acarretam disfunções sexuais, entre elas a diminuição da libido. Entre 26 a 47% das pacientes com IU apresentam disfunções sexuais.[29]

Com a chegada da menopausa, pode haver aumento dos transtornos sexuais devido à diminuição da produção estrogênica, principalmente porque acarreta secura vaginal e dispareunia e diminuição da libido.[29]

▶▶ DISPAREUNIA

DEFINIÇÃO

A dispareunia consiste em dor recorrente e persistente que se manifesta antes, durante ou após o ato sexual.[29] É a dor genital durante o coito, cuja principal causa é orgânica. Sendo assim, é importante que o clínico identifique o tipo de dor, sua duração, localização e intensidade, bem como quando começa e termina.[30]

FISIOPATOLOGIA

Aparece como dor cortante, ardor, queimação vaginal ou dor no baixo ventre. A causa mais comum de dispareunia é a excitação inadequada, a qual ocorre com a chegada de sangue à zona genital.[30] A penetração vaginal pelo pênis causa dor ao acontecer antes das modificações necessárias ao coito, com lubrificação incipiente, sem que as modificações do diâmetro e da profundidade da vagina tenham ocorrido e o útero tenha se deslocado. A glande empurra o colo uterino de encontro ao fundo de saco posterior, causando mais dor.[31] Pode ocorrer também com a tentativa de penetração vaginal pelo pênis, durante ou após o coito, causada pelo atrito do pênis contra os tecidos perineais ou pela mobilização das estruturas anexiais mais profundas.[32]

É rara no homem, e, na mulher, pode ser multifatorial. É necessário um bom diagnóstico para avaliar se as causas são orgânicas ou psicogênicas.[30] A repetição do ato sexual de modo desagradável cria reflexo condicionado de desprazer, com consequente esquiva do relacionamento. Pode estar associada a outras disfunções, como **vaginismo**. Este consiste na dificuldade que algumas mulheres têm em realizar o coito devido a espasmos involuntários da musculatura da pelve, ao redor do introito vaginal, tornando a penetração impossível ou extremamente dolorosa, podendo ser resultante de interações psicofisiossociais, como o temor incontido de que sejam tocados os genitais.[29-31]

▶▶ ONDAS DE CALOR (FOGACHOS, CALORÕES)

DEFINIÇÃO

As ondas de calor, ou fogachos, são sintomas vasomotores do climatério, caracterizados pela sensação de calor intenso que se inicia na porção superior do tórax, espalhando-se para o pescoço e a cabeça, acompanhada de sudorese profunda.[33,34] Tendem a ser acompanhadas de calafrios e palpitações,[33,35-37] podendo também estar associadas a cefaleia, tonturas, parestesia, fadiga e insônia.[33] As ondas de calor são o distúrbio mais frequente do climatério, manifestando-se em 75 a 80% das mulheres.[33,37,38] Um estudo transversal no Rio Grande do Sul, entretanto, revelou prevalência de calorões em 52% das mulheres entre 40 e 69 anos.[34] Em um estudo de De Lorenzi e colaboradores,[39] as manifestações vasomotoras caracterizadas pelos fogachos estavam presentes em 60,2% das mulheres. Assim, é importante ressaltar a prevalência dos calorões conforme o *status* menopausal: varia de 37% nas mulheres na pré-menopausa a 79% naquelas que estão na pós-menopausa.[40] Os fogachos duram de 30 segundos a alguns minutos,[36,38] excepcionalmente podendo chegar a uma hora de duração.[35] Podem ocorrer raramente ou se repetirem com grande frequência.[36] Têm a tendência de serem mais intensos e comuns à noite.[33,34,36] Segundo Freeman,[41] fatores culturais influenciam o relato da ocorrência de ondas de calor, com algumas culturas, como a das mexicanas maias, que não as referiram.

FISIOPATOLOGIA

A principal causa das ondas de calor, ou fogachos, é a deficiência estrogênica, porém as gonadotropinas e os neurotransmissores, como as catecolaminas e os opioides, também são responsáveis por elas, embora seus mecanismos não sejam bem explicados.[35,41]

Ao diminuírem, os níveis séricos de estrógeno alteram esses neurotransmissores cerebrais que causam instabilidade no centro termorregulador hipotalâmico.[35,37] Durante os calorões, há um pico de hormônio luteinizante (LH); entretanto, a relação desse pico com a modificação da temperatura cutânea e corporal e a ocorrência dos demais sintomas não está bem explicada.[33-36]

É mais frequentemente percebido na parte superior do tórax e no rosto, havendo também aumento de temperatura, devido à vasodilatação, da pele das mãos, dos pés, do antebraço, do braço, do abdome, do dorso, da panturrilha e das nádegas.[35] A Figura 10.2 esquematiza as causas das ondas de calor, fogachos, ou calorões, e suas consequências.

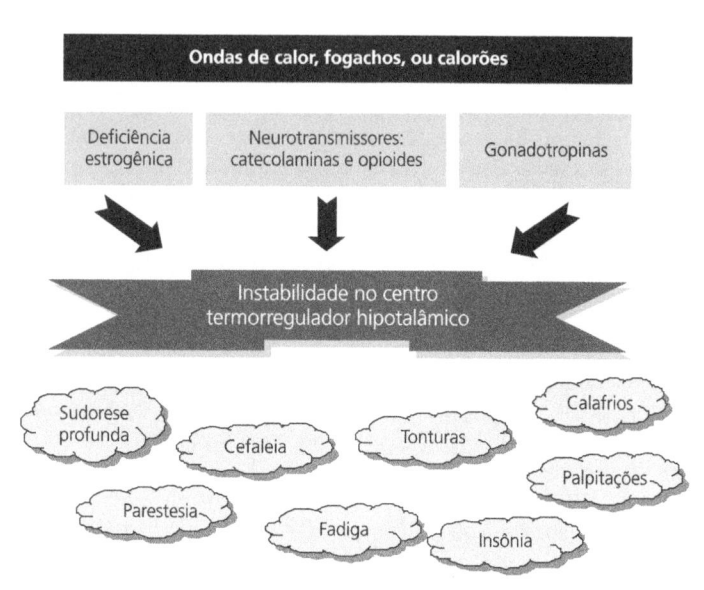

FIGURA 10.2
CAUSAS DAS ONDAS DE CALOR, FOGACHOS, OU CALORÕES, E SUAS CONSEQUÊNCIAS.

▶▶ NÓDULOS MAMÁRIOS

Os **nódulos mamários benignos** são responsáveis por até 80% das massas palpáveis e não aumentam o risco para desenvolvimento do câncer de mama.[42] O Quadro 10.3 apresenta os principais tipos de nódulos mamários, sua definição, fisiopatologia e método diagnóstico.

Podem ocorrer outros tipos de nódulos de mama. Como a mama costuma ser constituída também por tecido adiposo, o **lipoma** é relativamente frequente. O lipoma que contém estruturas dutais é chamado de **adenolipoma**; quando possui componentes vasculares e cartilagem madura, é denominado **angiolipoma** e **condrolipoma**, respectivamente.[43,44] Já o **hamartoma** é uma lesão pouco observada, com perfil mamográfico peculiar de lesão circunscrita contendo gordura. Apresenta-se como nódulo de dimensões variadas (1 a 20 cm), amolecido e móvel. Essa afecção tem margens bem definidas, mas não possui cápsula verdadeira. É um achado geralmente benigno (BI-RADS™ 2), e a exérese não é obrigatória.[45]

QUADRO 10.3
TIPOS DE NÓDULOS MAMÁRIOS, SUA DEFINIÇÃO, FISIOPATOLOGIA E MÉTODO DIAGNÓSTICO

SINAL/SINTOMA	CISTOS MAMÁRIOS	FIBROADENOMA	PAPILOMA INTRADUTAL
DEFINIÇÃO	São nódulos de aparecimento súbito, de contornos regulares, móveis e dolorosos, são mais frequentes na faixa etária dos 35 aos 50 anos, coincidindo com a fase involutiva da mama. A incidência é de 7 a 10% da população feminina, podendo ser únicos ou múltiplos, uni ou bilaterais. A consistência pode ser amolecida ou, quando o líquido intracístico encontra-se sob tensão, a sensação palpatória é fibroelástica.[46]	É a afecção mamária benigna mais comum em mulheres com menos de 35 anos, assintomática em 25% dos casos e com múltiplas lesões em 13 a 20%.[47,48] Pode ocorrer desde a menarca até a senectude.	É a neoplasia epitelial benigna que se desenvolve no lúmen de grandes e médios dutos subareolares, não formando massa palpável. É mais frequente entre os 30 e os 50 anos.[46]
FISIOPATOLOGIA	Os cistos se originam no duto terminal da unidade lobular, definidos como estruturas com diâmetro maior que 3 mm, com comportamento biológico lábil, podendo aumentar ou	Apresenta-se como tumor único ou múltiplo, móvel, bem delimitado, não fixo ao tecido adjacente, lobulado, de crescimento lento, com maior ocorrência no quadrante	O potencial de malignidade é baixo (risco relativo de 1,3). Seu principal sintoma é a descarga papilar hemorrágica, espontânea, unidutal e unilateral. Em pacientes com mais de 50 anos

QUADRO 10.3 (CONTINUAÇÃO)
TIPOS DE NÓDULOS MAMÁRIOS, SUA DEFINIÇÃO, FISIOPATOLOGIA E MÉTODO DIAGNÓSTICO

SINAL/SINTOMA	CISTOS MAMÁRIOS	FIBROADENOMA	PAPILOMA INTRADUTAL
	desaparecer, independentemente de medidas terapêuticas. Provavelmente decorrem dos ciclos ovulatórios sucessivos, tão frequentes nos dias de hoje, devido ao padrão de estilo de vida da mulher moderna, o que leva à manutenção do estímulo estrógeno/progesterona sobre o lóbulo, resultando em doenças proliferativas, fibrose e formação de cistos mamários.[49] De fato, a ativação constante do estroma pelos esteroides sexuais levaria à síntese crônica de colágeno e fibrose, que, ao obstruir os dutos mamários, induziria à formação de microcistos e, depois, de macrocistos. Portanto, são fatores agravantes na gênese dos cistos: menarca precoce, menopausa	superolateral. Em geral, é indolor, exceto durante a gravidez e a lactação, condições que podem estimular seu crescimento rápido e produzir dor. Normalmente, a consistência é fibroelástica, porém, nas pacientes mais velhas, pode haver calcificação distrófica no nódulo ("calcificação em pipoca"), e o nódulo passa a ter consistência endurecida. É mais frequente na terceira década e em mulheres negras, situação em que tendem à recorrência. O tamanho médio é de 2 a 3 cm, mas pode alcançar até 6 a 7 cm, caracterizando o fibroadenoma gigante. A bilateralidade é da ordem de 10 a 15%, e focos múltiplos na mesma mama, de 5 a 10% dos casos. A frequência de	com essa queixa, deve-se sempre afastar o diagnóstico de carcinoma papilífero e dutal.[43]

▲
▲

QUADRO 10.3 (CONTINUAÇÃO)
TIPOS DE NÓDULOS MAMÁRIOS, SUA DEFINIÇÃO, FISIOPATOLOGIA E MÉTODO DIAGNÓSTICO

SINAL/SINTOMA	CISTOS MAMÁRIOS	FIBROADENOMA	PAPILOMA INTRADUTAL
	tardia, nuliparidade, oligoparidade ou primiparidade tardia e amamentação curta ou ausente.[50] Durante a lactação, os cistos podem ser formados por conteúdo lácteo, sendo denominados galactoceles, ou, ainda, apresentar conteúdo purulento, nos casos de abscessos organizados.[51]	transformação maligna é muito baixa (0,1 a 0,3% dos casos).[52]	
DIAGNÓSTICO	A mamografia é obrigatória nas pacientes com mais de 40 anos, podendo diagnosticar alterações não palpáveis. A ultrassonografia é o método mais sensível para o diagnóstico dos cistos mamários, com precisão de até 100%, detectando lesões a partir de 2 mm.[53]	Por meio de rastreamento mamográfico em casos assintomáticos. O diagnóstico conclusivo só é feito em caso de macrocalcificações no interior da lesão ("calcificações em pipoca" – BI-RADS™ 2). Nos demais casos, a chance de malignidade é de 2%, devendo ser realizado acompanhamento desses nódulos, categorizados como BI-RADS™ 3.	O papiloma em geral é único e, no diagnóstico clínico, é importante a pesquisa do "ponto-gatilho", que consiste na pressão dos pontos cardinais do complexo areolopapilar com dedo indicador, com o intuito de identificar qual duto está comprometido. O tratamento consiste na exérese seletiva do duto. ▲▲

QUADRO 10.3 (CONTINUAÇÃO)
TIPOS DE NÓDULOS MAMÁRIOS, SUA DEFINIÇÃO, FISIOPATOLOGIA E MÉTODO DIAGNÓSTICO

SINAL/SINTOMA	CISTOS MAMÁRIOS	FIBROADENOMA	PAPILOMA INTRADUTAL
		O seguimento pode ser precedido pela punção aspirativa com agulha fina, sendo realizado por 6, 12 e 24 meses, para confirmar a estabilidade da lesão. Após esse período, preconiza-se a conduta expectante, independentemente da faixa etária.[43,46]	

▶▶ DESCARGA OU DERRAME PAPILAR

DEFINIÇÃO
Saída de secreção pela papila mamária, quando não associada à gravidez e à lactação (descarga papilar fisiológica). É o sintoma mais frequente, depois do nódulo e da dor mamária, constituindo cerca de 7% das queixas das pacientes. O derrame do mamilo tem sido descrito em 10 a 15% das mulheres com doença benigna da mama e, em 2,5 a 3% dos casos, está relacionado a carcinoma.[46,54]

FISIOPATOLOGIA
É um sinal inespecífico, decorrente de causa mamária ou extramamária, e, nesse caso, pode ser encontrado em diversas situações, tanto no homem quanto na mulher, devido à estimulação do epitélio mamário por mecanismos neuroendócrinos, caracterizando, assim, a galactorreia.[54]

A secreção é classificada, segundo seu aspecto macroscópico, em leitosa, verde, castanha, sanguínea, serosa, turva ou purulenta.[46] A nomenclatura descarga papilar sanguínea ou hemorrágica só pode ser aplicada nos casos em que a secreção, à microscopia, revelar elementos hemáticos. A importância do estudo dos derrames sanguíneos se deve a sua associação com papiloma intracanalicular, carcinoma papilífero e outras lesões.[55] Em homens, a relação do derrame papilar com o câncer de mama é maior do que em mulheres, estando presente em cerca de 20% dos homens com câncer de mama e sendo geralmente hemorrágico. O significado clínico do derrame papilar torna-se extremamente importante quando não existe nenhuma massa palpável na mama e quando for espontâneo.[46,55]

▶▶ DOR MAMÁRIA

DEFINIÇÃO
A prevalência da dor mamária é variável, segundo as diferentes estatísticas, e pode acometer cerca de 70% das mulheres, considerando-se um agravo crônico à saúde. A dor mamária pode ser classificada em cíclica (piora da dor no período pré-menstrual) e acíclica (sem relação com o período menstrual).[56]

FISIOPATOLOGIA
A dor cíclica costuma ser bilateral, acomete principalmente os quadrantes superiores laterais das mamas e pode ter irradiação para o braço.[46] Em geral, está associada a espessamento mamário, constituindo as alterações funcionais

benignas da mama (AFBMs), que representam simplesmente a resposta funcional efetora do tecido mamário aos hormônios na menacma, e não está associada a risco maior de câncer.[49] A dor acíclica pode ser decorrente de afecções mamárias específicas (processos inflamatórios e mastites, traumas, cicatrizes) ou de dor referida de afecções relacionadas à parede torácica, como mialgias e lesões musculares, neurites, dores ósseas e articulares (como a síndrome de Tietze), dermatites e flebites (como a síndrome de Mondor).[57] Quanto à intensidade, pode ser referida como leve, na grande maioria dos casos, em que não há interferência nas atividades usuais e na qualidade de vida da paciente; moderada, quando incomoda, mas não interfere nas atividades habituais; e intensa, quando interfere nas atividades diárias e na qualidade de vida, com necessidade de uso frequente de medicamentos.[46,56]

Considerando as características do quadro, sua elevada prevalência e a ausência de associação com risco de câncer, o tratamento deve ser orientado de acordo com a classificação do sintoma após a avaliação clínica do caso.[46,49,51,56]

PARE E REFLITA

Os sinais e sintomas (características definidoras) aqui descritos são referentes ao sistema genital feminino e às mamas e constituem apenas alguns dos que podem ser referidos pelas mulheres em sua busca pela assistência de enfermagem. Esses sinais e sintomas indicam algumas alterações que podem acometer a população feminina, assim, devem ser de conhecimento dos enfermeiros que atuam na área.

▶▶ EM SÍNTESE

No Quadro 10.4, são apresentados os principais diagnósticos de enfermagem, a partir dos indícios descritos, assim como seus fatores relacionados ou de risco. A denominação dos diagnósticos de enfermagem segue a Taxonomia da NANDA-I.[58]

QUADRO 10.4
SINAIS E SINTOMAS, DIAGNÓSTICOS DE ENFERMAGEM E SEUS FATORES RELACIONADOS OU DE RISCO

SINAIS E SINTOMAS	DIAGNÓSTICO DE ENFERMAGEM (domínio/classe)	FATORES RELACIONADOS OU DE RISCO
Corrimento vaginal (Relatos de comichão; relatos de sentir-se desconfortável; sintomas relativos a doenças)	**Conforto Prejudicado** Domínio 12 – Conforto Classe 1 – Conforto físico	– Fatores relacionados não descritos pela NANDA-I
	Integridade Tissular Prejudicada (dano à membrana mucosa) Domínio 11 – Segurança/proteção Classe 2 – Lesão física	– Circulação alterada; fatores mecânicos (abrasão, fricção); irritantes químicos
	Dor Aguda Domínio 12 – Conforto Classe 1 – Conforto físico	– Relatos verbais de dor
Dor pélvica crônica	**Dor Crônica** Domínio 12 – Conforto Classe 1 – Conforto físico	– Incapacidade física crônica – Incapacidade psicossocial crônica
Diminuição da libido	**Disfunção Sexual** Domínio 8 – Sexualidade Classe 2 – Função sexual	– Abuso físico; abuso psicossocial – Alteração biopsicossocial da sexualidade – Conflito de valores – Estrutura corporal alterada; função corporal alterada
	Padrões de Sexualidade Ineficazes Domínio 8 – Sexualidade Classe 2 – Função sexual	– Medo de adquirir doença sexualmente transmissível – Medo de gravidez – Relacionamento prejudicado com uma pessoa significativa
Dispareunia	**Dor aguda** Domínio 12 – Conforto Classe 1 – Conforto físico	– Agentes lesivos (físicos, biológicos, psicológicos)

▶▶

QUADRO 10.4 (CONTINUAÇÃO)
SINAIS E SINTOMAS, DIAGNÓSTICOS DE ENFERMAGEM E SEUS FATORES RELACIONADOS OU DE RISCO

SINAIS E SINTOMAS	DIAGNÓSTICO DE ENFERMAGEM (domínio/classe)	FATORES RELACIONADOS OU DE RISCO
Ansiedade; falta de controle da situação; incapacidade de relaxar Inquietação, medo	**Conforto Prejudicado** Domínio 12 – Conforto Classe 1 – Conforto físico	– Fatores relacionados não descritos pela NANDA-I
Ondas de calor, fogachos, ou calorões	**Termorregulação Ineficaz** Domínio 11 – Segurança/proteção Classe 6 – Termorregulação	– Doença – Envelhecimento
Nódulos mamários, derrame papilar	**Conhecimento Deficiente** Domínio 5 – Percepção/cognição Classe 6 – Cognição	– Interpretação errônea de informações; limitação cognitiva
	Distúrbio na Imagem Corporal Domínio 6 – Autopercepção Classe 3 – Imagem corporal	– Cirurgia, lesão e tratamento da doença
	Ansiedade Domínio 9 – Enfrentamento/tolerância ao estresse Classe 2 – Reações de enfrentamento	– Ameaça ao *status* de saúde
Dor mamária	**Mobilidade Física Prejudicada** Domínio 4 – Atividade/repouso Classe 2 – Atividade/exercício	– Relatos de desconforto e dor
	Conhecimento Deficiente Domínio 5 – Percepção/cognição Classe 4 – Cognição	– Interpretação errônea de informações; limitação cognitiva

QUADRO 10.4 (CONTINUAÇÃO)
SINAIS E SINTOMAS, DIAGNÓSTICOS DE ENFERMAGEM E SEUS FATORES RELACIONADOS OU DE RISCO

SINAIS E SINTOMAS	DIAGNÓSTICO DE ENFERMAGEM (domínio/classe)	FATORES RELACIONADOS OU DE RISCO
	Ansiedade Domínio 9 – Enfrentamento/tolerância ao estresse Classe 2 – Reações de enfrentamento	– Ameaça ao *status* de saúde
* Não se identificam sinais e sintomas, mas *fatores de risco*	***Risco de Infecção** Domínio 11 – Segurança/proteção Classe 1 – Infecção	– Defesas primárias inadequadas (mudanças de pH das secreções) – Exposição ambiental aumentada a patógenos – Imunidade adquirida inadequada – Conhecimento insuficiente para evitar exposição a patógenos – Doença crônica – Procedimentos invasivos – Trauma – Agentes farmacêuticos (imunossupressores)
	*Risco de Choque Domínio 4 – Atividade/repouso Classe 4 – Respostas cardiovasculares/pulmonares	– Hipovolemia – Hipotensão
	*Risco de Volume de Líquidos Deficiente Domínio 2 – Nutrição Classe 5 – Hidratação	– Perdas excessivas por vias normais (sangramento vaginal)
	*Risco de Integridade da Pele Prejudicada Domínio 11 – Segurança/proteção Classe 2 – Lesão física	– Secreções – Circulação prejudicada – Mudanças na pigmentação; mudanças no turgor da pele – Sensações prejudicadas

▶▶ CONSIDERAÇÕES FINAIS

Neste capítulo, procurou-se descrever as principais queixas que as mulheres apresentam ao procurar o ambulatório de ginecologia, tanto no que se refere aos sinais e sintomas genitais femininos como em relação às mamas. O enfermeiro que presta assistência a essas mulheres deve sempre ter em mente que as mudanças são inexoráveis ao longo do ciclo vital, conforme as alterações hormonais acontecem no corpo feminino. Os fluxos vaginais se alteram, bem como os sangramentos, sejam eles relacionados à menstruação ou não, assim como a libido e a resposta sexual, sem menosprezar a conformação das mamas. Assim, a mulher deve ser vista como um ser único, desde a adolescência à senilidade, indissociada das repercussões cabíveis a cada etapa da vida.

REFERÊNCIAS

1. Alves ALL, Péret FJA. Anamnese e exame físico. In: Camargos AF, Melo VH, Carneiro MM, Reis FM. Ginecologia ambulatorial: baseada em evidências científicas. 2. ed. Belo Horizonte: Coopmed; 2008. p. 83-96.

2. Silveira GPG, Herter LD, Milagre MK. Leucorreias. In: Silveira GPG. Ginecologia baseada em evidências. São Paulo: Atheneu; 2004. p. 63-70.

3. Barros SMO. Doenças infecciosas e infecções congênitas. In: Barros SMO, Marin HF, Abrão ACFV. Enfermagem obstétrica e ginecológica: guia para a prática assistencial. 2. ed. São Paulo: Roca; 2009. p. 142-62.

4. Naud P, Matos JC, Vettorazzi J, Hammes LS. Vulvovaginites. In: Freitas F, Menke CH, Rivoire WA, Passos EP, organizadores. Rotinas em ginecologia. 6. ed. Porto Alegre: Artmed; 2011. p. 191-203.

5. Bader TJ. Infecções do trato genital inferior. In: Segredos em ginecologia e obstetrícia: respostas necessárias ao dia a dia em rounds, na clínica, em exames orais e escritos. Porto Alegre: Artmed; 2008. p. 32-7.

6. Araújo ACL. Doenças sexualmente transmissíveis. In: Camargos AF, Melo VH, Carneiro MM, Reis FM. Ginecologia ambulatorial: baseada em evidências científicas. 2. ed. Belo Horizonte: Coopmed; 2008. p. 565-90.

7. Amorim MMR. Sangramento uterino disfuncional. In: Santos LC, Mendonça VG. Ginecologia ambulatorial baseada em evidências. Rio de Janeiro: MedBook; 2011. p. 357-75.

8. Pessini SA. Sangramento uterino anormal. In: Corletta HVE, Capp E. Ginecologia no consultório. Porto Alegre: Artmed; 2008. p. 143-60.

9. Halbe HW, Sakamoto LC. Hemorragia uterina disfuncional. In: Halbe HW. Tratado de ginecologia. 2. ed. São Paulo: Roca; 1993. p. 1187-201.

10. Freitas F, Wender COM, Valiati B, Rodini GP. Sangramento uterino anormal. In: Freitas F, Menke CH, Rivoire WA, Passos EP, organizadores. Rotinas em ginecologia. 6. ed. Porto Alegre: Artmed; 2011. p. 121-34.

11. Baikie PD. Amenorreia. In: Sinais e sintomas. Rio de Janeiro: Guanabara Koogan; 2006. p. 42.

12. Aurilio L. Alterações médicas nas mulheres durante a adolescência e a idade adulta. In: Orshan SA. Enfermagem na saúde das mulheres, das mães e dos recém-nascidos: o cuidado ao longo da vida. Porto Alegre: Artmed; 2010. p. 141-98.

13. Corleta HVE, Magno V. Amenorreia. In: Corletta HVE, Capp E. Ginecologia no consultório. Porto Alegre: Artmed; 2008. p. 181-94.

14. Freitas F, Passos EP, Salazar CC, Bilibio JP. Amenorreias. In: Freitas F, Menke CH, Rivoire WA, Passos EP, organizadores. Rotinas em ginecologia. 6. ed. Porto Alegre: Artmed; 2011. p. 662-72.

15. Leite EJC. Amenorreia. In: Santos LC, Mendonça VG. Ginecologia ambulatorial baseada em evidências. Rio de Janeiro: MedBook; 2011. p. 391-406.

16. Giraldo PC, Eleutério Jr J, Linhares IM. Dismenorreia/dysmenorrhea. Rev Bras Med. 2008;65(6):164-8.

17. Baikie PD. Dismenorreia. In: Sinais e sintomas. Rio de Janeiro: Guanabara Koogan; 2006. p. 730.

18. Silva Filho EA, Moura EV. Dismenorreia. In: Santos LC, Mendonça VG. Ginecologia ambulatorial baseada em evidências. Rio de Janeiro: MedBook; 2011. p. 273-82.

19. Brown J, Brown S. Exercise for dysmenorrhoea. Cochrane Database Syst Rev. 2010(2):CD004142.

20. Proctor ML, Murphy PA, Pattison HM, Suckling J, Farquhar CM. Behavioural interventions for primary and secondary dysmenorrhoea. Cochrane Database Syst Rev. 2007(3):CD002248.

21. Passos RBF, Araújo DV, Ribeiro CP, Marinho T, Fernandes CE. Prevalência de dismenorreia primária e seu impacto sobre a produtividade em mulheres brasileiras: estudo DISAB. RBM Rev Bras Méd. 2008;65(8):250-3.

22. Baikie PD. Menorragia. In: Sinais e sintomas. Rio de Janeiro: Guanabara Koogan; 2006. p. 734.

23. Latthe P, Latthe M, Say L, Gülmezoglu M, Khan KS. WHO systematic review of prevalence of chronic pelvic pain: a neglected reproductive health morbidity. BMC Public Health. 2006;6:177.

24. Coelho Jr ER. Dor pélvica crônica. In: Santos LC, Mendonça VG. Ginecologia ambulatorial baseada em evidências. Rio de Janeiro: MedBook; 2011. p. 93-108.

25. Opperman MLR. Dor pélvica crônica. In: Corletta HVE, Capp E. Ginecologia no consultório. Porto Alegre: Artmed; 2008. p. 121-41.

26. Opperman MLR, Souza CAB, Genro VK, Caran JZ, Cunha Filho JSL. Dor pélvica crônica. In: Freitas F, Menke CH, Rivoire WA, Passos EP, organizadores. Rotinas em ginecologia. 6. ed. Porto Alegre: Artmed; 2011. p. 96-112.

27. Ortiz DD. Chronic pelvic pain in women. Am Fam Physician. 2008;77(11):1535-42.

28. Abdo CHN. Considerações a respeito do ciclo de resposta sexual da mulher: uma nova proposta de entendimento. Diagnóstico Tratamento. 2010;15(2):88-90.

29. Hentschel H, Bilibio JP, Lorenzzoni PL. Sexualidade humana. In: Freitas F, Menke CH, Rivoire WA, Passos EP, organizadores. Rotinas em ginecologia. 6. ed. Porto Alegre: Artmed; 2011. p. 341-53.

30. Aguiar MV, Lopes GP. Sexologia ambulatorial. In: Camargos AF, Melo VH, Carneiro MM, Reis FM. Ginecologia ambulatorial: baseada em evidências científicas. 2. ed. Belo Horizonte: Coopmed; 2008. p. 723-37.

31. Pereira DHM. Fatores coital e vaginal. In: Halbe HW. Tratado de ginecologia. 2. ed. São Paulo: Roca; 1993. p. 1532-8.

32. Baikie PD. Dispareunia. In: Sinais e sintomas. Rio de Janeiro: Guanabara Koogan; 2006. p. 730.

33. Halbe HW, Fonseca AM. Síndrome do climatério. In: Halbe HW. Tratado de ginecologia. 2. ed. São Paulo: Roca; 1993. p. 1243-58.

34. Sclowitz IKT, Santos IS, Silveira MF. Prevalência e fatores associados a fogachos em mulheres climatéricas e pós-climatéricas. Cad Saúde Pública. 2005;21(2):469-81.

35. Wender MCO, Freitas F. Calorões. In: Corletta HVE, Capp E. Ginecologia no consultório. Porto Alegre: Artmed; 2008. p. 195-203.

36. Wender MCO, Freitas F, Castro JAS, Caran JZ, Oliveira PP. Climatério. In: Freitas F, Menke CH, Rivoire WA, Passos EP, organizadores. Rotinas em ginecologia. 6. ed. Porto Alegre: Artmed; 2011. p. 700-22.

37. Pinho Neto JS, Lima JC. Assistência à mulher no climatério. In: Santos LC, Mendonça VG. Ginecologia ambulatorial baseada em evidências. Rio de Janeiro: MedBook; 2011. p. 293-328.

38. Stöppler MC. Menopause symptoms [Internet]. New York: E-medicine health: experts for emergencies; c2011 [capturado em 15 dez. 2010]. Disponível em: http://www.emedicinehealth.com/menopause/page3_em.htm.

39. De Lorenzi DRS, Danelon C, Saciloto B, Padilha Jr J. Fatores indicadores da sintomatologia climatérica. Rev Bras Ginecol Obstet. 2005;27(1):12-9.

40. Freeman EW, Sammel MD, Lin H, Gracia CR, Kapoor S, Ferdousi T. The role of anxiety and hormonal changes in menopausal hot flashes. Menopause. 2005;12(3):258-66.

41. Freedman RR. Physiology of hot flashes. Am J Hum Biol. 2001;13(4):453-64.

42. Boff RA, Wisintainer F. Mastologia moderna: abordagem multidisciplinar. Caxias do Sul: Mesa redonda; 2006. p. 139-54.

43. Tabar L, Dean PB, Tot T. Teaching atlas of mammography. 2nd ed. New York: Thieme Medical; 2001.

44. Bland KI, Copeland III EM. The breast: comprehensive management of benign and malignant diseases. 3rd ed. Philadelphia: W. B. Saunders; 2004.

45. Puglisi F, Zuiani C, Bazzocchi M, Valent F, Aprile G, Pertoldi B, et al. Role of mammography, ultrasound and large core biopsy in the diagnostic evaluation of papillary breast lesions. Oncology. 2003;65(4):311-5.

46. Menke CH, Biazús JV, Cavalheiro JA, Rabin EG. Rotinas em mastologia. 2. ed. Porto Alegre: Artmed; 2007.

47. Alle KM, Moss J, Venegas RJ, Khalkhali I, Klein SR. Conservative management of fibroadenoma of the breast. Br J Surg. 1996;83(7):992-3.

48. Greenberg R, Skornick Y, Kaplan O. Management of breast fibroadenomas. J Gen Intern Med. 1998;13(9):640-5.

49. Santen RJ, Mansel R. Benign breast disorders. N Engl J Med. 2005;353(3):275-85.

50. Navarrete MA, Maier CM, Falzoni R, Quadros LG, Lima GR, Baracat EC, et al. Assessment of the proliferative, apoptotic and cellular renovation indices of the human mammary epithelium during the follicular and luteal phases of the menstrual cycle. Breast Cancer Res. 2005;7(3):R306-13.

51. Nazario ACP, Araújo Neto JT. Alterações funcionais benignas da mama. In: Baracat EC, Lima GR. Guia de ginecologia. São Paulo: Manole; 2005.

52. Simomoto MM, Nazário AC, Gebrim LH, Simões MJ, Baracat EC, De Lima GR. Morphometric analysis of the epithelium of mammary fibroadenomas during the proliferative and secretory phases of the menstrual cycle. Breast J. 1999;5(4):256-61.

53. Berg WA. Rationale for a trial of screening breast ultrasound: American College of Radiology Imaging Network (ACRIN) 6666. AJR Am J Roentgenol. 2003;180(5):1225-8.

54. Gupta RK, Gaskell D, Dowle CS, Simpson JS, King BR, Naran S, et al. The role of nipple discharge cytology in the diagnosis of breast disease: a study of 1948 nipple discharge smears from 1530 patients. Cytopathology. 2004;15(6):326-30.

55. Sakorafas GH. Nipple discharge: current diagnostic and therapeutic approaches. Cancer Treat Rev. 2001;27(5):275-82.

56. Olawaiye A, Withiam-Leitch M, Danakas G, Kahn K. Mastalgia: a review of management. J Reprod Med. 2005;50(12):933-9.

57. Markopoulos C, Kouskos E, Mantas D, Kakisis J, Antonopoulou Z, Kontzoglou K, et al. Mondor's disease of the breast: is there any relation to breast cancer? Eur J Gynaecol Oncol. 2005;26(2):213-4.

58. NANDA International. Diagnósticos de enfermagem da NANDA: definições e classificação 2009-2011. Porto Alegre: Artmed; 2010.

11

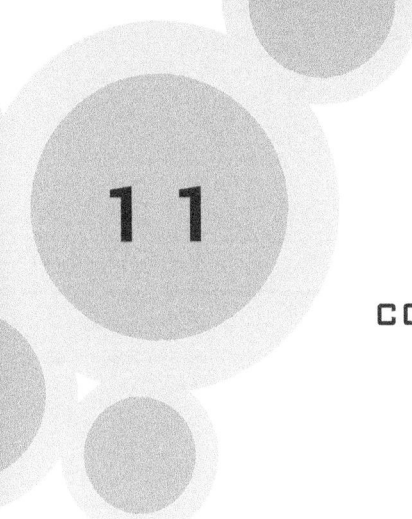

DIAGNÓSTICOS DE ENFERMAGEM COM BASE EM SINAIS E SINTOMAS DO
▶▶ SISTEMA RENAL

MARIA CONCEIÇÃO PROENÇA
CELIA MARIANA BARBOSA DE SOUZA
ALESSANDRA ROSA VICARI
ADRIANA TESSARI

O desequilíbrio hidroeletrolítico e metabólico que resulta da síndrome urêmica é a manifestação da insuficiência renal aguda ou crônica. Este pode ocorrer devido à redução na taxa de filtração glomerular, que leva ao acúmulo de substâncias no sangue que, em condições fisiológicas normais, seriam excretadas na urina. A redução na taxa de filtração glomerular compromete praticamente todos os sistemas do organismo: cardiovascular, gastrintestinal, hematopoiético, imune, osteomuscular, dermatológico, nervoso e endócrino.[1]

A progressão da doença renal pode ocorrer de diferentes formas. Os sinais e sintomas (características definidoras) e os fatores de risco variam de acordo com a gravidade e/ou a etiologia da doença e com o tipo de terapêutica. Neste capítulo, serão abordados: acidose metabólica, alterações na pressão arterial (hipertensão e hipotensão), anemia, anúria, aumento de peso interdialítico, cãibras, deficiência da imunidade, dispneia, dor, edema, fraqueza, náuseas, vômitos e oligúria.[2]

Ao enfermeiro compete buscar habilidades e conhecimento para reconhecer os fenômenos relacionados a essa doença, estabelecer os diagnósticos de enfermagem, implementar intervenções e avaliar os resultados esperados.

▶▶ ACIDOSE METABÓLICA

DEFINIÇÃO
A acidose metabólica é um distúrbio em que há elevação na concentração de hidrogênio, gerando pH baixo no fluido extracelular. O bicarbonato encontra-se diminuído, por estar sendo consumido no tamponamento do excesso de ácido (H^+). O hidrogênio em excesso estimula o centro respiratório provocando hiperventilação como mecanismo compensatório e mais eliminação de CO_2.[2]

FISIOPATOLOGIA
A acidose resulta da incapacidade dos rins em eliminar os produtos acídicos normais e de concentrações elevadas de nitrogênio não proteico, especialmente ureia. O organismo torna-se incapaz de excretar os produtos metabólicos finais, ocorrendo, também, aumento na concentração de outros produtos da retenção urinária, como creatinina, ácido úrico, fenóis, base de guanina, sulfatos, fosfatos e potássio. A acidose é um dos principais fatores responsáveis pelo coma urêmico, que pode ocorrer depois de uma semana ou mais de insuficiência renal crônica. No entanto, outras alterações também podem contribuir – edema generalizado, aumento na concentração de potássio e elevada concentração de nitrogênio não proteico.[3]

▶▶ ALTERAÇÕES NA PRESSÃO ARTERIAL

▶ HIPERTENSÃO

DEFINIÇÃO
A hipertensão arterial sistêmica (HAS) é uma condição clínica multifatorial caracterizada por níveis elevados e sustentados da pressão arterial (PA). Associa-se frequentemente a alterações funcionais e/ou estruturais de órgãos-alvo (coração, encéfalo, rins e vasos sanguíneos) e a alterações metabólicas, com consequente aumento do risco de eventos cardiovasculares fatais e não fatais.[4] Conforme as Diretrizes Brasileiras de Hipertensão Arterial, é possível classificar a pressão arterial (PA) em ótima, normal, limítrofe e hipertensão em estágios 1, 2 e 3, representados na Tabela 11.1.[4]

    A HAS é uma das mais frequentes causas de insuficiência renal crônica, devido ao comprometimento isquêmico e a alterações glomerulares diretas.[1] É considerada síndrome nefrológica pelo fato de que, quando não adequadamente controlada, pode causar dano renal (nefroesclerose hipertensiva) e por

TABELA 11.1
CLASSIFICAÇÃO DA PRESSÃO ARTERIAL EM ADULTOS A PARTIR DE 18 ANOS DE IDADE CONFORME DIRETRIZES BRASILEIRAS DE HIPERTENSÃO ARTERIAL

CLASSIFICAÇÃO DA PA	PA SISTÓLICA (mmHg)	PA DIASTÓLICA (mmHg)
Ótima	< 120	< 80
Normal	< 130	< 85
Limítrofe	130-139	85-89
Hipertensão estágio 1	140-159	90-99
Hipertensão estágio 2	160-179	100-109
Hipertensão estágio 3	≥ 180	≥ 110

PA, pressão arterial.

ter como etiologia algumas doenças renais: estenose da artéria renal, glomerulopatias e nefropatias crônicas.[5]

FISIOPATOLOGIA

A hipertensão tem como causas importantes a expansão do volume extracelular e a retenção de sódio, que ocorrem devido ao quadro de oligúria ou anúria na maioria dos pacientes, bem como o tônus vascular inadequadamente alto.[1]

A hipertensão arterial como resposta orgânica à sobrecarga de cloreto de sódio é o mecanismo fisiopatogênico mais importante. Os mecanismos tubulares renais de excreção de sódio e os sistemas de controle estão envolvidos na retenção que leva à expansão de volume extravascular e ao aumento da PA. Alguns mediadores envolvidos no controle do metabolismo intrarrenal de cloreto de sódio são renina-angiotensina, bradicinina, prostagladinas e óxido nítrico.[1]

Inicialmente, existe uma relação dependente de elevação da PA com a volemia. Os mecanismos autorreguladores do fluxo arteriolar impedem que o aumento do débito e da pressão se transmita aos tecidos. Portanto, ocorre vasoconstrição inicial, que, com a manutenção dessas alterações hemodinâmicas, leva a hipertrofia arteriolar, com aumento na resistência periférica e hipertensão crônica.[1] O tônus vascular inadequadamente alto está relacionado com o sistema renina-angiotensina, que é ativado de modo incorreto em relação ao estado volumétrico, um problema que pode ser agravado em pacientes com doença renovascular prévia.[6]

Naqueles em diálise, a remoção de líquidos durante a terapia dialítica intensiva está associada a um bom controle dos níveis pressóricos. É importante a orientação do paciente quanto à restrição hídrica e ao controle de sódio, pois a sobrecarga crônica de volume, além de causar hipertensão, está relacionada a um aumento de morbimortalidade.[5,7]

▶ HIPOTENSÃO

DEFINIÇÃO
A hipotensão é definida como pressão inferior a 90/60 mmHg. É um dos sintomas mais prevalentes nos pacientes que realizam hemodiálise e pode ser um fator de risco para mortalidade nesse grupo. Em um estudo com pacientes no programa de hemodiálise em regime de internação, 49% apresentaram o sintoma de hipotensão transdiálise.[8,9]

FISIOPATOLOGIA
A fisiopatologia da hipotensão durante a hemodiálise está associada à redução do volume circulante em relação ao volume de plasma, induzida pela remoção excessiva de líquidos em um curto espaço de tempo por meio do mecanismo de ultrafiltração. Nesse processo, ocorre declínio da osmolalidade extracelular, causada pela remoção de solutos, especialmente sódio. O resultado é a transferência de fluidos de fora para dentro da célula, aumentando o volume intracelular e reduzindo o extracelular.[10]

Durante o tratamento dialítico, a hipotensão está associada a compensação insuficiente. A manutenção do volume sanguíneo durante a diálise depende do reenchimento do compartimento de sangue proveniente dos espaços teciduais circulantes, sendo a velocidade desse processo variável entre os pacientes. A redução no volume sanguíneo resulta em diminuição no enchimento cardíaco, que, por sua vez, causa débito diminuído, levando a hipotensão.[6,11]

▶▶ ANEMIA

DEFINIÇÃO
A anemia é definida, conforme a Organização Mundial da Saúde,[12] como níveis de hemoglobina inferiores a 13 g/dL em homens adultos e em mulheres

pós-menopausa e níveis menores do que 12 g/dL em mulheres pré-menopausa. Esse critério faz com que cerca de 90% dos pacientes com filtração glomerular inferior a 25 a 30 mL/min tenham anemia.[13]

Na insuficiência renal crônica, em termos de qualidade de vida e aumento de efeitos adversos, os níveis ideais de hemoglobina devem ser superiores a 11 g/dL, em comparação a níveis inferiores. Entretanto, existem evidências de pouco benefício e de riscos potenciais, com o aumento da morbidade e da mortalidade, com níveis de hemoglobina superiores a 13 g/dL em pacientes em fase pré-dialítica e em hemodiálise.[13] Os níveis-alvo conforme diretrizes K/DOQI 2007 são de uma taxa de hemoglobina entre 11 e 12 g/dL.[14]

A anemia é um fator contribuinte para muitos dos sinais e sintomas relacionados à diminuição da função renal, que são ilustrados no Quadro 11.1. Esses sinais e sintomas evidenciam que a anemia também está associada a aumento da morbimortalidade.[13]

FISIOPATOLOGIA

O principal fator envolvido na anemia na insuficiência renal crônica é a deficiência de eritropoetina (glicoproteína produzida principalmente nos rins). Esse hormônio tem a capacidade de interagir com receptores de alta e baixa afinidade presentes nas células precursoras de eritroides. Apesar de a eritropoetina poder ser produzida por outros tecidos do corpo, as células epiteliais próximas aos túbulos renais são responsáveis pela produção da eritropoetina necessária à eritropoiese.[1,6] Na maioria dos pacientes com insuficiência renal crônica, a anemia é normocítica e normocrômica, evidenciando a natureza hipoproliferativa da eritropoiese que resulta de níveis reduzidos de eritropoetina, que são consequentes da redução da massa renal e da menor sobrevida das hemácias.[15]

QUADRO 11.1
SINAIS E SINTOMAS QUE PODEM ESTAR RELACIONADOS À ANEMIA NA INSUFICIÊNCIA RENAL CRÔNICA

- Fadiga
- Diminuição da tolerância ao exercício
- Dispneia
- Depressão
- Disfunção sistólica ventricular esquerda
- Hipertrofia de ventrículo esquerdo

Na insuficiência renal crônica, a anemia desenvolve-se conforme a nefropatia crônica progride e poderá ser diagnosticada quando a função renal estiver abaixo de 50% do normal. Outros fatores que também podem agravar a anemia estão descritos no Quadro 11.2. Além desses fatores, HAS grave pode levar a fragmentação dos eritrócitos, e fatores no plasma podem ocasionar hemólise.[2,14]

▶▶ ANÚRIA

DEFINIÇÃO
É definida como diurese ≤ 100 mL/24 h. Diz-se que a anúria é total quando não há diurese. Pode ser causada por doenças que atingem o trato urinário alto, os rins e os ureteres, ou o trato urinário baixo, a bexiga e a uretra.[5]

FISIOPATOLOGIA
As causas mais comuns da anúria são choque, trauma, transfusão sanguínea incompatível e intoxicação farmacológica. A ausência absoluta de urina pode ser causada pela obstrução completa do trato urinário, que pode indicar disfunção renal grave, necessitando intervenção imediata.[16]

▶▶ AUMENTO DE PESO INTERDIALÍTICO

DEFINIÇÃO
Os pacientes em hemodiálise apresentam o chamado "peso seco", que é definido como o peso ideal pós-diálise, que resulta da remoção do excesso de líquido corporal entre as sessões.[1]

QUADRO 11.2
FATORES CONTRIBUINTES PARA ANEMIA NA INSUFICIÊNCIA RENAL

- Perda crônica de sangue no sistema de diálise
- Deficiência de ácido fólico
- Deficiência nutricional
- Tendência a sangramento devido a uremia
- Hemólise

O cálculo para a retirada de volume durante a sessão de hemodiálise baseia-se em medidas pouco precisas, como "peso seco estimado". A falta de medidas objetivas para definir os parâmetros da retirada de líquido estimulou o desenvolvimento de medidas mais objetivas para sua determinação, com testes ainda não disponíveis rotineiramente nas unidades de diálise, como bioimpedância, ultrassonografia de diâmetro da veia cava inferior e níveis séricos do fator natriurético atrial. Portanto, o peso seco é determinado considerando-se a pressão arterial, a presença de edema e a tolerância do volume de ultrafiltração ao peso seco estimado.[6]

FISIOPATOLOGIA
Com frequência, pacientes com insuficiência renal crônica apresentam um quadro de oligúria ou anúria. Dessa forma, terão equilíbrio hídrico positivo relacionado à ingestão maior que o débito, implicando aumento de peso.

►► CÃIBRAS

DEFINIÇÃO
Cãibra é uma contração involuntária, de início súbito e dor intensa. Essa contração é visualmente palpável pelo encurtamento do músculo.[17] Essa contração muscular costuma estar associada a dor grave e ocorre tanto durante a sessão de diálise como no período interdialítico. Em geral, localiza-se nas extremidades inferiores, mas pode ocorrer também nos músculos do abdome, dos braços e das mãos.[17]

Apesar de todos os avanços na terapia dialítica, as cãibras ocorrem em dois ou mais episódios por semana em 25% dos pacientes, comprometendo a qualidade de vida e o tempo de diálise.[17]

FISIOPATOLOGIA
A patogenia das cãibras musculares durante a diálise é desconhecida. Sua etiologia é multifatorial, e os quatro fatores predisponentes mais importantes são:

- Hipotensão
- Hipovolemia
- Alta velocidade de ultrafiltração (grande ganho de peso ponderal)
- Uso de solução de diálise com baixo teor de sódio.

Tais fatores levam a vasoconstrição e resultam em hipoperfusão muscular, com comprometimento secundário do relaxamento muscular. Outros fatores também descritos como contribuintes são: alteração na osmolalidade plasmática, deficiência de carnitina, hipomagnesemia e hipoxia tecidual.[6,17]

▶▶ DEFICIÊNCIA DA IMUNIDADE

DEFINIÇÃO

Deficiência imune é uma condição na qual o sistema imunológico não está funcionando adequadamente, predispondo o paciente a infecções.[18,19]

FISIOPATOLOGIA

O linfócito é a principal célula envolvida. Além deste, macrófagos e neutrófilos, eosinófilos e basófilos também fazem parte dos processos imunológicos. A maioria dos casos de imunodeficiência é adquirida (imunodeficiência secundária), como resultado de uma doença ou uso de medicamentos. Um estado de deficiência imunológica pode ser induzido, como no caso de um transplante de órgão, no qual o paciente faz uso de medicamentos para suprimir o sistema imunológico e, assim, reduzir o risco de rejeição do órgão doado.[19]

A disfunção imunológica ocorre como resultado de anormalidades bioquímicas, exposições ambientais, distúrbios diversos e infecções. Na hemodiálise, esse mecanismo é desconhecido. Sabe-se que pacientes em hemodiálise apresentam redução da função dos linfócitos T, diminuição da produção de anticorpos e função comprometida dos neutrófilos. Esse comprometimento pode estar relacionado à biocompatibilidade das membranas de diálise. Somado a isso, algumas patologias que podem desencadear insuficiência renal também apresentam alterações no sistema imunológico, como diabetes melito, síndrome nefrótica e lúpus eritematoso sistêmico.[20]

▶▶ DISPNEIA

DEFINIÇÃO

É a sensação subjetiva de falta de ar, referida também como diminuição de fôlego ou fadiga. É um fenômeno subjetivo, mas pode exteriorizar-se por manifestações objetivas, conforme sua intensidade.[5] Na presença de alguma anormalidade, a dispneia pode ocorrer no repouso ou com atividades previamente toleradas.[7]

FISIOPATOLOGIA

Na insuficiência renal, a dispneia tende a estar relacionada ao acúmulo de água devido a ingesta hídrica e/ou pelo metabolismo dos alimentos ingeridos durante o período interdialítico em pacientes com oligúria ou anúria, devido a uma ingesta maior do que o débito. O ganho de peso excessivo (em geral, um paciente em diálise três vezes por semana ganhará de 1 a 4 kg de peso entre as sessões, cuja maior parte é água) pode ocasionar congestão pulmonar e, por conseguinte, dispneia.[6] Outros fatores contribuintes para essa condição são a acidose metabólica e a anemia.

▶▶ DOR

DEFINIÇÃO

Dor é a percepção de um estímulo mecânico, térmico ou químico lesivo ou danoso aos tecidos corporais. É uma resposta fisiológica a dano tecidual, um alerta de segurança do organismo alertando que algo não está bem.[21,22]

Em pacientes em hemodiálise, as dores relatadas com mais frequência estão descritas no Quadro 11.3. A cefaleia é comum em pacientes em hemodiálise e ocorre em cerca de 5% deles. Sua causa costuma ser desconhecida; dor torácica e dorsalgia são descritas em 1 a 4% dos casos. A dor óssea e a dor muscular em geral estão relacionadas a alterações no metabolismo mineral e ósseo em pacientes com doença renal crônica.[1,6,10]

FISIOPATOLOGIA

O processo de dor envolve as funções fisiológicas e psicológicas complexas, que variam entre os indivíduos. A percepção como um estímulo nocivo faz com que se tenha consciência da dor. Denomina-se nocicepção a detecção de dano tecidual por fibras nervosas especializadas do sistema nervoso parassim-

QUADRO 11.3
TIPOS DE DOR RELATADA EM PACIENTES EM HEMODIÁLISE

- Cefaleia
- Dor torácica
- Dorsalgia
- Dor óssea
- Dor muscular

pático (SNP) e sua transmissão ao sistema nervoso central (SNC). O processo de nocicepção ocorre em quatro fases:

- Transdução
- Transmissão
- Percepção
- Modulação

A transdução é a transformação de um estímulo mecânico, térmico ou químico em estímulo elétrico no SNP. A nocicepção tem início na periferia, onde estão os neurônios sensitivos e as terminações nervosas livres, chamados de nociceptores. Na transmissão da nocicepção, o processo ocorre em três seguimentos: no primeiro, o impulso é transmitido ao longo da fibra nervosa periférica até a medula espinal; no segundo, da medula espinal ao tronco cerebral e ao tálamo; e, no terceiro, o impulso é transmitido mediante conexões entre o tálamo e o córtex cerebral. A percepção é a etapa de consciência da nocicepção. Entretanto, nem toda nocicepção causa percepção de dor, e a percepção da dor também pode ocorrer sem a nocicepção. A última fase é de modulação, em que os mecanismos envolvidos agem na liberação de substâncias como encefalinas e endorfinas, com o objetivo de inibir os impulsos nociceptivos, produzindo analgesia. A modulação pode explicar a variação na percepção individual da dor.[21,22]

▶▶ EDEMA

DEFINIÇÃO
Edema é o aumento do volume de líquido intersticial localizado ou generalizado.[7] Esse acúmulo anormal de fluido pode se manifestar em qualquer parte do organismo, podendo ser evidenciado por ganho de peso, aumento na circunferência abdominal e depressão cutânea após pressão denominada cacifo.[1] Ocorre principalmente em pacientes com cardiopatia, nefropatia, hepatopatia ou hipoproteinemia.[2]

FISIOPATOLOGIA
O movimento de fluidos entre os espaços intra e extravascular ocorre através das paredes capilares, e a regulação dessas trocas é realizada por mecanismos fisiológicos que, se alterados, podem causar expansão do espaço intersticial. A saída de fluidos para o espaço extravascular é favorecida pela pressão hidrostática do lado arteriolar, que supera a pressão extravascular, e a pressão oncótica

extravascular supera a intravascular. No lado venoso, ocorre a reabsorção desses fluidos, devido a menor pressão hidrostática e maior pressão oncótica intravascular. Portanto, o edema pode ocorrer por aumento da pressão hidrostática vascular (insuficiência venosa, insuficiência cardíaca congestiva), aumento na permeabilidade vascular (inflamação), diminuição na pressão oncótica (hipoalbuminemia) e obstrução linfática ou venosa (linfedema, trombose venosa).[7]

No edema localizado, o mecanismo envolvido pode ser explicado com base nas alterações das forças de Starling, que controlam a troca de líquido entre o plasma e o interstício. Esse processo é diferente do mecanismo do edema generalizado, que está invariavelmente associado a retenção renal de sódio.[2]

▶▶ FRAQUEZA

DEFINIÇÃO
É a incapacidade do movimento pela perda de força muscular. Pode ser decorrente de doenças articulares de longa duração, miopatias ou neuropatias.[5]

FISIOPATOLOGIA
A fraqueza presente nos pacientes com insuficiência renal crônica envolve, de modo predominante, os membros inferiores e os músculos proximais. A causa da fraqueza costuma ser multifatorial. Alguns dos fatores estão listados no Quadro 11.4.[6]

QUADRO 11.4
FATORES CONTRIBUINTES PARA FRAQUEZA EM PACIENTES COM INSUFICIÊNCIA RENAL

- Neuropatia periférica
- Deficiência de vitamina D
- Hiperparatireoidismo
- Deficiência de carnitina
- Intoxicação por alumínio
- Hiperpotassemia ou hipopotassemia
- Acidose
- Efeitos tóxicos de medicamentos
- Inatividade

▶▶ NÁUSEAS E VÔMITOS

DEFINIÇÃO
Náusea é a sensação de vontade iminente de vomitar.[7] Vômito é a expulsão oral forçada do conteúdo gástrico, associada à contração da musculatura abdominal e da parede torácica. As náuseas e os vômitos são complicações que ocorrem durante a hemodiálise em 5 a 15% dos pacientes.[10]

FISIOPATOLOGIA
São considerados sintomas inespecíficos de causa multifatorial, ocorrem em até 10% das diálises. As principais causas de náuseas e vômitos são:[2]

- Hipotensão
- Alterações hidroeletrolíticas
- Síndrome do desequilíbrio
- Contaminação ou preparo incorreto da solução de diálise

Nos pacientes em tratamento pré-dialítico, as náuseas e os vômitos estão relacionados a uremia (urina no sangue indicando que algumas substâncias excretadas na urina, como a ureia, são retidas na circulação),[2] e, em geral, os sintomas desaparecem com a remoção das toxinas urêmicas. Entretanto, dose de diálise inadequada pode levar a recorrência desses sintomas. A gastroparesia é muito comum em pacientes diabéticos, mas também pode ser observada em não diabéticos e ser intensificada pela hemodiálise.[6]

▶▶ OLIGÚRIA

DEFINIÇÃO
Define-se arbitrariamente oligúria como uma diurese inferior a 400 mL/24 h, ou seja, volume de urina abaixo do qual a carga de resíduos metabólitos não pode ser excretada. Sua principal causa é a insuficiência renal aguda ou crônica.[1]

FISIOPATOLOGIA
O rim normal tem capacidade máxima de concentração de urina em torno de 1.200 a 1.500 mOsm/L. A carga de solutos a ser eliminada varia conforme a idade, o sexo e a dieta. Um número médio é cerca de 10 mOsm/kg de peso por dia. Assim, uma pessoa normal de 60 kg poderá eliminar 600 mOsm em 400 mL de urina ao dia se tiver uma ótima capacidade de concentração urinária.

Com uma diurese diminuída, ela, necessariamente, reterá resíduos. Com isso, deduz-se que um conceito "fisiopatológico de oligúria" pode gerar diferentes valores, variando de acordo com a função renal, a concentração urinária, a dieta, etc.[17]

Em um estudo desenvolvido na unidade de hemodiálise do Hospital de Clínicas de Porto Alegre, foram identificados os seguintes diagnósticos de enfermagem conforme a classificação diagnóstica da NANDA-I:[23] Dor Aguda; Náusea; Volume de Líquidos Excessivo; Risco de Infecção; Risco de Glicemia Instável; Risco de Desequilíbrio Eletrolítico; Risco de Desequilíbrio do Volume de Líquidos. Esses diagnósticos foram inferidos a partir de dados de 294 evoluções dos enfermeiros durante as sessões de hemodiálise.[8]

PARE E REFLITA

Os sinais e sintomas (características definidoras) descritos neste capítulo constituem algumas indicações e pistas diagnósticas de evidências clínicas sugerindo alterações no sistema renal. A identificação e o agrupamento desses sinais e sintomas permitem ao enfermeiro, com base no raciocínio crítico e no julgamento clínico, interpretar, de forma precisa, os dados do paciente com doença renal para determinar os prováveis diagnósticos de enfermagem, estabelecer intervenções adequadas e monitorar.

▶▶ EM SÍNTESE

No Quadro 11.5, estão alguns dos diagnósticos de enfermagem em nefrologia, determinados a partir dos sinais e sintomas aqui descritos, bem como os fatores relacionados. A determinação dos diagnósticos de enfermagem, dos domínios e das classes segue a Taxonomia da NANDA-I.[23,24]

QUADRO 11.5
SINAIS E SINTOMAS, DIAGNÓSTICOS DE ENFERMAGEM E SEUS FATORES RELACIONADOS OU DE RISCO

SINAIS E SINTOMAS	DIAGNÓSTICO DE ENFERMAGEM (domínio/classe)	FATORES RELACIONADOS OU DE RISCO
Expressão facial de dor, alteração na pressão sanguínea (hipertensão), cãibras, cefaleia, dorsalgia, dor óssea	**Dor Aguda** Domínio 12 – Conforto Classe 1 – Conforto físico	– Agentes lesivos (biológicos químicos e psicológicos)
Alteração na pressão sanguínea (hipotensão), acidose metabólica, relato de náuseas, sensação de vômitos	**Náusea** Domínio 12 – Conforto Classe 1 – Conforto físico	– Perda do volume de líquidos – Dor – Distúrbios bioquímicos – Cetoacidose diabética – Gravidez
Deficiência da imunidade, anemia, dispneia, fraqueza	**Proteção Ineficaz** Domínio 11 – Segurança/proteção Classe 2 – Lesão física	– Distúrbios imunológicos – Extremos de idade – Nutrição inadequada – Perfil sanguíneo anormal – Terapia medicamentosa – Tratamentos
Dispneia, edema, alterações na pressão sanguínea (hipertensão), oligúria, anúria, aumento de peso interdialítico	**Volume de Líquidos Excessivo** Domínio 2 – Nutrição Classe 5 – Hidratação	– Mecanismos reguladores comprometidos – Ingestão excessiva de líquidos – Ingestão excessiva de sódio
* Não se identificam sinais e sintomas, mas *fatores de risco*	***Risco de Desequilíbrio do Volume de Líquidos** Domínio 2 – Nutrição Classe 5 – Hidratação	– Mecanismos reguladores comprometidos – Desequilíbrio hídrico
	***Risco de Desequilíbrio Eletrolítico** Domínio 2 – Nutrição Classe 5 – Hidratação	– Disfunção renal – Efeitos secundários relacionados a tratamento – Mecanismos reguladores prejudicados – Diarreia – Vômitos

▶▶

QUADRO 11.5 (CONTINUAÇÃO)
SINAIS E SINTOMAS, DIAGNÓSTICOS DE ENFERMAGEM E SEUS FATORES RELACIONADOS OU DE RISCO

SINAIS E SINTOMAS	DIAGNÓSTICO DE ENFERMAGEM (domínio/classe)	FATORES RELACIONADOS OU DE RISCO
	*Risco de Infecção Domínio 11 – Segurança/proteção Classe 1 – Infecção	– Imunossupressão – Doença crônica – Desnutrição – Procedimentos invasivos – Conhecimento insuficiente para evitar exposição a patógenos
	*Risco de Glicemia Instável Domínio 2 – Nutrição Classe 4 – Metabolismo	– Aumento de peso – Conhecimento deficiente sobre o controle do diabetes – Estresse – Monitoração inadequada da glicemia
	*Risco de Perfusão Renal Ineficaz Domínio 4 – Atividade/repouso Classe 4 – Respostas cardiovasculares/pulmonares	– Acidose metabólica – Doença renal – Hipertensão – Hipovolemia – Idade avançada – Efeitos secundários relacionados ao tratamento – Exposição a toxinas – Diabetes melito

▶▶ CONSIDERAÇÕES FINAIS

Cabe salientar que pacientes em tratamento dialítico, em consequência da doença crônica e da necessidade do tratamento, são vulneráveis a complicações e problemas sociais, econômicos e psicológicos, que influenciam seu estado de saúde e sua qualidade de vida. Nessas situações, seria mais adequado utilizar os diagnósticos de risco, pois eles refletem o foco do atendimento de enfermagem na prevenção de problemas, no bem-estar e na autorrealização do paciente. O conhecimento, a observação e as ações de enfermagem são essenciais à monitoração do paciente com insuficiência renal, diminuindo efeitos adversos, evitando complicações e proporcionando mais segurança para o paciente. Identificar precocemente os fatores de risco para não adesão e implementar medidas preventivas é fundamental para o sucesso do tratamento.

REFERÊNCIAS

1. Barros E, Manfro RC, Thomé FS, Gonçalves LF. Nefrologia: rotinas, diagnóstico e tratamento. 3. ed. Porto Alegre: Artmed; 2006.

2. Riella MC. Princípios de nefrologia e distúrbios hidroeletrolíticos. 4. ed. Rio de Janeiro: Guanabara Koogan; 2003.

3. Guyton AC, Hall JE Tratado de fisiologia médica. 6. ed. Rio de Janeiro: Guanabara Koogan; 1986.

4. VI Diretrizes Brasileiras de Hipertensão Arterial. Rev Bras Hipertens. 2010;17(1):4-63.

5. Barros E, Albuquerque GC, Pinheiro CTS, Czpielewski MA. Exame clínico: consulta rápida. 2. ed. Porto Alegre: Artmed; 2004.

6. Daugirdas JT, Ing TS. Manual de diálise. 3. ed. Rio de Janeiro: Medsi; 2003.

7. Rosa AAA, Soares LMF, Barros E. Sintomas e sinais na prática médica: consulta rápida. Porto Alegre: Artmed; 2006.

8. Dallé J, Lucena AF. Diagnósticos de enfermagem em pacientes submetidos à hemodiálise (trabalho de conclusão de curso). Porto Alegre: UFRGS; 2009.

9. Nascimento CD, Marques IR. Intervenções de enfermagem nas complicações mais frequentes durante a sessão de hemodiálise: revisão de literatura. Rev Bras Enferm. 2005;58(6):719-22.

10. Meira FS, Poli-de-Figueiredo CE, Figueiredo AE. Influence of sodium profile in preventing complications during hemodialysis. Hemodial Int. 2007;11 Suppl 3:S29-32.

11. Meira FS, Figueiredo AE, Zemiarcki J, Pacheco J, Poli-de-Figueiredo CE, D'Avila DO. Two variable sodium profiles and adverse effects during hemodialysis: a randomized crossover study. Ther Apher Dial. 2010;14(3):328-33.

12. World Health Organization. Classificação de transtornos mentais e de comportamento da CID-10. Porto Alegre: Artmed; 1993.

13. Berns JS. Anemia of chronic kidney disease: target hemoglobin/hematocrit for patients treated with erythropoietic agents [Internet]. Waltham: UpToDate; c2011 [capturado em 19 jan. 2010]. Disponível em: www.uptodate.com.

14. KDOQI. KDOQI Clinical Practice Guideline and Clinical Practice Recommendations for anemia in chronic kidney disease: 2007 update of hemoglobin target. Am J Kidney Dis. 2007;50(3):471-530.

15. Berns JS. Erytropoietin for the anemia of chronic kidney disease in hemodialysis patients [Internet]. Waltham: UpToDate; c2011 [capturado em 19 jan. 2010]. Disponível em: www.uptodate.com.

16. Brunner LS, Suddarth D. Tratado de enfermagem médico-cirurgica. 8. ed. Rio de Janeiro: Guanabara Koogan; 2008.

17. Kobrin SM, Berns JS. Quinine-a tonic too bitter for hemodialysis-associated muscle cramps? Semin Dial. 2007;20(5):396-401.

18. Smith SE. What is immune deficiency? [Internet]. Sparks: Wise Geekc; 2003-2011 [capturado em 20 dez. 2010]. Disponível em: http://www.wisegeek.com/what-isimmune-deficiency.htm.

19. Richard BJ, Andrew HL. An overview of the innate immune system [Internet]. Waltham: UptoDate; c2011 [capturado em 17 dez. 2010]. Disponível em: www.uptodate.com.

20. Bonilla FA. Secondary immune deficiency due to miscellaneous causes [Internet]. Waltham: UptoDate; c2011 [capturado em 17 dez. 2010]. Disponível em: www.uptodate.com.

21. Chaves LD, Leão ER. Dor 5º sinal vital: reflexões e intervenções de enfermagem. São Paulo: Martinari; 2007.

22. Pasin S, Flores G. Atenção à pessoa com dor. In: Leite MMJL, Costa ALJ, Oliveira DL. Programa de atualização para técnicos de enfermagem. Porto Alegre: Artmed; 2009.

23. NANDA International. Diagnósticos de enfermagem da NANDA: definições e classificação 2009-2011. Porto Alegre: Artmed; 2010.

24. Capellari C, Almeida MA. Nursing diagnosis ineffective protection: content validation in patients under hemodialysis. Rev Gaúcha Enferm. 2008;29(3):415-22.

12 DIAGNÓSTICOS DE ENFERMAGEM COM BASE EM SINAIS E SINTOMAS DO
▶▶ SISTEMA MUSCULOESQUELÉTICO

MIRIAM DE ABREU ALMEIDA
MELISSA PRADE HEMESATH
LUCIANA NABINGER MENNA BARRETO

Neste capítulo, serão abordados os principais sinais e sintomas relacionados ao sistema musculoesquelético: amplitude limitada de movimento, atrofia muscular, crepitação óssea, deformidade óssea, dor em diferentes localidades (braço, perna, costas ou dorsalgia, pescoço), edema no braço, edema na perna, espasmos musculares ou cãibras, espasticidade muscular, fasciculação, flacidez muscular (hipotonia), fraqueza muscular ou paresia, marcha anseriana ou de pato, marcha claudicante, marcha em tesoura, marcha equina, marcha espástica, paralisia e parestesia.

A partir desses sinais e sintomas, o enfermeiro pode elaborar diagnósticos de enfermagem (DEs) acurados, de acordo com o julgamento clínico de cada situação avaliada. Em certas situações, alguns desses sinais e sintomas podem ser fatores relacionados ou de risco de outros DEs.

▶▶ AMPLITUDE LIMITADA DE MOVIMENTO

DEFINIÇÃO

Amplitude limitada de movimento é a incapacidade para a realização do movimento articular completo, o que impossibilita o paciente de exercer tarefas simples do cotidiano, como subir escadas, alimentar-se ou vestir-se.[1]

FISIOPATOLOGIA

As limitações de movimento transitórias são causadas por espasmos musculares, derrame articular, corpos livres ou traumas intra-articulares, periartrites ou fibrose de estruturas periarticulares e sinovite. As limitações crônicas de movimento decorrem de anquilose articular, destruição da cartilagem ou subluxações.[1]

A amplitude limitada de movimentos nos membros inferiores pode alterar a marcha do paciente e resultar de uma atitude protetora para evitar e/ou reduzir a dor.[2]

▶▶ ATROFIA MUSCULAR

DEFINIÇÃO

Atrofia muscular é a diminuição no tamanho de um músculo, semelhante a um retraimento. Trata-se de uma resposta do tecido muscular em situações de tensão e/ou carga mecânica reduzida, na tentativa de manter o funcionamento eficiente e adequado às novas exigências funcionais. Assim, pode ser visto como um processo de deterioração muscular em resposta a alterações funcionais ou patológicas.[3,4]

FISIOPATOLOGIA

Repouso prolongado no leito ou imobilidade causam perda de massa e força muscular, sendo apontados como as principais causas da atrofia muscular. Quando a imobilidade é uma consequência do tratamento (p. ex., gesso ou tração), o paciente pode diminuir os efeitos da imobilidade por meio de exercício isométrico dos músculos ou da parte imobilizada. Ao serem lesados, os músculos precisam de repouso e imobilização até que haja reparo tecidual. O músculo consolidado necessita de exercícios progressivos para recuperar a força e a capacidade funcional pré-lesão.[4]

▶▶ CREPITAÇÃO ÓSSEA

DEFINIÇÃO
Crepitação óssea é uma vibração palpável ou um som de trituração audível que resulta do ranger de um osso contra o outro, também podendo ocorrer quando há comprometimento da articulação, sendo então denominado estalido articular.[5,6]

FISIOPATOLOGIA
O sinal de crepitação ocorre na presença de fratura, mas também pode se manifestar quando os ossos perdem o revestimento protetor da cartilagem articular e passam a se atritar uns contra os outros quando se articulam. Os sinais e sintomas associados incluem dor intensa, deformidade óssea, equimose, edema local, circulação distal prejudicada, parestesia e redução da sensação distal ao local da lesão.[5] Crepitação fina é verificada nos casos de artrites crônicas como consequência de erosões e formação de tecido de granulação. Crepitações grosseiras ocorrem por artropatias em estágios mais tardios.[1]

▶▶ DEFORMIDADE ÓSSEA

DEFINIÇÃO
Deformidade óssea aparente é a que pode ser visualizada na região onde ocorreu uma fratura óssea. Acompanha dor intensa, equimose e edema.[1,3]

FISIOPATOLOGIA
Este sinal está presente em situações de um trauma intenso e que levam a fratura óssea. Quando a fratura ocorre na perna, o movimento produz dor extrema e a perna pode se tornar incapaz de sustentar o peso. O estado neurovascular distal à fratura pode estar prejudicado, causando parestesia, pulso ausente, cianose com manchas e pele fria. Além dos sinais mencionados, podem ocorrer espasmos musculares e crepitação óssea.[3]

▶▶ DOR

Muitos pacientes, após sofrerem traumas ou transtornos musculares, ósseos e em articulações, sentem dor. A dor óssea é referida como profunda, que tem natureza "perfurante", enquanto a dor muscular é caracterizada como vaga e imprecisa. A dor da fratura é aguda e lancinante, sendo aliviada pela imobilização. Uma dor aguda também pode ser associada a infecção óssea, espasmo muscular ou pressão sobre um nervo sensorial.

Dor que aumenta com a atividade pode indicar a luxação de uma articulação ou uma distensão muscular, enquanto uma dor progressivamente crescente indica evolução de um processo infeccioso (osteomielite), tumor maligno ou complicações neurovasculares. Dor irradiada ocorre em condições de pressão sobre a raiz nervosa. Em geral, a atividade exacerba a dor de origem musculoesquelética e o repouso a alivia.[3]

A seguir estão detalhadas as características e a fisiopatologia das principais causas da dor nos membros, nas costas e no pescoço.

▶ DOR NO BRAÇO

DEFINIÇÃO
Sensação dolorosa referida pelo paciente que pode atingir todo o membro ou somente sua parte superior ou o antebraço. Pode ser descrita como aguda ou crônica, constante ou intermitente, em queimação ou adormecimento.[5]

FISIOPATOLOGIA
Resulta de distúrbios musculoesqueléticos, mas também pode se originar de distúrbios neurovasculares ou cardiovasculares. No primeiro caso, a localização, o início e o caráter fornecem indícios de sua causa, que são inúmeras. Entre elas, citam-se celulites, fraturas, neoplasia do braço, osteomielite e síndrome compartimental.

A síndrome compartimental provoca dor intensa no membro ao estiramento muscular passivo. Além da dor, pode provocar prejuízos na circulação distal, causando fraqueza muscular, redução da resposta reflexa, parestesia e edema. Sinais mais graves relacionados a essa condição incluem paralisia e ausência de pulso.[5,6]

▶ DOR NA PERNA

DEFINIÇÃO
Sensação dolorosa em membro inferior, que pode ter início súbito ou gradativo, ser localizada ou atingir todo o membro. A dor pode ser contínua ou intermitente, maçante, em queimação, aguda, penetrante ou causar parestesia. Pode afetar a locomoção e limitar a sustentação corporal.[5,6]

FISIOPATOLOGIA

Em geral, a dor na perna resulta de um distúrbio musculoesquelético, mas pode também estar associada a um distúrbio neurológico ou vascular mais grave. Entre as causas de dor associada a alteração musculoesquelética estão: câncer ósseo, ciatalgia, distensão ou entorse, luxação, fratura, infecção, síndrome compartimental e tromboflebite.

Nas crianças, as causas de dor em membros inferiores mais comuns são fraturas, osteomielite e câncer ósseo. Todavia, tais problemas também são causa de dor em adultos.

As distensões ou entorses são lesões em partes moles, as quais circunscrevem uma articulação, causadas por um movimento de rotação sobre o próprio eixo articular. Essas lesões ocasionam uma rotura, de graus variados, na continuidade dos ligamentos, o que desestabiliza a articulação e causa dor súbita e transitória, acompanhada por rápida formação de edema, seguido de sensibilidade e equimose.

A distensão de membro inferior crônica produz rigidez, área dolorosa e sensibilidade generalizada na perna. Nessas condições, movimentos ativos e passivos podem ser dolorosos ou impossíveis. Já um entorse pode causar dor local, especialmente na movimentação articular, tendo consequente formação de equimose, edema local e perda da mobilidade.[5,7]

A luxação é a situação na qual ocorre perda de contato das superfícies ósseas que formam a articulação. A perda de função da articulação pode ser total ou parcial, levando a lesão dos tecidos adjacentes, principalmente cápsula e ligamentos. As luxações podem ser congênitas, patológicas ou traumáticas, sendo que o paciente apresenta dor intensa e perda funcional.[7] Em situações de fratura, a dor intensa é acompanhada de edema, equimose e, algumas vezes, deformidades ósseas no membro.[3]

Em caso de aparelho gessado, curativos restritivos ou tração aplicados ao tratamento de uma fratura, a queixa de dor progressiva e intensa, que não alivia com a administração de analgésicos, pode sinalizar síndrome compartimental, que ameaça o membro afetado. Outros achados incluem fraqueza muscular, parestesia e circulação distal aparentemente normal. Se houver isquemia muscular irreversível, também pode ser observada paralisia e pulso ausente.[6]

Nos casos de tromboflebite, o paciente apresenta desconforto significativo, o que pode variar de sensibilidade na panturrilha até dor intensa acompanhada de edema, calor e sensação de peso no membro afetado. Outros sinais e sintomas associados a tromboflebite são febre, calafrios, mal-estar, cãibras musculares e sinal de Homan positivo.[3,5]

▶ **DOR NAS COSTAS OU DORSALGIA**

DEFINIÇÃO
Sensação dolorosa nas costas que permanece localizada no dorso ou irradia-se ao longo da coluna vertebral ou para as extremidades inferiores. Pode ser aguda ou crônica, constante ou intermitente, geralmente agravada durante ou após a movimentação da coluna. Com frequência, ocorre na parte inferior das costas ou na região lombossacra.[5]

Duas síndromes podem ser reconhecidas: a lombalgia comum e a lombociatalgia ou isquiática. Em ambas, a dor tem localização lombar ou lombossacra, quase sempre bilateral, mas com predomínio em um dos lados.[6]

Na lombalgia comum, a dor não apresenta irradiação importante, enquanto na lombociatalgia, irradia-se para a região glútea e a face posterior da coxa, podendo se estender até o pé.[8]

Pacientes com ciatalgia apresentam dor penetrante, contínua ou com formigamento que se irradia para baixo em direção à parte posterior da perna, no trajeto do nervo isquiático. Adotam marcha claudicante, a fim de evitar a dor, e podem ter dificuldade na mobilização da posição sentada para posição de pé.[5,6]

FISIOPATOLOGIA
A dor nas costas pode estar associada a uma manifestação de distúrbio espondilogênico ou ser decorrente de espasmo muscular, irrigação de raiz nervosa, estenose medular, osteomielite, fratura, ou, ainda, da associação desses mecanismos.

As lombalgias são ocasionadas por processos inflamatórios, degenerativos, alteração mecânica da coluna vertebral (posturas defeituosas, escoliose), malformações e sobrecarga da musculatura lombar. Outra causa é o deslocamento lombossacro, que ocasiona sensação dolorosa, dor localizada e sensibilidade associada a espasmo muscular por movimentação lateral.[5]

O deslocamento sacroilíaco causa dor na região sacroilíaca, que pode irradiar-se para os glúteos, o quadril e a face lateral da coxa. A dor é agravada pelo deslocamento de peso para cima do membro afetado ou por abdução com resistência da perna. Entre os sinais e sintomas associados à dor sacroilíaca estão sensibilidade da sínfise púbica, claudicação e instabilidade do glúteo médio ou do abdutor.

A estenose medular é outra condição que causa sintomas de dorsalgia, podendo ou não ser acompanhada por dor isquiática, que comumente afeta os membros inferiores. Esse tipo de condição pode causar dor irradiada até os dedos dos pés, evoluindo, muitas vezes, para dormência e fraqueza dos membros inferiores.[5]

Fratura do processo transverso é outra causa de dor intensa nas costas, podendo estar associada a espasmo muscular e hematoma. Inicialmente, a fratura por compressão vertebral pode ser indolor, mas piora com o deslocamento de peso, surgindo sensibilidade local.

A osteoporose vertebral também produz dorsalgia. Essa condição se manifesta de forma crônica e se agrava com a realização de atividades. Um colapso vertebral, causador de dorsalgia com dor que se irradia por todo o tronco, é a característica mais comum da osteoporose.[5,6]

▶ DOR NO PESCOÇO

DEFINIÇÃO
Dor localizada na região do pescoço que pode se irradiar para os ombros e os membros superiores. Origina-se em qualquer estrutura do pescoço, de meninges e vértebras cervicais até vasos sanguíneos, músculos e tecido linfático.[3]

FISIOPATOLOGIA
A dor no pescoço resulta de traumatismo e distúrbios degenerativos, congênitos, inflamatórios, metabólicos e neoplásicos. Entre as causas ortopédicas e traumatológicas mais comuns estão artrite reumatoide, doença de Paget, entorse de pescoço, espondilose cervical, fratura da coluna cervical, fratura do processo espinhoso, hérnia de disco cervical, lesão por extensão cervical, torcicolo e tumor da coluna cervical.[3,5]

A fratura da coluna cervical, geralmente causada por trauma, pode levar à morte súbita. Os sobreviventes experimentam dor intensa no pescoço, que restringe todo movimento, cefaleia occipital intensa, quadriplegia, deformidade e paralisia respiratória.

A fratura do pescoço espinhoso, mais próxima à junção cervicotorácica, produz dor aguda que se irradia para os ombros. Os achados estão associados a presença de edema, sensibilidade aumentada, restrição de movimentação, espasmos musculares e deformidade.

Hérnia de disco cervical causa dor variável no pescoço, que é agravada pelo movimento e o limita. Parestesia e outros distúrbios sensoriais e fraqueza nos braços podem estar associados a dor cervical causada por hérnia de disco.

No torcicolo, a dor no pescoço manifesta-se de forma intensa, acompanhada por rigidez recorrente unilateral e espasmos musculares. A rigidez está associada a contrações espasmódicas momentâneas ou contrações que puxam a cabeça para o lado afetado.[5,6]

▶▶ EDEMA NO BRAÇO

DEFINIÇÃO

Edema no braço é o resultado de acúmulo de líquido no espaço intersticial desse membro, podendo ser unilateral (em um só braço) ou bilateral. Tal acúmulo indica um desequilíbrio hídrico localizado entre os espaços vascular e intersticial, que pode ser de desenvolvimento gradual ou súbito. O edema pode ser agravado em situações de imobilidade e aliviado por elevação do membro afetado e exercício do braço.[6]

FISIOPATOLOGIA

O edema é causado, originalmente, por traumatismos, distúrbios venosos, toxinas ou determinados tratamentos, tais como imobilizações com talas e aparelhos gessados. No traumatismo, o edema ocorre imediatamente após o trauma, podendo estar associado a presença de equimoses ou sangramento superficial, dor, adormecimento e, em alguns casos, paralisia do membro afetado. Se ocorrer fratura do membro, deformidades ósseas também podem ser visualizadas.[6]

▶▶ EDEMA NA PERNA

DEFINIÇÃO

Edema na perna é o acúmulo de líquidos no espaço intersticial de uma ou ambas as pernas. O edema pode afetar apenas o pé e o tornozelo, nos casos de entorse ou traumatismo distal, ou estender-se para as coxas. Pode ser leve ou grave, com ou sem depressão.[6]

FISIOPATOLOGIA

O edema de perna pode resultar de traumatismo, distúrbios ósseos, venosos e determinadas alterações no sistema cardiovascular que alteram o equilíbrio hídrico. Vários mecanismos não patológicos podem causar edema, como ficar muito tempo sentado, de pé ou imóvel, sendo denominado edema ortostático bilateral. Esse edema com depressão afeta geralmente o pé e alivia com a elevação do membro. A compressão por curativos, meias elásticas ou aparelhos gessados apertados também pode estar associada à formação de edema.

Nos casos de traumatismo de perna, o edema pode se formar ao redor do local do trauma e ser leve ou grave. De forma conjunta, podem ocorrer equimose ou sangramento, dor ou paresia e paralisia. No caso de fraturas, deformidades ósseas no membro afetado também podem ser visualizadas.

A osteomielite é a infecção óssea que, ao afetar a parte inferior da perna, produz edema localizado de leve a moderado, podendo se estender para a articulação adjacente. O edema acompanha febre, sensibilidade local e dor, que aumenta com o movimento do membro.[5,6]

▶▶ ESPASMOS MUSCULARES OU CÃIBRAS

DEFINIÇÃO
São contrações musculares involuntárias, dolorosas e súbitas, confirmadas por encurtamento muscular visível e palpável. Podem ocorrer em quase todos os músculos, embora sejam mais comuns na panturrilha e no pé.[5,8]

FISIOPATOLOGIA
Em geral, os espasmos musculares são causados por fadiga muscular simples, após a realização de atividade física e, também, durante o período de gravidez nas mulheres. Além disso, podem ocorrer por distúrbios hidroeletrolíticos e neuromusculares, ou, ainda, associados ao uso de determinados fármacos.

Os espasmos são desencadeados por movimento ou abalo, especialmente rápido, e podem ser aliviados pelo alongamento muscular passivo ou massagem.[5]

Nas fraturas em que não houver desalinhamento ósseo, os espasmos e a dor localizada são leves; já no caso de deslocamento ósseo, os espasmos tendem a ser intensos. Nessas situações, outras manifestações associadas são edema, limitação da mobilidade e possível crepitação.[5]

▶▶ ESPASTICIDADE MUSCULAR

DEFINIÇÃO
Espasticidade muscular é um estado de tonicidade muscular excessiva, manifestada por aumento da resistência ao estiramento e hiperatividade dos reflexos. Conhecida também como hipotonia muscular, essa condição é identificada pela avaliação da resposta de um músculo ao movimento passivo. O músculo espástico demonstra mais resistência quando o movimento passivo é realizado rapidamente.[6]

FISIOPATOLOGIA

A espasticidade muscular causada por uma lesão do neurônio motor superior geralmente afeta os músculos dos braços e das pernas. A espasticidade crônica causa fibrose e contraturas musculares. Entre as principais causas, destacam-se: acidente vascular encefálico, esclerose lateral amiotrófica, esclerose múltipla, hemorragia epidural e traumatismo raquimedular. Nas crianças, a espasticidade muscular pode indicar paralisia cerebral.[6]

▶▶ FASCICULAÇÃO

DEFINIÇÃO

Fasciculação é a contração espasmódica involuntária de fibras musculares, que refletem a despolarização espontânea de um feixe de fibras musculares inervadas por um único filamento de nervo motor. Causam depressão visível ou abalos ondulantes na pele, mas não têm força suficiente para produzir o movimento de uma articulação. As fasciculações ocorrem de forma irregular, com frequências que variam de uma a cada alguns segundos até duas ou três vezes por segundo. Em casos raros, pode haver mioquimia, caracterizada por fasciculações rápidas e contínuas que provocam um efeito de ondulações.[3,5]

FISIOPATOLOGIA

As fasciculações fisiológicas e benignas são comuns e normais. Ocorrem em indivíduos tensos, ansiosos ou fisicamente esgotados, afetando com mais frequência as pálpebras, o polegar ou a panturrilha. Em alguns casos, pode indicar distúrbio neurológico grave, principalmente um distúrbio difuso dos neurônios motores que leva à perda do controle da despolarização das fibras musculares. As fasciculações podem indicar intoxicação por pesticidas.[3,5]

▶▶ FLACIDEZ MUSCULAR (HIPOTONIA)

DEFINIÇÃO

Um músculo flácido ou hipotônico se apresenta extremamente mole e sem tônus, mostrando menos resistência ao movimento e amplitude de movimento maior do que a normal. A flacidez muscular, como resultado da interrupção da inervação muscular, pode estar limitada a um membro ou grupo muscular ou, ainda, ser generalizada, afetando todo o corpo.[3,5]

FISIOPATOLOGIA
O início da flacidez muscular pode ser súbito, causado por um trauma, ou lento, manifestado pelo surgimento de uma doença neurológica.[6]

▶▶ FRAQUEZA MUSCULAR OU PARESIA

DEFINIÇÃO
Fraqueza muscular ou paresia é a redução de força de um ou mais músculos, cuja consequência é a inabilidade de se movimentar normalmente contra uma resistência. É referida como perda de capacidade motora ou força muscular, devendo ser diferenciada da rigidez articular e da fadiga. É detectada pela observação e pela medição da força de um único músculo ou de um grupo muscular.[8]

FISIOPATOLOGIA
Pode ser causada por uma disfunção nos hemisférios cerebrais, do tronco cerebral, da medula espinal, das raízes nervosas, dos nervos periféricos, das junções mioneurais e dos músculos propriamente ditos. Associa-se a alguns distúrbios neurológicos, musculoesqueléticos, metabólicos, endócrinos e cardiovasculares. Também pode ocorrer como resposta a alguns fármacos e depois de imobilização prolongada.

Artrite reumatoide, doença de Paget, hérnia de disco, osteoartrite, traumatismo craniano e traumatismo e doença da medula espinal estão entre as principais causas da fraqueza muscular.[5]

▶▶ MARCHA ANSERIANA OU DE PATO

DEFINIÇÃO
Marcha anseriana ou de pato resulta do enfraquecimento dos músculos da cintura pélvica, principalmente do glúteo médio e dos flexores e extensores do quadril. O enfraquecimento desses músculos dificulta a estabilização do quadril, que sustenta o peso corporal durante a marcha, o que faz com que o lado oposto do quadril e o tronco se inclinem para esse lado, na tentativa de manter o equilíbrio. Em geral, as pernas assumem uma base alargada e o tronco é empurrado para trás, para melhorar ainda mais a estabilidade, acentuando a lordose e a protrusão abdominal. Para caminhar, o paciente acentua

a lordose lombar e vai inclinando o tronco ora para a direita, ora para a esquerda, alternadamente, lembrando o andar de um pato.[6]

FISIOPATOLOGIA
É um sinal importante de distrofia muscular, atrofia da musculatura espinal ou, raramente, luxação congênita do quadril. É encontrada em doenças musculares e traduz uma diminuição da força dos músculos pélvicos e das coxas.[9]

▶▶ MARCHA CLAUDICANTE

DEFINIÇÃO
É a apresentação de um movimento hesitante ou irregular no andar. Quando se refere à marcha, é descrito como "mancar", "capengar" ou "coxear".

FISIOPATOLOGIA
Não é um sintoma exclusivo de acometimento musculoesquelético, pois também ocorre em doenças vasculares – como na insuficiência arterial periférica – e neurológicas.[1,9]

▶▶ MARCHA EM TESOURA

DEFINIÇÃO
A marcha em tesoura é caracterizada por movimentos curtos e rígidos, com entrecruzamento das coxas a cada passada. As pernas do paciente se flexionam ligeiramente nos quadris e nos joelhos, de modo que pareça estar agachado. A cada passo, as coxas aduzem e os joelhos se chocam ou cruzam em movimentos semelhantes a uma tesoura. Os passos são curtos, regulares e difíceis, como se o paciente estivesse andando em um rio com água até a cintura. Com o encurtamento dos tendões dos calcâneos, os pés podem estar em flexão plantar e virados para dentro; por essa razão, o paciente anda sobre os dedos ou sobre as almofadas dos pés e pode arrastar os dedos no piso. O movimento das pernas lembra uma tesoura em funcionamento.[9]

FISIOPATOLOGIA
Esse tipo de marcha é bastante frequente nas formas espásticas da paralisia cerebral. Outras causas descritas para esse tipo de marcha são: esclerose múltipla, espondilose cervical com mielopatia, siringomielia e tumor da medula espinal.[6]

▶▶ MARCHA EQUINA

DEFINIÇÃO
A marcha equina se caracteriza pelos pés pendurados com os dedos apontando para baixo. Outros termos usados para descrever esse tipo de marcha são parética, enfraquecida ou saltitante. A queda plantar faz com que os dedos se arrastem no piso durante a deambulação. Para compensar, o quadril gira para fora e há flexão exagerada dos quadris e dos joelhos para levantar do chão a perna que avança. O pé é lançado para a frente e os dedos chocam-se primeiro contra o chão, produzindo uma pisada audível. O ritmo da marcha costuma ser regular, com passos uniformes.[5]

FISIOPATOLOGIA
A marcha equina resulta da queda plantar causada por fraqueza ou paralisia dos músculos pré-tibiais e fibulares, que estão associadas a lesões do neurônio motor inferior.[5]

▶▶ MARCHA ESPÁSTICA

DEFINIÇÃO
A marcha espástica é rígida, com arrastamento dos pés, causada por hipertonia unilateral dos músculos da perna. A perna afetada se torna rígida, com redução marcante da flexão do quadril e do joelho e, possivelmente, flexão plantar e deformidade equinovara do pé. Como a perna do paciente não oscila normalmente no quadril ou no joelho, seus pés tendem a resfolegar ou arrastar os dedos no piso. Para compensar, a pelve do lado afetado inclina-se para a frente, na tentativa de levantar os dedos do pé, causando abdução e circundução da perna. Além disso, a oscilação do braço é dificultada no mesmo lado da perna afetada. A marcha espástica é também conhecida por marcha parética, hemiplégica ou enfraquecida.[3]

FISIOPATOLOGIA
Essa marcha indica dano focal ao trato corticoespinal e, geralmente, está relacionada a pacientes que sofreram acidente vascular encefálico (AVE). Em geral, a marcha espástica ocorre após um período de flacidez (hipotonia) do membro acometido.[3,6]

▶▶ PARALISIA

DEFINIÇÃO
Paralisia é a perda total da função motora voluntária ou a ausência de movimento de um músculo, sugerindo lesão nervosa. Pode ser local ou disseminada, simétrica ou assimétrica, transitória ou permanente, espástica ou flácida.

É classificada de acordo com a localização e a gravidade: *paraplegia* (paralisia das pernas, pode ser transitória), *quadriplegia* ou *tretraplegia* (paralisia permanente dos braços, das pernas e do corpo abaixo do nível da lesão espinal), e *hemiplegia* (paralisia unilateral, de gravidade e permanência variáveis). A paralisia incompleta com fraqueza profunda (paresia) pode preceder a paralisia total em alguns indivíduos.[3,5]

FISIOPATOLOGIA
A paralisia é causada por lesão grave do trato piramidal ou cortical. Pode ocorrer com distúrbio cerebrovascular, doença neuromuscular degenerativa, traumatismo, tumor ou infecção do sistema nervoso central. A paralisia aguda pode ser um indicador de um distúrbio que ameaça a vida, como a síndrome de Guillain-Barré.

Entre outras causas descritas para a paralisia, estão: aneurisma aórtico torácico, ataque isquêmico transitório (AIT), AVE, doença de Parkinson, esclerose lateral amiotrófica, esclerose múltipla, hemorragia subaracnoide, lesão medular, miastenia grave, neuropatia periférica, traumatismo de nervo periférico, tumor cerebral e tumor medular.[5]

▶▶ PARESTESIA

DEFINIÇÃO
Parestesia é a sensação anormal ou um conjunto de sensações descritas como dormência, ardência, sensação de picada ou formigamento, que são sentidas ao longo do trajeto de um nervo periférico. Essas sensações, em geral, não são dolorosas. A parestesia pode se desenvolver de forma súbita ou gradativa e ser transitória ou permanente.[3,5]

FISIOPATOLOGIA
As parestesias podem ser causadas por pressão sobre os nervos ou por um distúrbio circulatório, bem como resultar de um distúrbio sistêmico ou do uso de um fármaco, como, por exemplo, medicações anestésicas. O edema dos tecidos moles ou o traumatismo direto a essas estruturas podem alterar sua

função, contribuindo, dessa forma, para o aumento da pressão sobre os nervos, causando parestesias. Entre as causas mais descritas das parestesias estão a aterosclerose obliterante, a artrite, o AIT, a deficiência de vitamina B, o diabetes melito, distúrbios convulsivos, esclerose múltipla, hérnia de disco, lesão medular, neuropatia periférica, oclusão arterial aguda, síndrome de Guillain-Barré, traumatismo cranioencefálico, traumatismo de nervo periférico, tumor cerebral e tumores medulares.[3,5]

> **PARE E REFLITA**
>
> Os sinais e sintomas abordados neste capítulo constituem indícios, pistas e evidências clínicas do paciente com alterações do sistema musculoesquelético. Quando esses sinais e sintomas (características definidoras) são agrupados, em determinada situação clínica, o enfermeiro, a partir do seu julgamento clínico, identifica os possíveis diagnósticos de enfermagem, bem como seus fatores relacionados ou de risco, ou seja, os fatores que estão contribuindo para a ocorrência do problema ou a vulnerabilidade que um indivíduo apresenta para que isso ocorra.

▶▶ EM SÍNTESE

No Quadro 12.1, são apresentados alguns dos principais diagnósticos de enfermagem em indivíduos com problemas ortopédicos e traumatológicos, a partir dos indícios descritos, assim como seus fatores relacionados ou de risco. A denominação dos diagnósticos de enfermagem segue a Taxonomia da NANDA-I.[10]

QUADRO 12.1
SINAIS E SINTOMAS, DIAGNÓSTICOS DE ENFERMAGEM E SEUS FATORES RELACIONADOS OU DE RISCO

SINAIS E SINTOMAS	DIAGNÓSTICO DE ENFERMAGEM (domínio/classe)	FATORES RELACIONADOS OU DE RISCO
Dor no braço, dor nas costas ou dorsalgia, dor na perna, dor no pescoço, atrofia muscular, edema no braço, edema na perna, espasmos musculares ou cãibras, espasticidade muscular	**Dor Aguda** Domínio 12 – Conforto Classe 1 – Conforto físico	– Agentes lesivos
	Dor Crônica Domínio 12 – Conforto Classe 1 – Conforto físico	– Incapacidade física crônica
Amplitude limitada de movimento, atrofia muscular, crepitação óssea, deformidade óssea, dor na perna, edema na perna, espasmos musculares, marcha claudicante, marcha anseriana ou de pato, marcha em tesoura, marcha equina, marcha espástica	**Deambulação Prejudicada** Domínio 4 – Atividade/repouso Classe 2 – Atividade/exercício	– Capacidade de resistência limitada – Dor – Equilíbrio prejudicado – Força muscular insuficiente – Limitações ambientais (falta de dispositivos ou pessoas auxiliares, mobilizadores) – Prejuízo musculoesquelético (p. ex., contraturas) – Prejuízo neuromuscular
	Mobilidade Física Prejudicada Domínio 4 – Atividade/repouso Classe 2 – Atividade/exercício	– Contraturas – Controle muscular diminuído – Desuso – Diminuição da massa muscular – Dor – Enrijecimento das articulações – Força muscular diminuída – Perda de integridade das estruturas ósseas

▶▶

QUADRO 12.1 (CONTINUAÇÃO)
SINAIS E SINTOMAS, DIAGNÓSTICOS DE ENFERMAGEM E SEUS FATORES RELACIONADOS OU DE RISCO

SINAIS E SINTOMAS	DIAGNÓSTICO DE ENFERMAGEM (domínio/classe)	FATORES RELACIONADOS OU DE RISCO
		– Prejuízos musculoesqueléticos – Prejuízos neuromusculares – Resistência diminuída – Restrições prescritas de movimento
Edema no braço, edema na perna, dor no braço, dor na perna, parestesia, marcha claudicante	**Perfusão Tissular Periférica Ineficaz** Domínio 4 – Atividade/repouso Classe 4 – Respostas cardiovasculares/pulmonares	– Trauma – Imobilidade
Dor no braço, dor nas costas ou dorsalgia, dor na perna, dor no pescoço, edema no braço, edema na perna, espasmos musculares ou cãibras, espasticidade muscular, fraqueza muscular, flacidez muscular (hipotonia), paralisia, parestesia	**Déficit no Autocuidado para Alimentação** **Déficit no Autocuidado para Banho** **Déficit no Autocuidado para Higiene Íntima** **Déficit no Autocuidado para Vestir-se** Domínio 4 – Atividade/repouso Classe 5 – Autocuidado	– Cansaço – Desconforto – Dor – Fraqueza – Fadiga – Prejuízo musculoesquelético – Prejuízo neuromuscular – Estado de mobilidade prejudicada
* Não se identificam sinais e sintomas, mas *fatores de risco*	* **Risco de Quedas**	– Imobilização – Uso de prótese de membro inferior, cadeira de rodas, dispositivos auxiliares (p. ex., andador, bengala) – Artrite – Dificuldade de marcha – Equilíbrio prejudicado – Força diminuída nas extremidades inferiores – Mobilidade física prejudicada – Problemas nos pés ▶▶

QUADRO 12.1 (CONTINUAÇÃO)
SINAIS E SINTOMAS, DIAGNÓSTICOS DE ENFERMAGEM E SEUS FATORES RELACIONADOS OU DE RISCO

SINAIS E SINTOMAS	DIAGNÓSTICO DE ENFERMAGEM (domínio/classe)	FATORES RELACIONADOS OU DE RISCO
	* Risco de Trauma	– Coordenação muscular reduzida – Dificuldades de equilíbrio – Fraqueza
	* Risco de Síndrome do Desuso	– Dor intensa (braço, perna, costas) – Imobilização mecânica ou prescrita – Paralisia, parestesia

►► CONSIDERAÇÕES FINAIS

Neste capítulo estão descritos alguns dos principais sinais e sintomas relacionados ao sistema musculoesquelético, especialmente aqueles vinculados às alterações dos aspectos biológicos e que ocorrem de forma mais frequente na prática clínica, conforme demonstrado em estudos da área.[11-13] Alguns desses sinais e sintomas decorrentes do comprometimento do sistema musculoesquelético também se constituem em fatores de risco para outros agravos à saúde do paciente, como, por exemplo, maior vulnerabilidade para quedas e traumas, em situações de dificuldades de equilíbrio ou de marcha.

Vários diagnósticos de enfermagem foram associados a esses sinais e sintomas e, conforme já descrito, são encontrados de forma frequente na prática de enfermagem.[11-13] Todavia, existem aspectos psicológicos e psicossociais, especialmente decorrentes de traumas sofridos por adultos jovens ou de processos degenerativos que acometem pessoas idosas, que também poderiam ter sido citados e que, fatalmente, apontariam para outros enunciados diagnósticos.

Destaca-se, ainda, a importância de o enfermeiro utilizar, além do conhecimento, habilidades técnicas e de relacionamento interpessoal no momento da obtenção dos dados relevantes apresentados pelo indivíduo em sua avaliação diagnóstica. As interpretações do profissional em uma dada situação clínica, manifestada por meio de diagnósticos de enfermagem acurados, constituem a base de intervenções adequadas.

REFERÊNCIAS

1. Barros E, Albuquerque GC, Pinheiro CTS, Czepielewski MA. Exame clínico: consulta rápida. 2. ed. Porto Alegre: Artmed; 2004.

2. Kneale J, Davis P. Orthopaedic and trauma nursing. Londres: Churchill Livingstone; 2005.

3. Smeltzer SC, Bare BG, Hinkle JL, Cheever KH. Brunner & Suddarth: tratado de enfermagem médico-cirúrgica. 10. ed. Rio de Janeiro: Guanabara Koogan; 2009.

4. Ferreira R, Neuparth MJ, Ascensão A, Magalhães J, Duarte J, Amado F. Atrofia muscular esquelética: modelos experimentais, manifestações teciduais e fisiopatologia. RPCD. 2004;4(3):94-111.

5. Baikie PD. Sinais e sintomas. Rio de Janeiro: Guanabara Koogan; 2006.

6. Manual de sinais e sintomas. 3. ed. São Paulo: Roca; 2006.

7. Ventura MF, Faro ACM, Onoe EKN, Utimura M. Enfermagem ortopédica. São Paulo: Ícone; 1996.

8. Rosa AAA, Soares JLMF, Barros E. Sinais e sintomas na prática médica: consulta rápida. Porto Alegre: Artmed; 2006.

9. Porto CC. Exame clínico: bases para a prática médica. 6. ed. Rio de Janeiro: Guanabara Koogan; 2008.

10. NANDA International. Diagnósticos de enfermagem da NANDA: definições e classificação 2009- 2011. Porto Alegre: Artmed; 2010.

11. Almeida MA, Longaray VK, De Cezaro P. Diagnosis of prevalent nursing and cautions prescribed to orthopedical patients: a descriptive study. Online Brazilian Journal of Nursing [periódico online] 2006 [capturado em 15 abr. 2011];5(3). Disponível em: http://www.uff.br/objnursing/index.php/nursing/article/view/502/115.

12. Silva FS, Viana MF, Volpato MP. Diagnósticos de enfermagem em pacientes internados pela Clínica Ortopédica em Unidade Médico-Cirúrgica. Rev Gaúcha Enferm. 2008;29(4):565-72.

13. Almeida MA, Longaray VK, De Cezaro P, Barilli SLS. Correspondência entre cuidados para pacientes com problemas ortopédicos e a classificação das intervenções de enfermagem. Rev Gaúcha Enferm. 2007;28(4):480-8.

13

DIAGNÓSTICOS DE ENFERMAGEM COM BASE EM SINAIS E SINTOMAS DO
▶▶ SISTEMA VASCULAR PERIFÉRICO

MARTA GEORGINA OLIVEIRA DE GÓES
ROSE CRISTINA LAGEMANN
SIMONE MARQUES DOS SANTOS

A avaliação do sistema vascular periférico (SVP) pressupõe criterioso exame das extremidades, com a observação da pele e seus anexos, palpação e ausculta dos pulsos e análise comparativa entre os dois hemisférios corporais. A utilização do raciocínio clínico com base em sinais e sintomas possibilita ao enfermeiro a escolha dos diagnósticos de enfermagem (DEs) prioritários ao paciente.

Neste capítulo, serão abordados os sinais característicos que abrangem as alterações relacionadas a coloração da pele (cianose, eritrocianose, fenômeno de Raynaud, hiperpigmentação, livedo reticular, palidez, rubor); temperatura (pele fria e quente); alterações tróficas (edema, equimose, gangrena, hematoma, úlceras); alterações dos pulsos distais (fístulas arteriovenosas e massas pulsáteis) e varizes. Os sintomas mais frequentes associados aos distúrbios do SVP incluem as alterações na sensibilidade (parestesias, dor e claudicação).[1-3]

▶▶ ALTERAÇÕES DA COLORAÇÃO DA PELE

A cor da pele depende do fluxo sanguíneo, do grau de saturação de hemoglobina e da quantidade de melanina.[4] As alterações na cor da extremidade, como palidez e cianose, podem ser observadas na parte mais distal do membro e ser comparadas entre um pé e outro e também em toda a sua extensão.[5]

▶ CIANOSE

DEFINIÇÃO
É a coloração azulada ou violácea da pele e das mucosas, sendo que seu aspecto pode ser modificado por sua pigmentação e espessura.[4] Nas extremidades, a cianose não se altera com a mudança de posição ou a elevação, devido à isquemia não reversível que, normalmente, caracteriza a pré-gangrena.[6]

FISIOPATOLOGIA
A cianose surge quando o fluxo de sangue no leito capilar se torna muito lento, provocando o consumo de quase todo o oxigênio, com consequente elevação da concentração da hemoglobulina reduzida.[4]

▶ ERITROCIANOSE

DEFINIÇÃO
É a coloração vermelho-arroxeada observada nas extremidades dos membros com isquemia intensa; aparece no estágio de pré-gangrena.[4]

FISIOPATOLOGIA
A dilatação de capilares arteriais e venosos como última tentativa do organismo para suprir as necessidades de oxigênio dos tecidos é responsável pelo surgimento da eritrocianose.[4]

▶ FENÔMENO DE RAYNAUD

DEFINIÇÃO
É uma alteração complexa, que ocorre nas extremidades, principalmente superiores, caracterizada por palidez, cianose e rubor de aparecimento sequencial. A associação entre essas três fases pode não ocorrer.[4,7]

FISIOPATOLOGIA

O frio e as alterações emocionais podem desencadear o fenômeno. Na primeira fase, há um vasoespasmo com diminuição do fluxo sanguíneo para a rede capilar da extremidade, que se traduz pela palidez da pele. Já na segunda fase, desaparece o espasmo das arteríolas e dos capilares arteriais e surge espasmo dos vasculares venosos e das vênulas, determinando estase sanguínea, o que provoca maior extração de oxigênio, com aumento da hemoglobina reduzida, responsável pela cianose. Na terceira fase, desaparece o vasoespasmo e ocorre vasodilatação, que inunda o leito capilar por sangue arterializado, tornando a pele ruborizada.[4]

▶ HIPERPIGMENTAÇÃO

DEFINIÇÃO

É caracterizada por manchas acastanhadas na pele, esparsas ou confluentes, situadas no terço inferior da perna, predominando na região perimaleolar interna.[4]

FISIOPATOLOGIA

É causada pelo depósito de hemossiderina na camada basal da derme, que provém das hemácias que migram para o interstício e ali são fagocitadas pelos macrófagos.[4]

▶ LIVEDO RETICULAR

DEFINIÇÃO

É uma alteração da coloração da pele caracterizada por cianose em forma de placas, circundada por áreas de palidez. Quando muito intenso, a pele adquire o aspecto de mármore e recebe a denominação de *cutis marmorata*.[4]

FISIOPATOLOGIA

O livedo ocorre por uma contração das arteríolas causada tanto pelo frio quanto por doenças orgânicas e possui grande influência da temperatura ambiente, aumentando com o frio e diminuindo com o calor. A manifestação ocorre em 1 a 5% das pessoas sadias, em especial idosas. Atinge principalmente as extremidades dos membros, como antebraços, pernas, coxas e pés. Em geral, é discreta nos meses quentes e acentuada nos meses frios, uma vez que, nessa época, ocorre maior contração das arteríolas para manter o calor do corpo.

Quanto à etiologia, o livedo pode ocorrer por natureza idiopática ou por manifestação de outras doenças secundárias subjacentes.

▶ PALIDEZ

DEFINIÇÃO
É um sinal sintomático da diminuição do fluxo sanguíneo em determinada área corporal. Em razão disso, a pele perde sua coloração normal.[4,5] A palidez se desenvolve de modo repentino ou gradual, dependendo da etiologia.

FISIOPATOLOGIA
A diminuição acentuada do fluxo sanguíneo no leito cutâneo desencadeia palidez, seja por oclusão ou por espasmo.[4] O posicionamento das extremidades é fundamental durante a inspeção: os membros inferiores são elevados entre 45 e 60°, podendo se recomendar flexão e extensão dos dedos dos pés. Nos indivíduos normais, as mãos e os dedos sofrem discreta palidez. Quando existe obstrução arterial, o membro mais acometido torna-se mais pálido do que o contralateral na posição pendente. Quando depois da elevação dos membros estes ficam em posição pendente, existe uma hiperemia. Na extremidade normal, o tempo de enchimento venoso (retorno da coloração) leva até 10 segundos para ocorrer, tornando-se mais hiperêmico do que o normal. Quando existe obstrução arterial, além de um retardo na volta à coloração inicial, a extremidade passa a apresentar uma coloração mais intensa ou eritrocianótica (hiperemia reativa).[3,5,6]

▶ RUBOR

DEFINIÇÃO
É a vermelhidão da pele, que pode ocorrer em qualquer área do corpo e em qualquer extensão, frequentemente associado a processos inflamatórios.[4]

FISIOPATOLOGIA
O rubor acontece nas doenças vasculares funcionais e se deve à vasodilatação arteriolar e capilar.[4]

▶▶ ALTERAÇÕES DA TEMPERATURA DA PELE

A temperatura da pele depende, basicamente, da magnitude do fluxo sanguíneo. A palpação do membro e a comparação com o membro contralateral podem fornecer informações preciosas. A pesquisa da temperatura pode ser realizada com o dorso dos dedos, por ser mais sensível. A Figura 13.1 ilustra as características diferenciais nas alterações na temperatura da pele.[4,8]

▶ PELE FRIA

DEFINIÇÃO
Diminuição da temperatura da pele constatada no exame físico pela utilização do membro colateral como parâmetro.[9]

FISIOPATOLOGIA
A pele se torna fria, principalmente pela redução do aporte sanguíneo nas doenças arteriais obstrutivas e fica mais evidente quando a temperatura ambiente cai, pois o frio atua como poderoso vasoconstritor, reduzindo a circulação colateral. Nos casos agudos, a alteração da temperatura é mais nítida, diferentemente dos casos crônicos, em que já existe uma circulação colateral, capaz de suprir as necessidades metabólicas dos tecidos.[4]

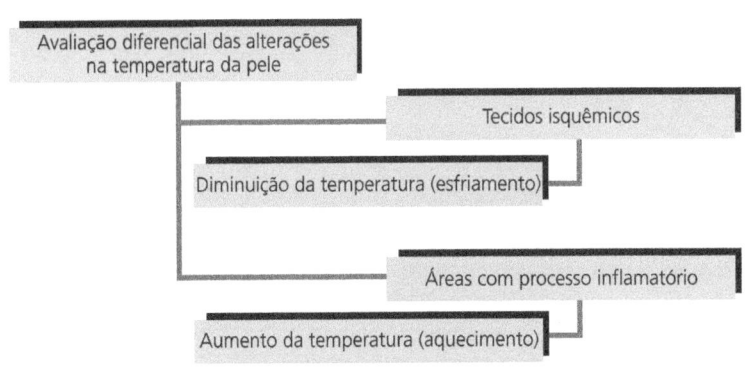

FIGURA 13.1
CARACTERÍSTICAS DIFERENCIAIS NAS ALTERAÇÕES DA TEMPERATURA DA PELE.

▶ PELE QUENTE

DEFINIÇÃO
Elevação da temperatura da pele, em geral acompanhada de processos inflamatórios como tromboflebite superficial.[8]

FISIOPATOLOGIA
O aumento da circulação superficial, secundária a estase venosa e reação inflamatória da parede do vaso e dos tecidos subjacentes, provoca, entre outros sinais e sintomas, o aumento da temperatura da pele, comum na tromboflebite.[8,9]

No caso da tromboflebite superficial (presença de trombo na luz de uma veia superficial), o paciente apresenta um cordão palpável, quente, doloroso e com rubor no curso de uma veia superficial. A fisiopatologia da tromboflebite se relaciona à estase venosa, que predispõe a formação de trombos. As veias varicosas são as mais suscetíveis. Contudo, outros vasos podem ser acometidos, devido à lesão química da camada intimal por injeções (quimioterápicos, drogas) ou infusões intravenosas (amiodarona). Também pode estar relacionada a doenças sistêmicas, como neoplasias, arteriopatias e colagenoses.[8]

▶▶ ALTERAÇÕES TRÓFICAS

Compreendem atrofia da pele, diminuição do tecido subcutâneo, queda de pelos, alterações ungueais, lesões ulceradas de difícil cicatrização, edema, sufusões hemorrágicas (extravasamento de sangue sob a pele, tal como: equimoses, hematomas, púrpura), bolhas e gangrena.[4,5]

▶ EDEMA

DEFINIÇÃO
É a expressão clínica de aumento do volume de fluido intersticial, localizado ou generalizado. O edema localizado restringe-se a uma região anatômica, enquanto o generalizado apresenta-se em níveis variados de gravidade.[6,10]

FISIOPATOLOGIA
O edema pode ser de origem arterial, venosa ou linfática. O de natureza arterial isquêmica pode decorrer de vários fatores, tais como aumento da permeabilidade capilar devido a isquemia, tendência do paciente em manter os pés

pendentes para alívio da dor, dificultando, assim, o retorno venoso, processo inflamatório nas artérias e trombose venosa associada.[4]

O mecanismo de formação do edema na insuficiência venosa crônica é o aumento da pressão hidrostática no interior das veias, das vênulas e dos capilares venosos, que ocasiona a saída de líquido para o espaço intersticial.[4] Os pacientes mais suscetíveis são os acamados, pós-cirúrgicos, politraumatizados, com trombose venosa profunda (TVP) e no período puerperal.[5]

O edema linfático pode ser ocasionado por bloqueio ganglionar ou dos coletores linfáticos, como consequência de processo neoplásico, inflamatório ou parasitário.[4] O Quadro 13.1 demonstra a natureza do edema, que pode ser arterial, venoso ou linfático.[4-6,10]

QUADRO 13.1
CARACTERÍSTICAS DO EDEMA CONFORME SUA NATUREZA

ARTERIAL	VENOSO	LINFÁTICO
Permanente	Surge no período vespertino	Permanente
Mole, depressível	Mole, depressível	Duro, não depressível
Regiões perimaleolares Unilateral, predomina no membro afetado e se restringe à área acometida	Regiões perimaleolares, até o terço proximal das pernas. Uni ou bilateral, predominando no lado em que o retorno do sangue estiver mais prejudicado	A perna perde seu aspecto de afilamento do terço inferior, adquirindo forma cilíndrica
Ocorre empastamento muscular na presença de comprometimento venoso associado	O empastamento é o edema muscular localizado na região da panturrilha, no qual é possível palpar a massa muscular, com diminuição da mobilidade nessa área	Maior espessamento da pele, hiperpigmentação, pode apresentar verrucosidades, principalmente na face dorsal dos dedos, no membro afetado

► EQUIMOSE

DEFINIÇÃO
Alteração na coloração da pele, de aspecto arroxeado, que não desaparece pela compressão, devido à presença de hemácias extravasadas.[4,9]

FISIOPATOLOGIA
A equimose é provocada pelo extravasamento de sangue para o espaço intersticial, a pele e as membranas mucosas, secundário a traumatismos, alterações capilares e discrasias sanguíneas.[4,9]

► GANGRENA

DEFINIÇÃO
É a evolução de necrose isquêmica com a deterioração tecidual após isquemia intensa e prolongada. Pode ocorrer tanto em vísceras internas como nas extremidades: pés, polpas dos pododáctilos ou áreas de pressão. Pode ser seca, úmida ou gasosa. Esta última, quando associada a infecção, deve ser tratada em caráter de emergência, podendo ser fatal.[4,9]

FISIOPATOLOGIA
O suprimento de oxigênio está diminuído para os tecidos por compressão externa, isquemia ou oclusão aguda, desencadeado por pequenos traumatismos, infecção, micose interdigital ou de forma espontânea.[5,6]

A gangrena úmida é dolorosa, com limites imprecisos, edema, sinais inflamatórios, secreção sero-hemática ou purulenta, de intenso mau cheiro. A pele necrosada torna-se escurecida. Aparece em pacientes portadores de diabetes, tromboangite obliterante, TVP e em certas infecções graves de pele e do tecido subcutâneo.[4]

Na gangrena seca, os tecidos sofrem desidratação, apresentando-se secos, duros e de aspecto mumificado. A pele torna-se escura e firmemente aderida aos planos profundos. As gangrenas secas e úmidas estão associadas a isquemia, enquanto a gasosa é causada por bactérias anaeróbias do gênero *Clostridium*, em que o tecido acometido apresenta crepitação característica decorrente da produção de gás e odor fétido.[4,6]

▶ HEMATOMA

DEFINIÇÃO
É uma alteração na coloração e na aparência da pele. Há sangramento suficiente para que o sangue acumulado na pele seja visível e produza elevação.[4,9]

FISIOPATOLOGIA
O hematoma é causado pelo extravasamento de sangue sob a pele e/ou o tecido subcutâneo. Possui tamanho variável e pode causar abaulamento perceptível da pele, que inicia com uma coloração vermelha, tornando-se, depois, arroxeada e verde-amarelada. Associado comumente a traumatismos, punção de vasos em locais de difícil compressão e coagulopatias, o hematoma pode estar coletado nas cavidades peritoneal, nas articulações e nos espaços intersticiais de qualquer órgão.[4,9]

▶ ÚLCERAS ARTERIAIS, VENOSAS E MISTAS

DEFINIÇÃO
Rompimento, perda ou destruição de pele e tecidos, podendo resultar em morte celular.[4]

FISIOPATOLOGIA
O surgimento das úlceras ocorre por diminuição da perfusão, que compromete a função celular, o que leva a destruição e necrose tecidual. Quanto à natureza, são consideradas arteriais, venosas e mistas.

Nas úlceras de origem arterial, ocorre aterosclerose de grandes e médios vasos. O grupo mais suscetível compreende os pacientes diabéticos, tabagistas, hipertensos, com vasculite, fenômeno de Raynaud e alterações da microcirculação. O tamanho das úlceras depende do grau de acometimento arterial. Estão localizadas nas bordas dos pés, nas polpas digitais, nas áreas periungueais, nos calcâneos e na região maleolar. São dolorosas e de difícil cicatrização. Podem surgir após traumatismos, compressão, períodos prolongados de restrição no leito ou de forma espontânea. A dor é mais intensa pela ausência da gravidade na circulação arterial em decúbito dorsal do que com a perna pendente, constituindo uma característica diferencial em relação à úlcera venosa.[4]

As úlceras de origem venosa são decorrentes da hipertensão venosa, a qual desencadeia os demais eventos trombóticos, edema tecidual, estase e diminuição do metabolismo celular.[11] Em relação ao aspecto, apresentam-se rasas, com bordas definidas e secreção serosa ou seropurulenta. São menos doloridas do que as arteriais, com a peculiaridade de a dor aliviar quando o membro afetado está em repouso e aumentar quando está pendente. É uma complicação frequente da insuficiência venosa grave, por varizes e TVP. Surge após traumatismos leves, como coçar a pele em áreas onde há flebite ou em locais de varizes rompidas. As úlceras venosas estão localizadas, principalmente, na região maleolar interna e, em casos avançados, atingem toda a circunferência do terço inferior da perna e podem surgir em outras áreas isquêmicas.

Nas úlceras mistas, apesar do aspecto morfológico similar ao venoso e abundante exsudato local, os pulsos arteriais encontram-se diminuídos ou ausentes. A dor é relatada mesmo em repouso e, em casos graves, o paciente apresenta sinais de gangrena.[11]

▶▶ ALTERAÇÕES DOS PULSOS DISTAIS

Para identificar as alterações nos pulsos arteriais, esses devem ser palpados e avaliados quanto à semelhança dos pulsos contralaterais, do plano superficial ao profundo. A Figura 13.2 indica os elementos necessários para essa avaliação.[3,5,12]

DEFINIÇÃO
A alteração dos pulsos periféricos é caracterizada por diminuição ou ausência destes e, em geral, tem relação distal com a oclusão arterial.[4-6]

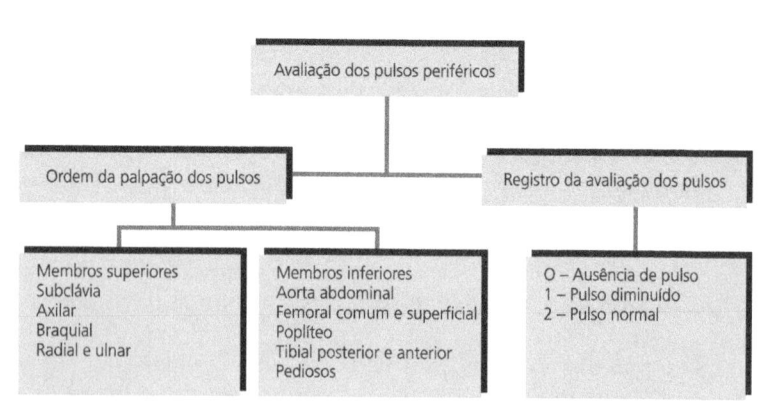

```
                    Avaliação dos pulsos periféricos
                    ┌──────────────────┴──────────────────┐
          Ordem da palpação dos pulsos          Registro da avaliação dos pulsos
          ┌──────────────┴──────────────┐
   Membros superiores          Membros inferiores          0 – Ausência de pulso
   Subclávia                   Aorta abdominal             1 – Pulso diminuído
   Axilar                      Femoral comum e superficial 2 – Pulso normal
   Braquial                    Poplíteo
   Radial e ulnar              Tibial posterior e anterior
                               Pediosos
```

FIGURA 13.2
ELEMENTOS NECESSÁRIOS PARA A AVALIAÇÃO DOS PULSOS PERIFÉRICOS.

FISIOPATOLOGIA
A alteração dos pulsos periféricos é provocada pela diminuição da luz da artéria, decorrente de embolia, trombose ou traumatismo arterial (ferimento por arma branca e/ou de fogo, acidentes automobilísticos) ou desencadeada por arterites, fístulas arteriovenosas, compressões por estruturas ósseas ou tumores.[4,5]

▶▶ MASSA PULSÁTIL (FÍSTULAS ARTERIOVENOSAS, PSEUDOANEURISMA)

A ocorrência de massa pulsátil é caracterizada pela formação de falsa via (fístula arteriovenosa) ou de uma cavidade (pseudoaneurisma).

▶ FÍSTULA ARTERIOVENOSA

DEFINIÇÃO
É a comunicação entre uma artéria e a veia, caracterizada pela presença de frêmito (vibração provocada pelo turbilhonamento do fluxo sanguíneo), o qual pode ser identificado pelo tato.[4]

FISIOPATOLOGIA
O mecanismo de lesão pode ser congênito, traumático (ferimento por arma branca ou de fogo, acidentes automobilísticos) ou secundário a punção da artéria e/ou da veia femoral, que resulta de uma falsa comunicação.[5] A fístula arteriovenosa é caracterizada por massa pulsátil na região afetada, em geral a inguinal, e um sopro sistólico-diastólico contínuo e presença de frêmito no local. A temperatura na extremidade afetada pode diminuir, devido ao alto fluxo pela fístula e a uma possível isquemia.[2]

▶ PSEUDOANEURISMA

DEFINIÇÃO
É uma cavidade extraluminal em comunicação com uma artéria adjacente, geralmente artéria femoral, caracterizada pela presença de massa pulsátil, sopro sistólico, pulsos arteriais distais normais e dor no local. As artérias envolvidas com mais frequência na formação de pseudoaneurismas são a umeral e a femoral.[2,13]

FISIOPATOLOGIA

Os traumatismos por armas de fogo e branca são as causas mais comuns, além da punção inadvertida e/ou traumática da artéria femoral superficial ou profunda. Os fatores contribuintes incluem compressão inadequada do local de punção, uso de anticoagulação (heparina e/ou similares), calcificações intra-arteriais e hipertensão.[2,13]

▶▶ ALTERAÇÕES NA SENSIBILIDADE

DEFINIÇÃO

Os pacientes com obstrução arterial podem apresentar queixas de parestesia (sensação percebida na ausência de estímulo, tal como formigamento, dormência), hipoestesia (redução na sensação percebida), anestesia (perda da sensação percebida), paresia (redução na capacidade de movimentação de um membro) e mesmo paralisia (incapacidade de mover um membro).[5,14]

FISIOPATOLOGIA

As alterações na sensibilidade estão relacionadas com a progressiva isquemia que atinge os nervos, e a parestesia se destaca como um claro sintoma da deterioração na função sensorial.[5,15]

▶ DOR ISQUÊMICA DE ORIGEM VASCULAR PERIFÉRICA

DEFINIÇÃO

As dores isquêmicas vasculares periféricas tendem a ser intensas, difusas, espasmódicas e descritas como cãibras ou apertos nos músculos. O paciente pode referir sensação de puxar, rasgar, queimação e dormência. Com a piora do quadro, os sintomas podem ocorrer em repouso, surgindo nos pés, principalmente à noite, quando o paciente eleva os membros inferiores e o efeito da gravidade é anulado. Nas fases iniciais da dor, esta pode ser aliviada pela posição ortostática, quando o paciente levanta ou posiciona o membro inferior abaixo do corpo.[6,16,17]

FISIOPATOLOGIA

A dor isquêmica de origem vascular é devida a hipoxia em distúrbios vasculares degenerativos. Está relacionada ao acúmulo de produtos de respiração anaeróbia e desaparece quando o trabalho dos músculos diminui ou se obtém uma oxigenação adequada dos tecidos, que permite que o metabolismo retorne ao normal.[16]

▶ CLAUDICAÇÃO

DEFINIÇÃO
A claudicação é um sintoma indicador de obstrução arterial caracterizada pela dor que pode acometer as nádegas, uma ou ambas as pernas, as coxas e os quadris, sendo prevalente nas panturrilhas.[11] Pode ser descrita como sensação de peso, cansaço e diminuição da sensibilidade nos membros inferiores.[18] É classificada como intermitente quando melhora com o repouso e incapacitante se independente do esforço. Esta última acomete a musculatura da coxa e da panturrilha, sendo que os pulsos femorais e os localizados abaixo desse nível não são palpáveis. Pode atingir somente a panturrilha, sugerindo obstrução femoropoplítea, pois estando pérvia a femoral profunda, será capaz de irrigar a musculatura da coxa.[3,5,6]

A claudicação nos membros superiores é rara, caracteriza-se por dor durante a elevação da extremidade comprometida e, em geral, secundária a iatrogenia em procedimentos angiográficos.[19] A claudicação venosa, também chamada de pseudoclaudicação, é caracterizada por sensação de cansaço ou peso na perna e, às vezes, na região inguinal. O alívio é lento com o repouso, e o indivíduo apresenta melhora com a elevação do membro afetado.[3,18]

FISIOPATOLOGIA
A causa da claudicação é a isquemia muscular provocada pela obstrução das artérias, secundária a aterosclerose. Esta, contudo, não é a única razão, pois a dor grave profunda também pode ser produzida como resultado de isquemia dos nervos periféricos. A neurite isquêmica provoca uma dor intensa e queimante que não alivia em repouso.[6,16]

▶▶ VARIZES

DEFINIÇÃO
São veias superficiais dilatadas, tortuosas, com espessamento da parede do vaso, que podem ser visualizadas ou palpadas. É a enfermidade mais comum do sistema venoso.[4,9]

FISIOPATOLOGIA

As varizes são causadas por incompetência das válvulas venosas, em que o sangue é incapaz de movimentar-se no sentido do coração. Esse refluxo de sangue leva a estase venosa. Os pacientes, quase sempre adultos e particularmente mulheres, apresentam sintomas de dor, cansaço, edema, sensação de peso e fadiga nos membros inferiores.[4,9]

A acurácia na escolha dos diagnósticos deriva da identificação dos sinais e sintomas prevalentes e, para tanto, é necessário conhecer profundamente suas definições. Atualmente, multiplicam-se as pesquisas que validam as diferentes características definidoras. Em um estudo recentemente realizado, foram validadas as características definidoras prevalentes nos pacientes com doença arterial periférica sintomática: diminuição ou ausência dos pulsos periféricos, limitação da capacidade funcional, redução da pressão sanguínea nas extremidades, tempo de enchimento capilar > 3 min., turgor diminuído, unhas dos pés espessas e disformes. Além disso, foi sinalizada a importância da atualização constante do conhecimento no que se refere aos elementos que caracterizam o DE Perfusão Tissular Periférica Ineficaz.[20]

PARE E REFLITA

Os sinais e sintomas necessitam ser avaliados de acordo com a percepção ou queixa do paciente e com o impacto que acarretam em seu cotidiano. Essas evidências permitem que o enfermeiro selecione os diagnósticos prioritários com acurácia.

Os sinais e sintomas descritos neste capítulo constituem pistas e evidências clínicas do paciente com alterações do sistema vascular periférico. As características definidoras (sinais e sintomas) e alguns fatores de risco definem um problema real ou potencial, sendo que, a partir destes, o enfermeiro pode estabelecer os possíveis diagnósticos de enfermagem prioritários, assim como seus fatores relacionados ou de risco (etiologia). Além disso, outros diagnósticos também podem ser elencados, de modo que as suas intervenções possibilitem o incremento na qualidade de vida desses indivíduos.

▶▶ EM SÍNTESE

No Quadro 13.2, são descritos os diagnósticos de enfermagem prioritários aos pacientes que apresentam distúrbios do SVP, a partir dos seus sinais e sintomas e fatores relacionados ou de risco. No Quadro 13.3 são apresentadas outras possibilidades diagnósticas, com as suas respectivas justificativas. A denominação dos DEs segue a Taxonomia da NANDA-I.[21]

QUADRO 13.2
SINAIS E SINTOMAS, DIAGNÓSTICOS DE ENFERMAGEM E SEUS FATORES RELACIONADOS OU DE RISCO

SINAIS E SINTOMAS	DIAGNÓSTICO DE ENFERMAGEM (domínio/classe)	FATORES RELACIONADOS OU DE RISCO
Evidência observada de dor (claudicação), relato verbal e/ou codificado de dor	**Dor Aguda** Domínio 12 – Conforto Classe 1 – Conforto físico	– Agentes lesivos biológicos (isquemia periférica)
	Dor Crônica Domínio 12 – Conforto Classe 1 – Conforto físico	– Incapacidade física crônica (doença)
Destruição ou rompimento de camadas da pele (edema acentuado pode provocar lesão da pele), cicatrização de ferida periférica retardada (úlceras)	**Integridade da Pele Prejudicada** Domínio 11 – Segurança/proteção Classe 2 – Lesão física	– Circulação prejudicada (fenômeno de Raynaud, varizes) – Mudanças na pigmentação (equimose, eritrocianose, edema, hematoma, hiperpigmentação, palidez, rubor) – Sensações prejudicadas (parestesias)
Tecido lesado ou destruído (fístulas arteriovenosas, pseudoaneurismas, gangrena, hematoma, necrose, úlceras), cicatrização de ferida periférica retardada (úlceras)	**Integridade Tissular Prejudicada** Domínio 11 – Segurança/proteção Classe 2 – Lesão física	– Circulação alterada

▶▶

QUADRO 13.2 (CONTINUAÇÃO)
SINAIS E SINTOMAS, DIAGNÓSTICOS DE ENFERMAGEM E SEUS FATORES RELACIONADOS OU DE RISCO

SINAIS E SINTOMAS	DIAGNÓSTICO DE ENFERMAGEM (domínio/classe)	FATORES RELACIONADOS OU DE RISCO
Características da pele alteradas: cor (livedo reticular, cianose), elasticidade (turgor diminuído), pelos, umidade, unhas (unhas dos pés espessas e disformes), temperatura (pele fria e quente), sensações (parestesias), cicatrização de ferida periférica retardada (úlceras), claudicação (limitação da capacidade funcional), dor em extremidade, edema, função motora alterada, pulsos ausentes, pulsos diminuídos (diminuição ou ausência dos pulsos periféricos), tempo de enchimento venoso alterado (tempo de enchimento capilar > 3 min), mudança na pressão sanguínea nas extremidades (redução)	**Perfusão Tissular Periférica Ineficaz** Domínio 4 – Atividade/repouso Classe 4 – Respostas cardiovasculares/pulmonares	– Diabetes melito – Estilo de vida sedentário – Hipertensão – Tabagismo

▶▶

QUADRO 13.2 (CONTINUAÇÃO)
SINAIS E SINTOMAS, DIAGNÓSTICOS DE ENFERMAGEM E SEUS FATORES RELACIONADOS OU DE RISCO

SINAIS E SINTOMAS	DIAGNÓSTICO DE ENFERMAGEM (domínio/classe)	FATORES RELACIONADOS OU DE RISCO
Comportamentos de evitar o próprio corpo, não olhar para uma parte do corpo, perda de parte do corpo	**Distúrbio na Imagem Corporal** Domínio 6 – Autopercepção Classe 3 – Imagem corporal	– Cirurgia – Lesão – Trauma – Amputações
* Não se identificam sinais e sintomas, mas *fatores de risco*	***Risco de Integridade da Pele Prejudicada** Domínio 11 – Segurança/proteção Classe 2 – Lesão física	– Circulação prejudicada (fenômeno de Raynaud, varizes) – Pele fria e úmida – Mudanças na pigmentação e no turgor da pele (equimose, eritrocianose, edema, hematoma, hiperpigmentação, palidez, rubor) – Sensações prejudicadas (parestesias)
	*Risco de Disfunção Neurovascular Periférica Domínio 11 – Segurança/proteção Classe 2 – Lesão física	– Obstrução vascular (eritrocianose, cianose, edema, parestesias, entre outros, podem constituir fatores de risco à disfunção neurovascular)
	*Risco de Quedas Domínio 11 – Segurança/proteção Classe 2 – Lesão física	– Doença vascular, claudicação, parestesias e dor, entre outros, podem constituir fatores de risco às quedas

QUADRO 13.3
POSSÍVEIS DIAGNÓSTICOS DE ENFERMAGEM E SUAS JUSTIFICATIVAS[11,21,22]

DIAGNÓSTICOS DE ENFERMAGEM	JUSTIFICATIVA
Padrão de Sono Prejudicado[21] Domínio 4 – Atividade/repouso Classe 1 – Sono/repouso	Pode ser incluído para os pacientes com dor, um dos sintomas mais relatados por indivíduos com distúrbios vasculares periféricos e que apresentam alterações no padrão do sono.[21]
Ansiedade[21] Domínio 9 – Enfrentamento/tolerância ao estresse Classe 2 – Reações de enfrentamento	Poderá estar presente pela ameaça possível ou real de mudança no estado de saúde e pelas limitações impostas pela situação da doença.[21]
Deambulação Prejudicada[21] Domínio 4 – Atividade/repouso Classe 2 – Atividade/exercício	Relacionado à dor provocada pelo distúrbio vascular.[23]
Conhecimento Deficiente[21] Domínio 5 – Percepção/cognição Classe 4 – Cognição	Este DE entra como uma possibilidade, pois é frequente o desconhecimento da relação entre os comportamentos de risco e o agravamento das comorbidades, e pode ser utilizado como coadjuvante na resolução do diagnóstico prioritário.[11]
Falta de Adesão[21] Domínio 10 – Princípios da vida Classe 3 – Coerência entre crenças/valores/atos	Pode ser incluído quando a equipe de enfermagem encontra dificuldades na adesão do paciente a comportamentos de promoção da saúde, sendo significativo o tabagismo, considerado grande fator de risco para os distúrbios vasculares.[21]

▶▶ CONSIDERAÇÕES FINAIS

Os sinais e sintomas relacionados ao SVP aqui descritos foram os prevalentes na prática clínica de enfermagem. Contudo, devido à complexidade das comorbidades apresentadas pelos pacientes, é frequente a presença de outras características definidoras concomitantes. Em razão disso, o enfermeiro necessita de aprimoramento constante sobre as especificidades desse paciente, valorizar a história individual e utilizar constantemente o raciocínio clínico na seleção dos DEs prioritários ao paciente.

Apesar do fato de que os sinais e sintomas abordados neste capítulo referem-se ao sistema vascular periférico, é importante considerar que as alterações que incidem sobre os vasos podem afetar outros sistemas. Desse modo, outras possibilidades diagnósticas se apresentam, como, por exemplo, as descritas no Quadro 13.3.

REFERÊNCIAS

1. Levine BS, Motzer SU. Histórico e exame físico. In: Woods SL, Froelicher ESS, Motzer SU, organizadores. Enfermagem em cardiologia. 4. ed. São Paulo: Manole; 2005. p. 221-65.

2. Deelstra MH. Técnicas de cardiologia intervencionista. In: Woods SL, Froelicher ESS, Motzer SU, organizadores. Enfermagem em cardiologia. 4. ed. São Paulo: Manole; 2005. p. 629-50.

3. Hirsch AT, Haskal ZJ, Hertzer NR, Bakal CW, Creager MA, Halperin JL, et al. ACC/AHA 2005 guidelines for the management of patients with peripheral arterial disease (lower extremity, renal, mesenteric, and abdominal aortic): executive summary a collaborative report from the American Association for Vascular Surgery/Society for Vascular Surgery, Society for Cardiovascular Angiography and Interventions, Society for Vascular Medicine and Biology, Society of Interventional Radiology, and the ACC/AHA Task Force on Practice Guidelines (Writing Committee to Develop Guidelines for the Management of Patients With Peripheral Arterial Disease) endorsed by the American Association of Cardiovascular and Pulmonary Rehabilitation; National Heart, Lung, and Blood Institute; Society for Vascular Nursing; TransAtlantic Inter-Society Consensus; and Vascular Disease Foundation. J Am Coll Cardiol. 2006;47(6):1239-312.

4. Porto CC. Exame clínico: bases para a prática médica. 6. ed. Rio de Janeiro: Guanabara Koogan; 2008.

5. Burihan E, Baptista-Silva JCC. O exame vascular. In: Pitta GBB, Castro AA, Burihan E, editores. Angiologia e cirurgia vascular: guia ilustrado [Internet]. Maceió: UNCISAL; 2003 [capturado em 12 nov. 2010]. Disponível em: http://www.lava.med.br/livro.

6. Baptista-Silva JCC. Isquemia crônica crítica de membro: diagnóstico clínico. In: Pitta GBB, Castro AA, Burihan E, editores. Angiologia e cirurgia vascular: guia ilustrado [Internet]. Maceió: UNCISAL; 2003 [capturado em 18 nov. 2010]. Disponível em: http://www.lava.med.br/livro.

7. Vilella TC, Aznar SCP, Gabarró JL. On Raynaud's phenomenon. Méd Clin (Barc). 2009;132(18):712-8.

8. Sobreira ML, Yoshida WB, Lastória S. Tromboflebite superficial: epidemiologia, fisiopatologia, diagnóstico e tratamento. J Vasc Brás. 2008;7(2):131-43.

9. Wender OCB, Boustany SM. Exame do sistema vascular periférico. In: Barros E, Albuquerque GC, Pinheiro CTS, Czepielewski MA, organizadores. Exame clínico: consulta rápida. 2. ed. Porto Alegre: Artmed; 2004.

10. Zorzi LA, Seligman BGS. Edema. In: Rosa AAA, Soares JLMF, Barros E. Sintomas e sinais na prática médica: consulta rápida. Porto Alegre: Artmed; 2006.

11. Malaquias SG. Integridade da pele de área perilesional prejudicada e integridade tissular prejudicada relacionada à circulação alterada em pessoas com úlceras vasculogênicas [dissertação]. Goiania: Universidade Federal de Goiás; 2010.

12. Barros ALBL, editor. Anamnese e exame físico: avaliação diagnóstica de enfermagem no adulto. 2. ed. Porto Alegre: Artmed; 2010.

13. Rocha-Lima AJ, Marques MV, Gabriele C. Pseudo-aneurisma de artéria torácica lateral. J Vasc Bras. 2007;6(1):74-7.

14. Jardim LB. Exame neurológico. In: Barros E, Albuquerque GC, Pinheiro CTS, Czepielewski MA, organizadores. Exame clínico: consulta rápida. 2. ed. Porto Alegre: Artmed; 2004. p. 289-98.

15. Duda NT, Tumelero RT, Tognon AP. Tratamento percutâneo das oclusões arteriais agudas periféricas. Rev Bras Cardiol Invas. 2005;13(4):301-6.

16. Rocha QMW. Diagnóstico diferencial das dores de membros. In: Pitta GBB, Castro AA, Burihan E, editores. Angiologia e cirurgia vascular: guia ilustrado [Internet]. Maceió: UNCISAL; 2003 [capturado em 10 nov. 2010]. Disponível em: http://www.lava.med.br/livro.

17. Araújo Jr FL, Guimarães VA. Isquemia dos membros inferiores. In: Pitta GBB, Castro AA, Burihan E, editores. Angiologia e cirurgia vascular: guia ilustrado [Internet]. Maceió: UNCISAL; 2003 [capturado em 10 nov. 2010]. Disponível em: http://www. lava.med.br/livro.

18. Silva OB, Arus MA, Matte, BS. Claudicação intermitente. In: Rosa AA, Soares JLM, Barros E. Sintomas e sinais na prática médica: consulta rápida. Porto Alegre: Artmed; 2006.

19. Pereira DAG, Custódio MX, Carvalho JPF, Carvalho AMB, Cunha-Filho IT. Fisioterapia na claudicação de membros superiores. J Vasc Bras. 2008;7(1):72-5.

20. Silva RCG. Validação das características definidoras para o diagnóstico de enfermagem: perfusão tissular periférica ineficaz em pacientes com doença arterial obstrutiva periférica sintomática [tese]. São Paulo: Universidade de São Paulo; 2010.

21. NANDA International. Diagnósticos de enfermagem da NANDA: definições e classificação 2009- 2011. Porto Alegre: Artmed; 2010.

22. Spichler D, Miranda Jr F, Spichler ES, Franco LJ. Amputações maiores de membros inferiores por doença arterial periférica e diabetes melito no município do Rio de Janeiro. J Vasc Bras. 2004;3(2):111-22.

23. Câmara LC, Santarém JM, Wolosker N, Dias RMR. Exercícios resistidos terapêuticos para indivíduos com doença arterial obstrutiva periférica: evidências para a prescrição. J Vasc Bras. 2007;6(3):247-57.

LEITURA RECOMENDADA

Magro CE, Guidolin F, Bezerra Neto F, Mesquita L, Skare T. Livedo reticularis ulcerado em paciente com anticorpo anticardiolipina tipo IgA. An Bras Dermatol. 2005;80(5):538-9.

14

DIAGNÓSTICOS DE ENFERMAGEM COM BASE EM SINAIS E SINTOMAS DO
▶▶ SISTEMA TEGUMENTAR

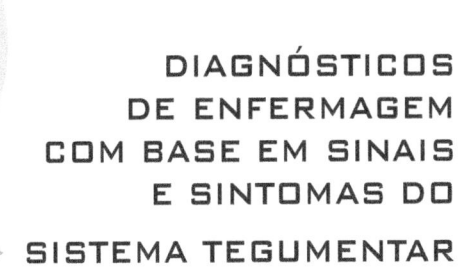

DÓRIS BARATZ MENEGON
ANA GABRIELA PEREIRA
CÁSSIA TEIXEIRA DOS SANTOS
SOLANGE HECKLER

As alterações anatômicas ou fisiológicas da pele podem ser evidenciadas por alguns sinais e sintomas abordados neste capítulo, tais como: eritema e rubor, erosão, fissura, prurido, pústula, úlcera, vesícula, bolha e xerose. Essas características definidoras, bem como alguns fatores relacionados e de risco, subsidiam o estabelecimento de um diagnóstico de enfermagem, determinado pelo enfermeiro, de acordo com o julgamento clínico da situação avaliada; neste caso, as alterações da pele.

As afecções da pele são responsáveis por uma grande parcela de atendimentos realizados em vários setores do sistema de saúde. Os problemas cutâneos são de gravidade variável e atingem todas as faixas etárias. As lesões primárias podem surgir em pele previamente normal e se caracterizam pela perda da epiderme superficial, que não se estende até a derme; as secundárias são decorrentes de alterações primárias.[1]

▶▶ ERITEMA E RUBOR

DEFINIÇÃO

Eritema é o estado em que a pele se encontra com coloração avermelhada,[2] devido à dilatação vascular. Quando a área do eritema é pressionada, ela branqueia e desaparece; quando cessa a pressão, esta volta à coloração avermelhada.

O rubor é classificado como um dos sinais de inflamação, juntamente com o edema, o calor e a dor. Rubor e calor são resultados do aumento da circulação na área inflamada.[3] A duração e o aparecimento de ambos (eritema/rubor) variam de acordo com a causa e a natureza do processo, que pode ser infeccioso, imunológico ou tóxico. O eritema também possui causas vasculares específicas e afeta a epiderme e a derme (Figura 14.1).[4-6]

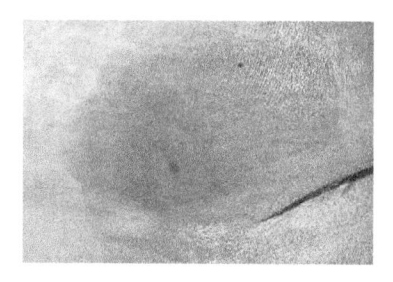

FIGURA 14.1
ERITEMA EM REGIÃO GLÚTEA.
Fonte: European Pressure Ulcer Advisory Panel.[7]

FISIOPATOLOGIA

O eritema e o rubor são sinais que estão presentes em diversas patologias. Como exemplos, citam-se a erisipela e a queimadura de primeiro grau.[3]

▶ ERISIPELA

É uma situação de processo infeccioso causada, mais frequentemente, pelo *Streptococcus* B-hemolítico do grupo A. Acomete membros inferiores e face com maior frequência. Apresenta-se por placa eritematoedematosa dolorosa, quente e brilhante, bordos elevados e demarcados, acompanhados de linfoadenopatia regional. Pode apresentar bolhas, petéquias e, em casos graves, necrose.[3]

▶ **QUEIMADURA DE PRIMEIRO GRAU**
A epiderme e parte da derme são atingidas por trauma térmico, sem formação de bolhas, nem alterações hemodinâmicas. Apresenta congestão de vasos sanguíneos superficiais como causa do eritema, que pode ser seguido de descamação.[3]

▶▶ **EROSÃO**

DEFINIÇÃO
Erosão é uma lesão cutânea secundária à solução de continuidade, resultado de alterações de lesões primárias, que compromete apenas a epiderme. Sua etiologia está relacionada à ruptura da lesão primária.[8,9] O local da erosão é identificado como área deprimida e úmida. As escoriações, que são erosões lineares, são consequência de um mecanismo traumático (Figura 14.2).[8]

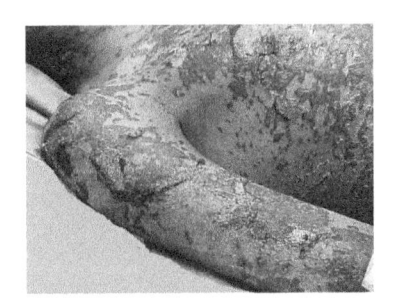

FIGURA 14.2
NECROSE EPIDÉRMICA TÓXICA COM ROMPIMENTO DE BOLHAS CAUSANDO EROSÃO.
Fonte: Arquivo do Serviço de Dermatologia do Hospital de Clínicas de Porto Alegre.

São situações relacionadas à erosão: dermatite de fralda, queimadura de segundo grau, úlcera por pressão (UP) grau 2, cancro mole, sífilis, erisipela, hanseníase virchowiana, herpes simples, herpes zoster, leishmaniose, síndrome de Stevens-Johnson e necrose epidérmica tóxica.[9]

FISIOPATOLOGIA
A erosão está presente em diversas situações de cuidado à pele. A seguir, destacam-se algumas das principais encontradas na prática clínica.[8]

▶ **DERMATITE DE FRALDAS**
Irritação da pele decorrente do contato com urina e fezes retidas nas fraldas, o que contribui para a quebra da barreira de proteção cutânea. As lesões acometem as áreas convexas da região delimitada pelas fraldas, apresentando eritema, descamação, vesículas, erosões e exulcerações, podendo se tornar infectadas por fungos e bactérias.[8]

▶ **QUEIMADURA DE SEGUNDO GRAU**
É superficial, envolve toda a epiderme e a derme superficial. A pele fica vermelha, úmida, muito dolorosa, com formação de bolhas que se rompem causando erosão. Em geral, reepiteliza com cicatriz mínima em 10 a 14 dias.[8]

▶▶ **FISSURA**

DEFINIÇÃO
Fissura é uma lesão cutânea secundária, uma fenda linear, estreita e profunda na pele. Ocorre com frequência no eczema crônico e no intertrigo. Forma-se quando a pele perde flexibilidade, torna-se quebradiça ou macerada. As fissuras são mais proeminentes em áreas distendidas por movimento, como nos lábios, nas dobras, nas mãos e nos pés (Figura 14.3).[10]

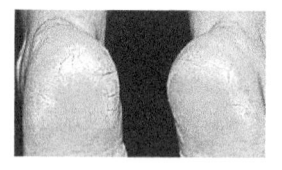

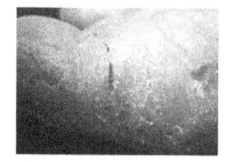

FIGURA 14.3
FISSURA NOS PÉS.
Fonte: Harper e colaboradores.[11]

FISIOPATOLOGIA

A fissura se forma quando a pele perde flexibilidade, torna-se quebradiça ou macerada. Na dermatite atópica (DA), a combinação de ressecamento da pele e com repetidos microtraumas por ação mecânica causa fissuras retroauriculares e infranasais. A formação de rágades no orifício nasal é comum nos pacientes com rinite. Quelites com tendências a infecção bacteriana e fúngica e fissuras de lábios inferiores, retroauriculares e infra-auriculares também são encontradas na DA.[11]

A fissura pode estar presente nos intertrigos, causada por oclusão, calor e umidade. Estas são dermatites que se desenvolvem nas áreas de dobras de pele. As causas mais comuns são obesidade, transpiração excessiva e falta de higiene, sendo mais frequentes nas estações quentes.[10]

▶▶ PRURIDO

DEFINIÇÃO

Prurido é a sensação que leva à urgência em coçar a área afetada e pode acometer a superfície da pele, o epitélio escamoso da conjuntiva, a boca, o nariz, a faringe e a região anogenital, assim como o epitélio ciliado da traqueia.[9,12] É resultado da estimulação de terminações dermoepidérmicas e constitui o sintoma dermatológico mais prevalente.[6] Está presente em doenças dermatológicas como escabiose, pediculose, dermatite atópica, urticária, prurido anogenital, prurido senil, entre outras.[6] Além disso, pode estar relacionado a diversas doenças sistêmicas, como diabetes, hepatopatia, insuficiência renal, câncer e anemia ferropriva.

O prurido pode ser classificado quanto à origem periférica, em *dérmico ou pruritoceptivo*; ou central, em *neuropático, neurogênico* ou *psicogênico*.[9]

Alguns medicamentos, como aspirina, antibióticos, hormônios (contraceptivos orais) e opioides (morfina ou cocaína), também podem causar prurido, seja por um efeito direto ou por aumentar a sensibilidade à luz ultravioleta.[9,12] Produtos tipo sabões e substâncias químicas, radioterapia, calor irritante (p. ex., miliária) e o contato com roupas de lã também estão associados ao prurido.[9,12]

FISIOPATOLOGIA

As fibras nervosas C são encontradas exclusivamente na pele, nas mucosas e na córnea. São desmielinizadas, têm resposta duradoura à histamina e velocidade de condução mais lenta. Correspondem a 5% das fibras nervosas C aferentes dos humanos. Quando estimuladas por agentes pruritógenos, carregam impulsos até o corno dorsal da medula, fazendo sinapse com o neurônio secundário que cruza para o trato espinotalâmico contralateral e segue, via tálamo, até o córtex somatossensório. Estudos demonstram que há também estímulo de áreas motoras, o que reforça o aspecto sensorial, emocional e mecânico.[9,12]

Coçar e esfregar a pele inibem o prurido, devido à estimulação dos neurônios mielinizados tipo A, que, via receptores mecânicos, ativam mecanismos pré e pós-sinápticos, que inibem o circuito neuronal na medula espinal. Também são estimulados os nociceptores que inibem o prurido via medula espinal.[9] Quando a arranhadura é causada ao coçar, a integridade da pele pode ser alterada com escoriações, rubor, áreas elevadas (p. ex., urticária), infecção ou alterações de pigmentação.[12]

▶▶ PÚSTULA

DEFINIÇÃO
Pústula é uma lesão primária vesicular de dimensões variáveis, com conteúdo purulento (Figura 14.4). A presença de pus não significa infecção, pois pode conter apenas neutrófilos.[6,9,13]

FISIOPATOLOGIA
Para descrever a fisiopatologia da pústula é necessário destacar algumas patologias que se caracterizam por sua presença. São exemplos as erupções acneiformes, a foliculite e o impetigo, que apresentam processos vesiculares que podem evoluir como pústulas.[6,9,13]

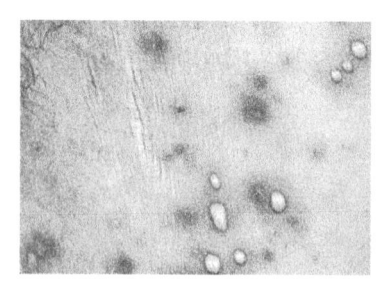

FIGURA 14.4
PÚSTULAS.
Fonte: Medicina para todos.[13]

▶ ACNE

É a inflamação pilossebácea mais encontrada na face e na parte superior do tronco. O aumento na produção do sebo pela estimulação androgênica, a obstrução do fluxo de sebo pela queratinição anormal e a proliferação de bactérias anaeróbias (*Propionibacterium acnes*) favorecem a alteração na unidade pilossebácea formando pápulas, pústulas e cistos inflamatórios estéreis.[5]

▶ FOLICULITE

É a infecção bacteriana superficial que envolve o folículo piloso com material purulento na epiderme. Apresenta-se como pústula, com margens avermelhadas e o pelo saindo do centro. O agente em geral é o *S. aureus*. É típica nas áreas pilosas.[5,15]

▶ IMPETIGO

Também chamado de pioderma, é a infecção bacteriana superficial mais comum na infância. Pode ser primária, quando a bactéria invade a pele normal, ou secundária, quando causada por infecção da pele lesada por pequenos traumas. Manifesta-se por pápula, vesícula, pústula e crosta. Causa prurido e dor. As bactérias *Streptococcus* A e *Staphylococcus aureus* são as causadoras mais frequentes da infecção.[16]

▶▶ ULCERAÇÃO

DEFINIÇÃO

Ulceração é a lesão cutânea secundária que atinge a epiderme e a derme, podendo chegar à hipoderme e aos tecidos muscular e ósseo.[10,17]

FISIOPATOLOGIA

A ulceração ocorre por ruptura do epitélio e esfacelamento do tecido inflamatório, com exposição de tecidos mais profundos à área rota. As úlceras podem ser classificadas, de acordo com sua etiologia, em: venosa arterial, por pressão ou pé diabético.[10] Destaca-se a fisiopatologia da úlcera por pressão (UP) e do pioderma gangrenoso.

▶ ÚLCERA POR PRESSÃO

É uma lesão na pele e/ou no tecido subjacente, geralmente sobre uma proeminência óssea, em consequência da pressão ou da pressão em combinação com cisalhamento e/ou fricção.[18]

FISIOPATOLOGIA

A imobilidade prolongada, devido a paralisia, anestesia geral ou limitações físicas, associada com a pressão externa aplicada sobre as proeminências ósseas, pode levar a uma interrupção da circulação, o que causa dano tecidual hipóxico e, finalmente, necrose. O período crítico de isquemia, que pode causar danos sob pressão, varia bastante entre as pessoas, situando-se entre 30 e 240 minutos. Além da pressão aplicada externamente, a tolerância do tecido para a isquemia é variável de indivíduo para indivíduo.[19]

As úlceras por pressão são classificadas em estágios, sendo que, recentemente, o National Pressure Ulcer Advisory Panel (NPUAP) atualizou sua descrição, com mudanças na descrição das lesões dos estágios I e II e com a inclusão da suspeita de lesão tissular profunda,[18] conforme as Figuras 14.5 a 14.17.

- **Estágio 0 – pele íntegra:** sem área avermelhada, sem lesão.

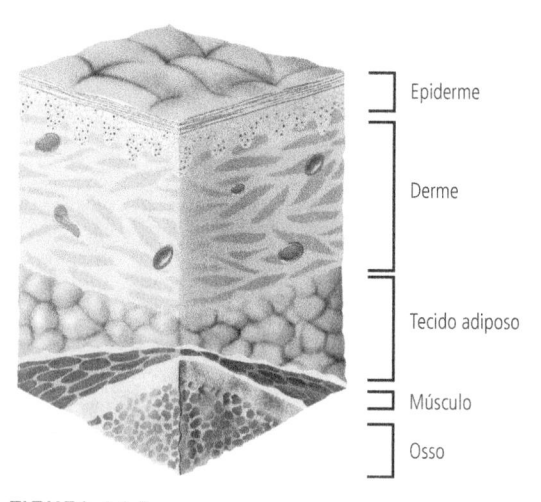

FIGURA 14.5
PELE NORMAL.
Fonte: Adaptada de National Pressure Ulcer Advisory Panel.[18]

- **Estágio I – área avermelhada:** pele intacta, presença de eritema que não retorna ao normal após a remoção da pressão. Precursor da ulceração de pele.

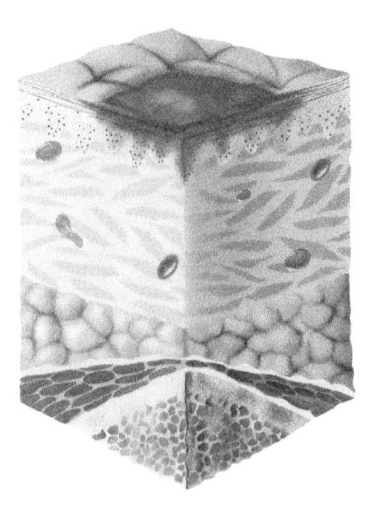

FIGURA 14.6
ÚLCERA POR PRESSÃO GRAU I.
Fonte: Adaptada de National Pressure Ulcer Advisory Panel.[18]

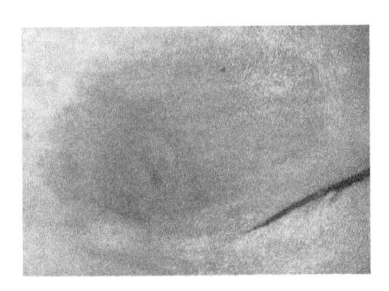

FIGURA 14.7
ÚLCERA POR PRESSÃO GRAU I.
Fonte: European Pressure Ulcer Advisory Panel.[7]

- **Estágio II – rompimento da pele, flictenas:** lesão parcial da pele, envolvendo epiderme, derme ou ambas. A úlcera é superficial e, clinicamente, aparece como abrasão, bolha ou cratera rasa.

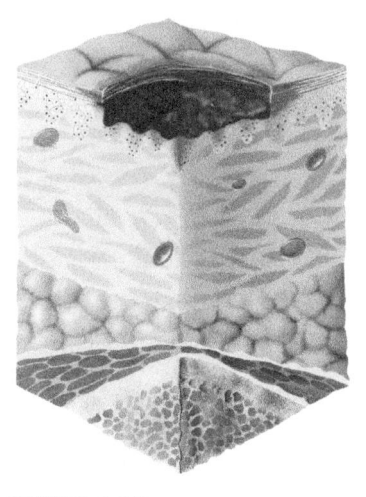

FIGURA 14.8
ÚLCERA POR PRESSÃO GRAU II.
Fonte: Adaptada de National Pressure Ulcer Advisory Panel.[18]

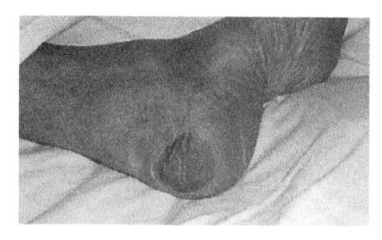

FIGURA 14.9
ÚLCERA POR PRESSÃO GRAU II.
Fonte: European Pressure Ulcer Advisory Panel.[7]

- **Estágio III – rompimento da pele, expondo o subcutâneo:** lesão total da pele, envolvendo dano ou necrose da camada subcutânea, mas não completa. A úlcera apresenta-se, clinicamente, como uma cratera profunda, com ou sem comprometimento dos tecidos adjacentes.

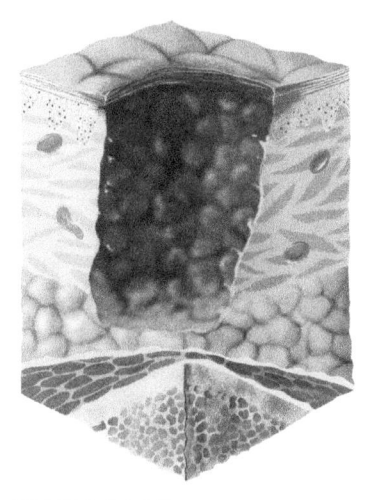

FIGURA 14.10
ÚLCERA POR PRESSÃO GRAU III.
Fonte: Adaptada de National Pressure Ulcer Advisory Panel.[18]

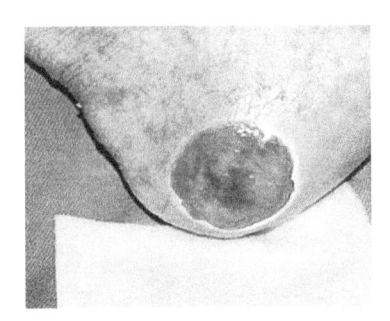

FIGURA 14.11
ÚLCERA POR PRESSÃO GRAU III.
Fonte: European Pressure Ulcer Advisory Panel.[7]

- **Estágio 4 – rompimento da pele, expondo o músculo:** grande destruição, com presença de tecido necrótico ou dano de músculos, ossos ou estruturas de suporte (p. ex., tendões e cápsula articular).

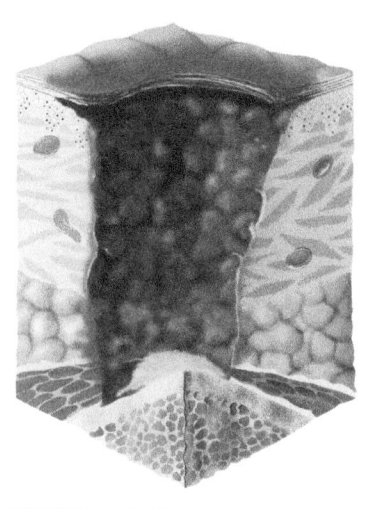

FIGURA 14.12
ÚLCERA POR PRESSÃO GRAU IV.
Fonte: Adaptada de National Pressure Ulcer Advisory Panel.[18]

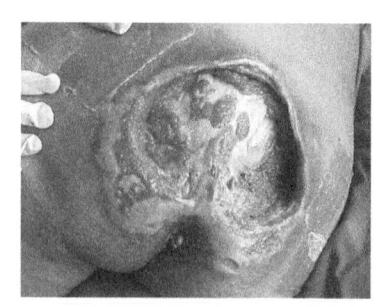

FIGURA 14.13
ÚLCERA POR PRESSÃO GRAU IV.
Fonte: Arquivo do Serviço de Dermatologia do Hospital de Clínicas de Porto Alegre.

- **Úlceras não estageáveis – perda total do tecido:** lesão com perda total de tecido, na qual a base da úlcera está coberta totalmente por esfacelo (amarelo, marrom, cinza, esverdeado ou castanho) e/ou por necrose de coagulação (marrom, castanha ou negra) no leito da lesão.

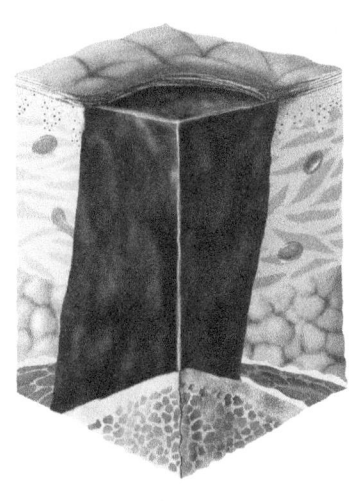

FIGURA 14.14
ÚLCERA POR PRESSÃO NÃO ESTAGIÁVEL.
Fonte: Adaptada de National Pressure Ulcer Advisory Panel.[18]

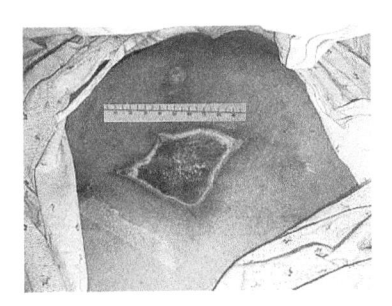

FIGURA 14.15
ÚLCERA POR PRESSÃO NÃO ESTAGIÁVEL.
Fonte: *How to stage a pressure ulcer.*[20]

- **Suspeita de lesão tissular profunda – pele intacta:** área localizada de pele intacta de coloração púrpura ou castanha ou bolha sanguinolenta, decorrente de dano a tecido mole, devido a pressão e/ou cisalhamento. A área pode ser precedida por um tecido que se apresenta dolorido, endurecido, amolecido, esponjoso e mais quente ou frio em comparação ao tecido adjacente.

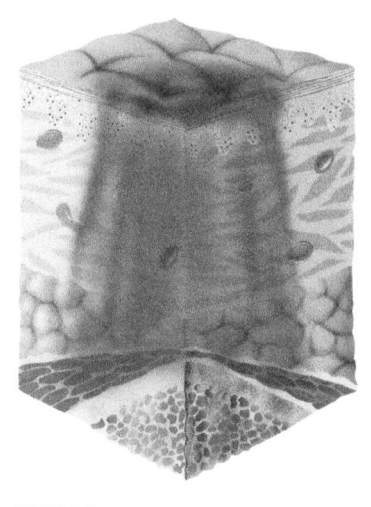

FIGURA 14.16
ÚLCERA POR PRESSÃO COM SUSPEITA DE LESÃO TISSULAR PROFUNDA.
Fonte: Adaptada de National Pressure Ulcer Advisory Panel.[18]

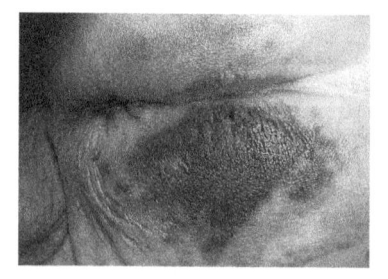

FIGURA 14.17
ÚLCERA POR PRESSÃO COM SUSPEITA DE LESÃO TISSULAR PROFUNDA.
Fonte: *How to stage a pressure ulcer.*[20]

▶ **PIODERMA GANGRENOSO**
São lesões cutâneas de evolução crônica, de difícil tratamento e recidivantes. Localizam-se, principalmente, nos membros inferiores, no tronco e na cabeça. A etiologia do pioderma permanece desconhecida, mas tem sido indicada alteração na imunidade celular, na função neutrofílica e na quimiotaxia. Essas lesões podem estar associadas a doença de Crohn, colite ulcerativa, hepatite, artrite reumatoide, linfomas e leucemias.[10]

FISIOPATOLOGIA
As lesões primárias iniciam por traumatismos, furúnculos ou incisão cirúrgica, que se apresentam em forma de pústulas agrupadas, que ulceram rapidamente. A úlcera é superficial, com odor fétido e um halo eritematoso ao redor e bordas descoladas, subminadas, elevadas e de cor violácea. O fundo da úlcera apresenta secreção seropurulenta.

Na histopatologia, aparece edema, necrose e infiltrado inflamatório, que leva a trombose secundária das vênulas. Vasculite necrotizante pode estar presente. Formação de granuloma, proliferação de fibrose e capilares aparecem nas úlceras mais antigas.[10]

▶▶ **VESÍCULA/BOLHA**

DEFINIÇÃO
Vesícula, lesão cutânea primária, é a elevação circunscrita de até 1 cm de tamanho, contendo líquido claro (seroso), que pode se tornar purulento ou hemorrágico, em localização epidérmica ou subepidérmica.[6,8,9]

Bolha, também lesão cutânea primária, é a elevação circunscrita de conteúdo líquido superior a 1 cm. Quando intraepidérmica, é efêmera; quando subepidérmica, é mais tensa e duradoura, podendo atingir tamanhos maiores.[6,8,9]

FISIOPATOLOGIA
As vesículas e as bolhas ocorrem como um fenômeno secundário em várias condições, como, por exemplo, infecção por herpes vírus, impetigo e varicela. Podem ocorrer por causas externas, como drogas, dermatites, queimaduras térmicas, UP. Existe um grupo de distúrbios em que as bolhas são a característica primária e mais distinta. As doenças bolhosas são visualmente chocantes e podem ser fatais se não tratadas.[10]

As genodermatoses bolhosas ocorrem por mutação genética de moléculas da epiderme ou da união derme-epiderme, como a epidermólise bolhosa. As dermatoses bolhosas são consideradas adquiridas ou autoimunes e ocorrem por produção de anticorpos, por sensibilização a antígenos específicos da epiderme ou pela união derme-epiderme, como no pênfigo (Figura 14.18).[10]

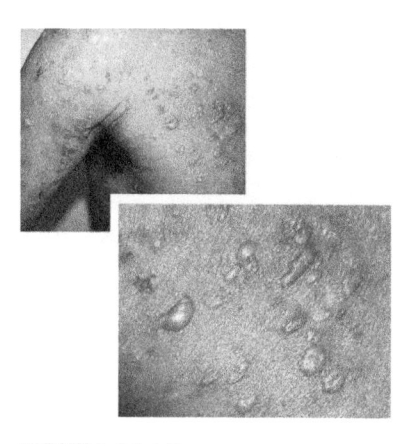

FIGURA 14.18
PENFIGOIDE BOLHOSO.
Fonte: Goddard e colaboradores.[21]

▶ **EPIDERMÓLISE BOLHOSA**
Grupo de distúrbios unificados por um ponto comum de bolhas que se desenvolvem em locais de pressão, atrito ou trauma, no nascimento ou logo após.[10,22] As formas simples apresentam bolhas epidérmicas, que não deixam cicatrizes; nas formas juncionais, as bolhas são encontradas na lâmina lúcida e distrófica, com a presença de atrofia, cistos tipo *milium*, distrofias ungueais, alterações pigmentares e lesões mucosas.

▶ **PÊNFIGO**
Doença bolhosa que resulta da perda da integridade da adesão intercelular normal dentro da epiderme e do epitélio mucoso. Existem variantes clínicas e patológicas do pênfigo, mas a mais comum é o pênfigo vulgar, que envolve pele e mucosas, acometendo especialmente couro cabeludo, face, axila, virilha, tronco e pontos de pressão. As lesões primárias são vesículas e bolhas superfi-

ciais, que se rompem facilmente, deixando uma crosta rasa coberta de serosidade seca e com crosta. A característica comum é a bolha intraepidérmica, que ocorre por acantólise, que é a perda de adesão da camada de Malpighi. A presença de anticorpos tipo IgG nos espaços intercelulares dos queratinócitos caracteriza os mecanismos autoimunes da acantólise.[10]

▶ SÍNDROME DE STEVENS-JOHNSON

Síndrome grave que pode ser causada por medicamentos e, em menor grau, por infecções virais e bacterianas. Os principais medicamentos que podem ocasionar o quadro são as sulfas, os anticonvulsivantes e os anti-inflamatórios não hormonais.[10] As alterações dérmicas aparecem como infiltrado inflamatório crônico discreto. A epiderme apresenta necrose com eosinofilia dos queratinócitos, degeneração da camada basal e clivagem subepidérmica ou intraepidérmica.[10]

▶▶ XEROSE

DEFINIÇÃO

Acometimento da doença da pele seca e desidratada. *Xero* significa seco ou desidratado, e *ose* se refere a doença ou distúrbio (Figura 14.9).

FISIOPATOLOGIA

A xerose é um problema comum em climas mais frios. A pele sofre a ação do frio ao ar livre e, também, nos locais com aquecimento artificial, que causa

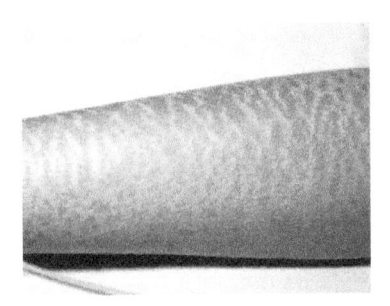

FIGURA 14.19
XEROSE.
Fonte: Skinsight World Wide Web 2006-2010.[25]

ainda mais ressecamento. Como a água é o principal "amaciador" da pele, ela pode se tornar áspera, descamativa e, eventualmente, vermelha, inflamada e com coceira quando fica ressecada. Em casos graves, essas mudanças terão a aparência de uma dermatite.[23,24]

A pele seca no idoso não decorre tanto da perda da capacidade de retenção de água, mas de uma redução na produção de sebo, secundária aos títulos baixos de andrógeno. Existe uma interação complexa entre os efeitos dos estrógenos e andrógenos sobre muitos órgãos, incluindo pele, em homens e mulheres; esteroides sexuais modulam muitos aspectos da fisiologia da pele, tais como a espessura da epiderme e da derme, além de influenciar as funções do sistema imunológico.

Mudanças nos níveis hormonais decorrentes do envelhecimento alteram processos como o pH da superfície da pele, a cicatrização de feridas ou a propensão a desenvolver doenças autoimunes. A redução dos níveis de estrógeno é responsável por alterações no teor de ácido hialurônico na derme, o que resulta na baixa capacidade de ligação de água na derme envelhecida.[26]

As alterações sudorais e do manto lipídico cutâneo também contribuem para o ressecamento da pele dos atópicos. Existe uma diminuição de número e tamanho das glândulas sebáceas, aumento do colesterol e diminuição de ácidos graxos insaturados na pele atópica.[10]

PARE e REFLITA

Os sinais e sintomas apontados neste capítulo constituem vestígios e evidências clínicas do paciente com alterações do sistema tegumentar. Tais características definidoras (sinais e sintomas) e alguns fatores de risco definem um problema real ou potencial do paciente. A partir deles, o enfermeiro pode estabelecer os possíveis diagnósticos de enfermagem, assim como seus fatores relacionados ou de risco, ou seja, sua causa etiológica. Essas evidências subsidiam o planejamento e a implementação de um plano de cuidados adequado a cada paciente, com vistas a obter um bom resultado, com qualidade assistencial.

▶▶ EM SÍNTESE

Os diagnósticos de enfermagem da NANDA-I[27] estão organizados em domínios e classes. Um dos domínios é Eliminação e troca, no qual se encontra a classe Função tegumentar, definida como o processo de secreção e excreção da pele. Nela, deveriam constar diagnósticos de enfermagem referentes ao sistema tegumentar. Todavia, eles ainda não foram desenvolvidos, constituindo uma lacuna nessa classificação. Apesar disso, há o Domínio 11, denominado Segurança/proteção, com a classe Lesão física, no qual existem diagnósticos referentes à integridade da pele e dos tecidos. Além disso, outros domínios e classes da NANDA-I[27] também podem ser utilizados quando se pensa nas alterações descritas neste capítulo. O Quadro 14.1 apresenta os principais diagnósticos de enfermagem associados aos sinais e sintomas aqui descritos, bem como os fatores relacionados ou de risco.

QUADRO 14.1
SINAIS E SINTOMAS, DIAGNÓSTICOS DE ENFERMAGEM E SEUS FATORES RELACIONADOS OU DE RISCO

SINAIS E SINTOMAS	DIAGNÓSTICO DE ENFERMAGEM (domínio/classe)	FATORES RELACIONADOS OU DE RISCO
Destruição e/ou rompimento de camadas da pele: erosão, fissura, pústula, vesícula/bolha	**Integridade da Pele Prejudicada** Domínio 11 – Segurança/proteção Classe 2 – Lesão física	**Externos:** – Extremos de idade – Fatores mecânicos (p. ex., forças abrasivas, pressão, contenção) – Imobilização física – Medicamentos – Pele úmida – Radiação – Substância química **Internos:** – Circulação alterada – Déficit imunológico – Estado metabólico prejudicado – Mudanças na pigmentação – Mudança do estado hídrico – Mudança no turgor

▶▶

QUADRO 14.1 (CONTINUAÇÃO)
SINAIS E SINTOMAS, DIAGNÓSTICOS DE ENFERMAGEM E SEUS FATORES RELACIONADOS OU DE RISCO

SINAIS E SINTOMAS	DIAGNÓSTICO DE ENFERMAGEM (domínio/classe)	FATORES RELACIONADOS OU DE RISCO
		– Nutrição desequilibrada (p. ex., obesidade, emagrecimento) – Proeminências ósseas – Sensações prejudicadas
Tecido destruído ou lesado: ulceração	**Integridade Tissular Prejudicada** Domínio 11 – Segurança/proteção Classe 2 – Lesão física	– Circulação alterada – Déficit de conhecimento – Déficit de líquidos – Excesso de líquidos – Extremos de temperatura – Fatores nutricionais (p. ex., déficit ou excesso) – Irritantes químicos ou mecânicos (p. ex., fricção, pressão, abrasão) – Mobilidade física prejudicada – Radiação (inclusive radioterapia)
Efeitos secundários relacionados ao tratamento (medicamentos, radioterapia). Sintomas como eritema, erosão, fissura, prurido, pústula, vesícula/bolha ulceração, xerose	**Conforto Prejudicado** Domínio 12 – Conforto Classe 1 – Conforto físico	Fatores relacionados não descritos pela NANDA-I
Relato verbal de dor secundária a: erosão, fissura, pústula, vesícula/bolha, ulceração	**Dor Aguda** Domínio 12 – Conforto Classe 1 – Conforto físico	Agentes lesivos (biológicos, físicos, químicos)

▶▶

QUADRO 14.1 (CONTINUAÇÃO)
SINAIS E SINTOMAS, DIAGNÓSTICOS DE ENFERMAGEM E SEUS FATORES RELACIONADOS OU DE RISCO

SINAIS E SINTOMAS	DIAGNÓSTICO DE ENFERMAGEM (domínio/classe)	FATORES RELACIONADOS OU DE RISCO
Mudança real na estrutura do corpo ocasionado por: erosão, fissura, pústula, vesícula/bolha, ulceração	**Distúrbio na Imagem Corporal** Domínio 6 – Autopercepção Classe 1 – Imagem corporal	– Biofísico/lesão – Trauma/cirurgia – Doença/tratamento da doença
* Não se identificam sinais e sintomas, mas *fatores de risco*	***Risco de Integridade da Pele Prejudicada** Domínio 11 – Segurança/proteção Classe 2 – Lesão física	**Externos:** – Excreções – Extremos de idade – Fatores mecânicos (p. ex., forças abrasivas, pressão, contenção) – Imobilização física – Pele úmida – Radiação (eritema, prurido) – Secreções (eritema, prurido) – Substâncias químicas – Umidade **Internos:** – Circulação prejudicada (eritema) – Estado nutricional desequilibrado (p. ex., obesidade, emagrecimento) – Fatores psicogênicos (prurido) – Fatores imunológicos (prurido) – Medicamentos (prurido) – Mudanças na pigmentação – Mudanças no turgor da pele (xerose) – Proeminências ósseas – Sensações prejudicadas

▶▶

QUADRO 14.1 (continuação)

SINAIS E SINTOMAS, DIAGNÓSTICOS DE ENFERMAGEM E SEUS FATORES RELACIONADOS OU DE RISCO

SINAIS E SINTOMAS	DIAGNÓSTICO DE ENFERMAGEM (domínio/classe)	FATORES RELACIONADOS OU DE RISCO
	*Risco de Infecção Domínio 11 – Segurança/proteção Classe 1 – Infecção	– Destruição de tecidos (úlceras) – Defesas primárias inadequadas (pele rompida, tecido traumatizado) – Defesas secundárias inadequadas (diminuição de hemoglobina, leucopenia, supressão da resposta inflamatória) – Desnutrição – Doença crônica – Trauma

▶▶ CONSIDERAÇÕES FINAIS

Salienta-se que, neste capítulo, foram descritos alguns dos principais sinais e sintomas relacionados ao sistema tegumentar e, dessa forma, buscou-se subsidiar a identificação de diferentes diagnósticos de enfermagem (DEs). Muitas dessas alterações da pele podem ser detectadas pelo enfermeiro durante a realização do exame físico e de procedimentos, lembrando que elas podem estar relacionadas com doenças sistêmicas. As possibilidades são diversas, uma vez que as respostas humanas são particulares a cada indivíduo avaliado, bem como a interpretação do dado obtido pelo enfermeiro e o contexto da situação na prática clínica.

Os DEs aqui apresentados fazem parte de alguns domínios da NANDA-I e constituem aqueles mais frequentemente identificados na prática clínica.[17] Todavia, existem outras possibilidades, uma vez que o julgamento clínico do enfermeiro é o que determina a escolha do DE mais apropriado a cada caso.

REFERÊNCIAS

1. Bickley LS, Szilagyi PG. Bates propedêutica médica. 8. ed. Rio de Janeiro: Guanabara Koogan; 2005.

2. Hess CT. Tratamento de feridas e úlceras. 4. ed. Rio de Janeiro: Reichmann & Afonso; 2002.

3. Montenegro MR, Franco M. Patologia processos gerais. 4. ed. São Paulo: Atheneu; 1999.

4. Epstenin O, Perkin GD, Bono DP, Cookson J. Exame clínico. 2. ed. Porto Alegre: Artmed; 1998.

5. Wyngaarden JB, Smith J, Lloyd HC. Cecil: tratado de medicina interna. 18. ed. Rio de Janeiro: Guanabara Koogan; 1990. v. 2.

6. Rosa AAA, Soares JLM, Barros E. Sintomas e sinais na prática médica. Porto Alegre: Artmed; 2006.

7. European Pressure Ulcer Advisory Panel. PUCLAS [Internet]. Oxford; 1998 [capturado em 12 dez. 2010]. Disponível em: http://www.puclas.ugent.be/puclas/p/.

8. Azulay L, Bonalumi A, Azulay DR, Leal F. Atlas de dermatologia da semiologia ao diagnostico. Rio de Janeiro: Elsevier; 2007.

9. Ramos e Silva M, Castro CR. Fundamentos de dermatologia. Rio de Janeiro: Atheneu; 2009.

10. Sampaio SAP, Rivitti EA. Dermatologia. 3. ed. Porto Alegre: Artmed; 2007.

11. Harper PJ, Oranje AP, Prose NS, editors. Textbook of pediatric dermatology. 16th ed. Oxford: Blackwell Science; 2009. p. 231.

12. Smeltzer S, Bare BG. Brunner e Suddarth: tratado de enfermagem médico-cirúrgica. 10. ed. Rio de Janeiro: Guanabara Koogan; 2005. v. 4.

13. Medicina para todos [Internet]. Acné inflamatorio-pústulas. Medicina para todos; 2009 [capturado em 15 dez. 2010]. Disponivel em: http://medicinaparatodoss.blogspot.com/2009/07/1ra-parte.html.

14. Isselbacher KJ, editor. Harrison: medicina interna. 14. ed. Rio de Janeiro: McGraw-Hill; 1998. v. 1.

15. Baddour LM, Sexton D, Kaplan SL, Baron EL. Folliculitis [Internet]. Mayo Clinic Staff; 2009. [capturado em 28 nov. 2010]. Disponível em: http://www.mayoclinic.com/health/folliculitis/DS00512.

16. Baddour LM, Sexton D, Kaplan SL, Baron EL. Impetigo [Internet]. UpToDate; 2009 [capturado em 28 nov. 2010]. Disponível em: www.uptodate.com.

17. Lucena AF, Santos CT, Pereira AS, Almeida MA, Friedrich MA, Dias VLM, et al. Nursing diagnoses and characteristics of patients at risk of pressure sore. In: International Congress AENTDE/ NANDA-I; 2010 mayo; Madri. Madri: 2010.

18. National Pressure Ulcer Advisory Panel [Internet]. Washington; 2010 [capturado em 15 dez. 2010]. Disponível em: http://www.npuap.org.

19. Anders J, Heinemann A, Leffmann C, Leutenegger M, Pröfener F, Von Renteln-Kruse W. Decubitus ulcers: pathophysiology and primary prevention. Deutsches Ärzteblatt International Int. 2010;107(21):371-82.

20. How to Stage a Pressure Ulcer [Internet]. E-how; c1999-2011 [capturado em 17 dez. 2010]. Disponível em: http://www.ehow.com/how_5201760_stage-pressure-ulcer.html.

21. Goddard W, Roujeau JC, Guillot B, Andre C, Rifle G. Bullous pemphigoid and intravenous gammaglobulin. Ann Intern Med. 1995;103(6):964-5.

22. Kumar V, Abbas AK, Fausto N. Robbins & Cotran patologia: bases patológicas das doenças. 7. ed. Rio de Janeiro: Elsevier; 2005.

23. Riesco MR, Quintana AMS, Pérez PU. Problemas dermatológicos frecuentes en los ancianos. Form Med Contin Aten Prim. 2006;13(2):252-9.

24. Flour M. The pathophysiology of vulnerable skin [Internet]. Leuven: University Hospital; 2009 [capturado em 12 dez. 2010]. Disponível em: http://www.worldwidewounds.com/2009/September/Flour/vulnerable-skin-1.html.

25. Skinsight World Wide Web 2006-2010. Dry Skin (Xerosis): information for adults [Internet]. 2008 [capturado em 26 dez. 2010]. Disponível em: http://www.skinsight.com/adult/xerosis-signsAndSymptoms.htm.

26. Jeffrey D, Bernhard MD. Pruritus and xerosis [Internet]. Washington: American Academy of Dermatology; 2010 [capturado em 12 dez. 2010]. Disponível em: http://www.aad.org/education/students/pruritusxerosis.htm.

27. NANDA International. Diagnósticos de enfermagem da NANDA: definições e classificação 2009-2011. Porto Alegre: Artmed; 2010.

15

DIAGNÓSTICOS DE ENFERMAGEM COM BASE EM SINAIS E SINTOMAS ASSOCIADOS À
▸▸ DOR

SIMONE PASIN
ANALI MARTEGANI FERREIRA
CAROLINE MAIER PREDEBON
ENEIDA REJANE RABELO DA SILVA

A dor é uma complexa e desagradável constelação de experiências sensorial, emocional e mental, tendo certas respostas autônomas (involuntárias) e reações psicológicas e comportamentais que são provocadas pela lesão do tecido, aparente ou não. A partir do ano 1970, iniciou-se uma melhor compreensão dos mecanismos polimodais, das interações somáticas e sensoriais, da modulação endógena e neuroplasticidade e da relação entre os eventos nociceptivos e de percepção dolorosa.[1]

A dor é descrita como uma resposta fisiológica a algum estímulo nocivo ou como uma reação saudável, pois permite ao organismo saber que a homeostase foi rompida e que a mudança de comportamento de alguma forma se justifica.[1]

Considerando-se a importância da avaliação clínica dos sinais e sintomas apresentados, torna-se imprescindível valorizar todos os fenômenos experienciados pela pessoa como dor. Neste capítulo, destaca-se que tais fenômenos podem ser descritos em quatro componentes: nocicepção, dor, sofrimento e comportamento (Figura 15.1). Esses componentes interagem entre si, com o ambiente e com o indivíduo. Assim, a dor de uma pessoa passa a ser um fenômeno que transcende aspectos biofisiológicos, incluindo fatores sociais, culturais e a história individual sobre saúde, doença e dor.[2]

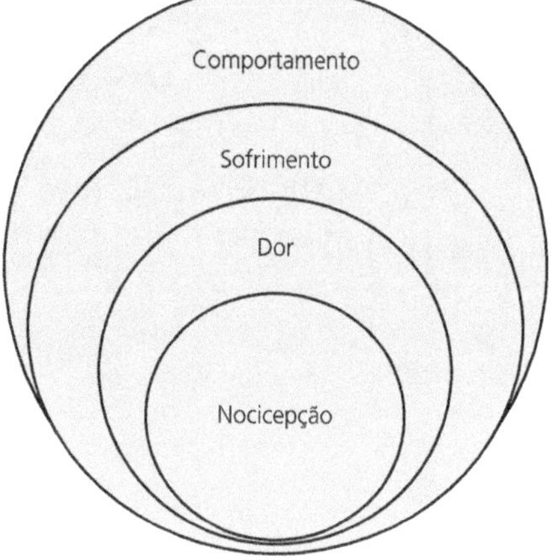

FIGURA 15.1
OS QUATRO COMPONENTES PARA DESCREVER O FENÔMENO DA DOR.[3]

Por ser um sintoma complexo, a dor não deve ser confundida com a nocicepção. Dor é a resposta à nocicepção. Nocicepção é a detecção do dano tecidual nas terminações nervosas livres. O potencial de ação que causou a lesão é transformado em estímulo elétrico e decodificado como percepção de dor nas estruturas encefálicas superiores. Dessa forma, as manifestações de dor podem ter como objetivo a comunicação da necessidade de ajuda para eliminação ou afastamento da causa da dor, possibilitando maior sobrevivência e menor risco de sofrimento.[4]

O sofrimento é uma resposta afetiva negativa a dor, medo, ansiedade, estresse, perdas ou estados psicológicos, ante ameaça à integridade, levando aos comportamentos de dor: atividades evitadas, sinais externos de dor relacionados ao relato, aos comportamentos, expressões e gestos culturalmente apreendidos.[5]

Os comportamentos de dor revelam, com clareza, a influência do ambiente sobre o indivíduo. O enfrentamento da dor é resultado de aprendizado. Portanto, a percepção de ameaça varia de pessoa para pessoa, de acordo com as experiências de vida e o contexto em que ocorrem os eventos dolorosos.[6]

Neste capítulo serão abordados os diagnósticos de enfermagem Dor Aguda e Dor Crônica, os quais compreendem os seguintes sinais e sintomas (características definidoras): alterações autonômicas relacionadas à nocicepção, como diaforese, frequência cardíaca, frequência e padrão respiratório, pressão sanguínea; alteração da capacidade de continuar atividades prévias, alteração no tônus muscular, anorexia, atrofia do grupo muscular envolvido, comportamento de distração, comportamento de proteção, comportamento expressivo, depressão, distúrbio do sono, evidência observada, expressão facial, fadiga, foco estreitado, foco em si próprio, gestos protetores, medo de nova lesão, mudança do estado mental (ansiedade e agitação), mudança do apetite, posicionamento corporal, relato codificado e relato verbal. Esses sinais e sintomas, isolados (relato verbal de dor) ou combinados, podem evidenciar o diagnóstico de dor aguda ou crônica, o qual será determinado pelo enfermeiro, de acordo com o julgamento clínico de cada situação avaliada.

O diagnóstico de enfermagem Dor Aguda apresenta um conjunto de características definidoras (sinais e sintomas) que representam significações conceituais específicas, que auxiliam o enfermeiro em sua avaliação. No conjunto dessas características encontra-se um grupo de respostas comportamentais e neurovegetativas que podem ser observadas pelo enfermeiro durante a avaliação clínica.

▶▶ DOR AGUDA

A dor aguda é definida como aquela provocada pela lesão tecidual e a ativação de transdutores nociceptivos no local da lesão. A lesão altera as características de resposta dos nociceptores e, talvez, suas conexões centrais e o sistema nervoso autônomo. Em geral, o estado de dor aguda dura por um tempo relativamente limitado e em geral diminui de intensidade quando a patologia subjacente se resolve. Esse tipo de dor com frequência é razão para procurar cuidados de saúde, e isso ocorre após trauma, intervenções cirúrgicas e em alguns processos patológicos.[7]

As respostas comportamentais e neurovegetativas listadas a seguir podem ou não estar presentes na vigência de dor aguda. Entretanto, a ausência de um ou mais comportamentos de dor não indica que o paciente que a relata não a sente, pois, pelo fato de a dor ser considerada subjetiva, somente aquele que a sente pode descrevê-la. Assim, a verbalização da presença de dor é o indicador mais confiável de sua existência, sendo considerado padrão-ouro para a avaliação desse sintoma.[8] Cabe ao cuidador identificar as necessidades reais daquele que está sob seus cuidados a fim de aliviar o sofrimento imposto pela dor. Em situações de saúde em que ocorre a impossibilidade de verbalização da presença de dor, indicadores como condição patológica ou procedimento que cause dor, comportamentos observados, relato de familiar e/ou alterações fisiológicas devem ser considerados para diagnóstico de Dor Aguda.[9,10]

▶ **ALTERAÇÃO NA PRESSÃO SANGUÍNEA**

DEFINIÇÃO
Refere-se à variação da pressão sanguínea, que é definida como a força exercida pelo sangue sobre a parede do vaso, cuja finalidade é promover a perfusão tissular adequada, possibilitando as trocas metabólicas.[11]

▶ **ALTERAÇÃO NO TÔNUS MUSCULAR**

DEFINIÇÃO
Refere-se à variação do tônus muscular em decorrência do processo de dor; pode variar de relaxado a rígido.[10]

▶ **COMPORTAMENTO DE DISTRAÇÃO**

DEFINIÇÃO
É entendido como um lapso de consciência e de falta de atenção. Estado em que a atenção está dividida entre várias ações. Pode ser caracterizado por comportamentos, como andar de um lado para o outro, procurar outras pessoas e/ou realizar atividades repetitivas.[10]

▶ **COMPORTAMENTO DE PROTEÇÃO**

DEFINIÇÃO
Caracteriza-se pela presença de postura que minimize a dor, como deitar imóvel, contrair as pernas, retrair-se quando tocado, segurar ou proteger a área dolorida.[10]

▶ COMPORTAMENTO EXPRESSIVO

DEFINIÇÃO
Caracteriza-se por manifestações subjetivas de dor que modificam respostas comportamentais, entre as quais se destacam: fácies de dor, alteração postural, agitação, irritabilidade, isolamento social, choro, gemido, vigilância, suspiro, redução do lazer e diminuição da atenção.[12]

▶ DIAFORESE

DEFINIÇÃO
Caracteriza-se por sudorese profusa, que ocorre como resposta do sistema nervoso simpático e que pode ser associada a dor leve ou moderada.[13]

▶ DILATAÇÃO PUPILAR

DEFINIÇÃO
Refere-se à presença de aumento do diâmetro pupilar, como resposta do sistema nervoso simpático que pode ser associada a dor.[13]

▶ DISTÚRBIO DO SONO

DEFINIÇÃO
Caracteriza-se por dificuldade para conciliar o sono devido à presença de dor. Algumas manifestações são observadas, como fadiga, distúrbios de humor, raciocínio mais lento, alteração na quantidade e na qualidade do sono. Alguns sinais de alterações no padrão do sono são: olhos sem brilho, aparência abatida, movimento fixo ou disperso, careta, insônia.[14]

▶ EVIDÊNCIA OBSERVADA DE DOR

DEFINIÇÃO
Corresponde a situações em que o enfermeiro observa que a pessoa demonstra estar sentindo dor por meio de comportamentos e/ou apresenta condições patológicas ou exposição a procedimentos que causam dor.[15,16]

▶ **EXPRESSÃO FACIAL**

DEFINIÇÃO
Refere-se a alterações na mímica facial durante episódios dolorosos, podendo ser observadas mudanças da expressão facial do rosto como indicativo de dor; por exemplo, testa enrugada, boca torcida, face de choro.[10,17]

▶ **FOCO ESTREITADO OU FOCO EM SI PRÓPRIO**

DEFINIÇÃO
Refere-se à situação em que a pessoa apresenta desinteresse por estímulos ambientais, podendo apresentar percepção do tempo alterada, processos de pensamento prejudicados, interação reduzida com as pessoas e o ambiente em função do processo doloroso, ou a situações em que se mostra centrada na situação dolorosa que está enfrentando.[18]

▶ **GESTOS PROTETORES**

DEFINIÇÃO
Refere-se a atitudes antálgicas adotadas diante da ocorrência de dor.[19]

▶ **MUDANÇA DO ESTADO MENTAL**

DEFINIÇÃO
Refere-se a manifestações de ansiedade, irritabilidade e agitação.[13]

▶ **MUDANÇA NO APETITE**

DEFINIÇÃO
Refere-se a alterações na ingestão alimentar que iniciaram durante o processo de internação (doença e dor). A pessoa não aceita ou aceita pouco a ingestão de alimentos suficientes para atender as suas demandas metabólicas.[17]

▶ POSIÇÃO PARA EVITAR DOR

DEFINIÇÃO
Refere-se à posição corporal adotada e mantida pela pessoa, visando evitar ou minimizar a dor.[10]

▶ RELATO CODIFICADO

DEFINIÇÃO
Caracteriza-se pela informação fornecida por meio da comunicação não verbal de dor.[20,21]

▶ RELATO VERBAL

DEFINIÇÃO
Caracteriza-se pelo relato realizado pela pessoa que sente dor. A resposta verbal pode ser espontânea ou solicitada e pode referir aspectos sensoriais, emocionais ou cognitivos para caracterizar a experiência dolorosa.[12, 20-22]

▶ MUDANÇA NA FREQUÊNCIA CARDÍACA

DEFINIÇÃO
Caracteriza-se por alterações na frequência cardíaca, de acordo com a faixa etária e padrões de comportamento (acordado e dormindo).[13]

▶ MUDANÇA NA FREQUÊNCIA RESPIRATÓRIA

DEFINIÇÃO
Caracteriza-se por alterações na frequência respiratória, de acordo com a faixa etária.[3,5]

▶ MUDANÇA NO PADRÃO RESPIRATÓRIO

DEFINIÇÃO
Caracteriza-se por alterações no padrão respiratório, com aumento do esforço respiratório e da frequência respiratória.[13]

Essas características podem ser observadas em momentos em que o indivíduo enfrenta situações dolorosas agudas. No entanto, é importante considerar a avaliação de medidas fisiológicas associadas a medidas comportamentais, pois isoladas elas não são específicas para avaliar presença de dor, uma vez que os mecanismos compensatórios do sistema nervoso autônomo podem ocorrer e interferir na variação dos parâmetros, como a pressão arterial, a frequência cardíaca e a frequência respiratória. Dessa forma, tais parâmetros não estão especificamente relacionados ao estímulo doloroso e podem estar relacionados às alterações causadas pela doença de base. Esses mecanismos de acomodação e adaptação, que ocorrem com as respostas fisiológicas, podem interferir nas variações dos parâmetros vitais em situações de doenças. Nesses casos, essas respostas autonômicas podem estabilizar, porém se associam e são mais úteis na avaliação de experiências dolorosas relacionadas a procedimentos de curta duração.[23]

O diagnóstico Dor Crônica também apresenta características definidoras (sinais e sintomas) que correspondem ao conjunto de respostas mediadas pelo sistema nervoso simpático e respostas comportamentais que devem ser observadas pelo enfermeiro durante a avaliação clínica.

▶▶ DOR CRÔNICA

A dor crônica costuma ser provocada por uma lesão, mas pode ser perpetuada por fatores genéticos e fisicamente distintos da causa originária. A dor crônica se estende por um longo período de tempo e pouco representa a condição patológica. No diagnóstico de dor crônica, não há lesão visível que explique o sintoma, o que leva os doentes a buscarem cuidados de saúde com maior frequência. Fatores ambientais e afetivos também interagem com o dano tecidual, contribuindo para a persistência de comportamentos de dor e doença.[7] É importante destacar que a dor crônica perde a sua função de alerta. Sua presença é indicativa de uma disfunção no sistema nociceptivo que reflete perda da qualidade de vida de quem a sente.

O diagnóstico de enfermagem Dor Crônica também apresenta um conjunto de características definidoras (sinais e sintomas), descritas a seguir, que auxiliam o enfermeiro em sua avaliação.

▶ RESPOSTAS MEDIADAS PELO SISTEMA NERVOSO AUTÔNOMO (TEMPERATURA, MUDANÇAS NA POSIÇÃO DO CORPO, HIPERSENSIBILIDADE)

DEFINIÇÃO
Caracterizam-se pela presença de respostas reflexas, como alterações na pressão arterial, na frequência respiratória, na temperatura, hipersensibilidade/sensibilidade cutânea exagerada, movimentos peristálticos, mudanças na posição do corpo, entre outras.[24]

▶ ALTERAÇÕES DA CAPACIDADE DE CONTINUAR ATIVIDADES PRÉVIAS

DEFINIÇÃO
Referência verbal de prejuízo na capacidade de realização de atividades da vida diária em função da presença de dor, caracterizado por diferentes graus de incapacidade relacionada a descanso, concentração, relacionamento com os outros, autocuidado e movimentação.[2,25]

▶ ANOREXIA

DEFINIÇÃO
Significa a perda de apetite com ingesta alimentar abaixo do normal. Pode ser primária, por mecanismos inflamatórios relacionados à doença de base, ou secundária, vinculada a sintomas que atuam como barreiras ao ato de alimentar-se, devido a causas potencialmente tratáveis.[26]

▶ ATROFIA DO GRUPO MUSCULAR ENVOLVIDO

DEFINIÇÃO
Pode ser desenvolvida devido à imobilidade, situação em que o paciente evita mobilizar parte ou todo o corpo com o objetivo de evitar ou minimizar a dor.[25]

▶ COMPORTAMENTO OBSERVADO DE DEFESA/PROTEÇÃO

DEFINIÇÃO
Caracteriza-se pela presença de postura que minimize a dor, como deitar imóvel, contrair as pernas, retrair-se quando tocado, segurar ou proteger a área dolorida. Reação de defesa e evitação que acompanha o período de dor, caracterizada por comportamento físico de proteção da área afetada.[10,25]

▶ DEPRESSÃO

DEFINIÇÃO
Estado de desalento ou desânimo caracterizado por sentimentos de inadequação, rebaixamento da atividade motora e pensamentos pessimistas em relação ao futuro, que podem ser identificados por meio de inventário de depressão.[2,25]

▶ EXPRESSÃO FACIAL (OLHOS SEM BRILHO, APARÊNCIA ABATIDA, MOVIMENTO FIXO OU DISPERSO, CARETA)

DEFINIÇÃO
Caracteriza-se por alterações na mímica facial durante episódios dolorosos, podem ser observadas mudanças da expressão facial do rosto como indicativo de dor, entre elas, testa enrugada, boca torcida, face de choro.[10,17]

▶ FADIGA

DEFINIÇÃO
Sensação subjetiva de cansaço, fraqueza ou perda de energia, verbalizada como diminuição da capacidade de realizar tarefas habituais, não obtenção de alívio do cansaço com aplicação de estratégias usuais de recuperação de energia.[26]

▶ **FOCO EM SI PRÓPRIO/INTERAÇÃO REDUZIDA COM AS PESSOAS**

DEFINIÇÃO
Refere-se à situação em que a pessoa sente desinteresse por estímulos ambientais, podendo apresentar percepção do tempo alterada, processos de pensamento prejudicados, interação reduzida com as pessoas e o ambiente em função do processo doloroso, ou a momentos em que se mostra centrada na situação dolorosa que está enfrentando.[18]

▶ **IRRITABILIDADE**

DEFINIÇÃO
Relato de exacerbação das reações emocionais aos estímulos.[25]

▶ **MEDO DE NOVA LESÃO**

DEFINIÇÃO
Relaciona-se também ao medo de retorno da dor, observado por meio da referência verbal ou apreensão pela possibilidade de repetição da dor.[25]

▶ **MUDANÇAS NO PADRÃO DO SONO**

DEFINIÇÃO
Referência verbal de mudança na quantidade ou qualidade do sono relacionada a necessidades biológicas e emocionais em função da presença de dor, envolve dificuldade em adormecer ou sono interrompido e despertar cansado.[25]

▶ **RELATO CODIFICADO**

DEFINIÇÃO
A definição de relato codificado é semelhante à de foco estreitado ou foco em si próprio. Em estudo recente, nosso grupo de pesquisa sugere que essas características definidoras sejam agrupadas como uma única característica.[27] Relato codificado refere-se à situação em que a pessoa manifesta desinteresse por estímulos ambientais, podendo apresentar percepção de tempo alterada,

processos de pensamento prejudicados e interação reduzida com as pessoas e o ambiente em função do processo doloroso, ou a momentos em que se mostra centrada na situação dolorosa que está enfrentando.[18]

▶ RELATO VERBAL DE DOR

DEFINIÇÃO
Caracteriza-se pelo relato realizado pela pessoa que sente dor. A resposta verbal pode ser espontânea ou solicitada e pode referir aspectos sensoriais, emocionais ou cognitivos para caracterizar a experiência dolorosa.[12, 20-22]

▶▶ FISIOPATOLOGIA DA DOR

Lesões nos tecidos induzidas por patologia, reação inflamatória ou trauma constituem um estímulo nocivo, o que provoca a liberação de substâncias bioquímicas inflamatórias pelas células. Os estímulos intensos mecânicos (pressão ou deformação tecidual), térmicos (calor ou frio) ou químicos (radicais ácidos ou capsaicina) são transformados em potenciais de ação transferidos das fibras nervosas do sistema nervoso periférico (SNP) ao sistema nervoso central (SNC).[1]

Esses estímulos são responsáveis pela ativação de dois eventos distintos. O primeiro é representado por qualquer tipo de estímulo que resulta em dano tecidual. O segundo é a transmissão do dano tecidual em um sinal elétrico, representado pela ativação de fibras de nervos periféricos especializados, os nociceptores.[1]

Estímulos mecânicos ativam nociceptores mecânicos por ação dos canais de membrana. Nociceptores térmicos respondem aos estímulos nocivos de frio e calor, aos 30°C, aumentando linearmente até em torno de 55°C.[1]

Nociceptores químicos são ativados por íons específicos e citocinas, cuja liberação é secundária à lesão celular direta. Essas substâncias incluem aquelas que são liberadas normalmente com o processo inflamatório que acompanha a cicatrização pelos mastócitos e basófilos (histamina, serotonina), pelo plasma (bradicinina, calidina, interleucinas, trombina tripsina e hidroxiácidos) e até mesmo pelos terminais nervosos (substância P calcitonina peptídeo relacionado ao gene da CGRP).[1]

O sinal elétrico produzido perifericamente pelo estímulo nocivo é transmitido para a medula espinal e o SNC pelas fibras aferentes periféricas de dois tipos: as terminações nervosas livres das fibras A delta e C, denominadas nociceptores. A recepção da maioria das fibras sensitivas provenientes dos tecidos ocorre no corno posterior da medula espinal (CPME). Nesse local também ocorre a sinapse dos aferentes primários ao SNC. A transferência das informações nociceptivas do CPME para as estruturas encefálicas é realizado por sistemas neuronais representados principalmente por fibras longas dos tratos espinotalâmicos, espinorreticular, espinomesencefálico e espinoamigdaliano.[28]

Pode-se observar que, durante a atuação do trato espinotalâmico, as respostas estão relacionadas às atividades motoras envolvidas em mecanismos de defesa aos estímulos nociceptivos. Já quando o sistema espinorreticular é ativado pelas informações elétricas vindas da periferia, o indivíduo, entre outras coisas, é incapaz de dormir pela ativação do sistema reticular, o que contribui para as manifestações emocionais, afetivas e neurovegetativas caracterizadas por alteração do estado emocional, mudança do apetite e distúrbio do sono, associados a nocicepção e dor. A ativação do trato espinomesencefálico pode relacionar-se a reações neurovegetativas e de defesa, bem como aos sistemas inibitórios. É na ativação do trato espinoamigdaliano que as reações de medo, a memória, as reações neurovegetativas, a vocalização, a dilatação pupilar, as reações cardiorrespiratórias e o congelamento mediante a dor são processados e que se evidenciam as reações comportamentais e neurovegetativas.[28]

Nas respostas mediadas pelo sistema nervoso simpático, são percebidas mudanças na temperatura e no posicionamento corporal, sensibilidade cutânea exagerada, alterações na pressão arterial e na frequência respiratória.[10]

Entretanto, a percepção do estímulo nociceptivo e sua tradução como dor ocorre no córtex cerebral. Nessa porção encefálica, há ativação de áreas distintas ao estímulo nociceptivo somático ou visceral, cada qual com sua função nos processos cognitivos de atenção. Em outras áreas encefálicas, são processados os aspectos sensitivo-discriminativos, como localização, natureza e duração, e os componentes afetivo-motivacionais, bem como o processamento das emoções. Relacionam-se aqui as regulações neurovegetativas e seu marcante papel na depressão e na fadiga. No desenvolvimento da dor neuropática, a lesão tecidual é acompanhada do aumento das citocinas que ativam processos inflamatórios, podendo haver adaptação da imunidade e transição para resposta inflamatória crônica. Níveis elevados de citocinas, principalmente interleucina 6, induzem uma variedade de comportamentos, incluindo fadiga associada a sintomas de depressão.[29] Portanto, mesmo que o indivíduo esteja sedado, comatoso ou não apresente funcionamento perceptivo, ainda assim seu organismo é capaz de manifestar reações comportamentais e neurovegetativas relacionadas ao estímulo nociceptivo, pois inúmeras estruturas periféricas e encefálicas estão envolvidas na fisiologia da dor.

> **PARE E REFLITA**
>
> Os sinais e sintomas abordados neste capítulo se constituem em indícios, pistas e evidências clínicas do paciente com dor. Quando esses sinais e sintomas (características definidoras) são agrupados em uma determinada situação clínica, o enfermeiro, a partir de seu julgamento clínico, identifica os possíveis diagnósticos de enfermagem, bem como seus fatores relacionados ou de risco, ou seja, sua causa etiológica.

▶▶ **EM SÍNTESE**

O Quadro 15.1 apresenta, conforme a NANDA-I,[10] dois diagnósticos voltados ao atendimento de pacientes com dor: Dor Aguda e Dor Crônica. O diagnóstico de dor foi inserido na versão de 1978 da NANDA. Desde então, passou por modificações e adaptações em sua estrutura e características definidoras.

QUADRO 15.1
SINAIS E SINTOMAS, DIAGNÓSTICOS DE ENFERMAGEM E SEUS FATORES RELACIONADOS OU DE RISCO

SINAIS E SINTOMAS	DIAGNÓSTICO DE ENFERMAGEM (domínio/classe)	FATORES RELACIONADOS OU DE RISCO
Relato verbal *Evidência observada de dor*: comportamento expressivo, mudança do estado mental, expressão facial, gestos protetores, posição para evitar dor, comportamento de proteção, foco	**Dor Aguda** Domínio 12 – Conforto Classe 1 – Conforto físico	– Agentes lesivos (biológicos, químicos, físicos, psicológicos)

▶▶

QUADRO 15.1 (CONTINUAÇÃO)
SINAIS E SINTOMAS, DIAGNÓSTICOS DE ENFERMAGEM E SEUS FATORES RELACIONADOS OU DE RISCO

SINAIS E SINTOMAS	DIAGNÓSTICO DE ENFERMAGEM (domínio/classe)	FATORES RELACIONADOS OU DE RISCO
em si próprio, relato codificado, comportamento de distração, mudança no apetite *Alterações neurovegetativas*: mudança na frequência cardíaca, alteração no tônus muscular, mudança na frequência respiratória, alteração na pressão sanguínea, diaforese, dilatação pupilar, distúrbio do sono		
Alterações da capacidade de continuar atividades prévias – Anorexia – Atrofia do grupo muscular envolvido – Comportamento de proteção – Comportamento observado de defesa – Depressão – Expressão facial (olhos sem brilho, aparência abatida, movimento fixo ou disperso, careta)	**Dor Crônica** Domínio 12 – Conforto Classe 1 – Conforto físico	– Incapacidade física crônica – Incapacidade psicossocial crônica

▶▶

QUADRO 15.1 (CONTINUAÇÃO)
SINAIS E SINTOMAS, DIAGNÓSTICOS DE ENFERMAGEM E SEUS FATORES RELACIONADOS OU DE RISCO

SINAIS E SINTOMAS	DIAGNÓSTICO DE ENFERMAGEM (domínio/classe)	FATORES RELACIONADOS OU DE RISCO
– Fadiga – Foco em si próprio – Interação reduzida com as pessoas – Irritabilidade – Medo de nova lesão – Mudanças no padrão do sono – Relato codificado – Relato verbal de dor – Respostas mediadas pelo sistema nervoso simpático (temperatura, frio, mudanças na posição do corpo, hipersensibilidade)		

▶▶ CONSIDERAÇÕES FINAIS

A dor é um sintoma que apresenta índice de ocorrência significativamente elevado entre pessoas que utilizam o sistema de saúde. Assim, o diagnóstico de enfermagem Dor deve ser avaliado e implementado criteriosamente pelos enfermeiros na prática clínica, com vistas à realização de um plano de cuidados individualizado e participativo.

O sintoma dor, contemplado em outros diagnósticos ou como fator relacionado, mostra o quanto a sua presença deve ser considerada e avaliada pelo enfermeiro, exigindo um raciocínio clínico acurado.

Nesse sentido, alguns estudos vêm sendo desenvolvidos para a validação de características definidoras do diagnóstico de enfermagem Dor Aguda, assim como para sua acurácia.[27,30]

Na validação clínica das características definidoras do diagnóstico de enfermagem Dor Aguda com crianças hospitalizadas, foram elencadas 14 características consideradas principais ou maiores: comportamento expressivo, mudança no estado mental (ansiedade, irritabilidade e agitação), relato verbal, evidência observada de dor, foco estreitado, foco em si próprio, gestos protetores, posição para evitar dor, distúrbio do sono, comportamento de proteção, mudança na frequência cardíaca, alteração no tônus muscular, mudança na frequência respiratória e expressão facial.[27]

O aprimoramento na avaliação clínica do enfermeiro é um fator a ser buscado continuamente, juntamente com estratégias voltadas para o desenvolvimento do pensamento crítico e o raciocínio clínico. Dessa forma, a escolha do diagnóstico de enfermagem mais acurado resultará em intervenções específicas para cada situação clínica e com implementação de medidas adequadas para o controle da dor, incluindo terapias farmacológicas e não farmacológicas pautadas em resultados atingíveis individualmente.

REFERÊNCIAS

1. Meyr AJ, Steinberg JS. The physiology of the acute pain pathway. Clin Podiatr Med Surg. 2008;25(3):305-26; v.

2. Cassel EJ. The nature of suffering and the goals of medicine. N Engl J Med. 1982;306(11):639-45.

3. Loeser JD. Pain and suffering. Clin J Pain. 2000;16(2 Suppl):S2-6.

4. Teixeira MJ. Dor: manual para o clínico. São Paulo: Atheneu; 2006.

5. Loeser JD. A medicina narrativa e a dor. In: Alves Neto O, Costa CMC, Siqueira JTT, Teixeira MJ. Dor: princípios e prática. Porto Alegre: Artmed; 2009. p. 103-8.

6. Corrêa CG, Cruz DA. Pain: clinical validation with postoperative heart surgery patients. Nurs Diagn. 2000;11(1):5-14.

7. Turk DC, Okifuji A. Pain terms and taxonomies of pain. In: Fishman SM, Ballantyne JC, Rathmell JP, editors. Bonica's management of pain. Philadelphia: Lippincott Williams & Wilkins; 2010. p. 16-29.

8. McCaffery M, Ferrel BR, Pasero C. Nurses' personal opinions about patients' pain and their effect on recorded assessment and titration opioid doses. Pain Manag Nurs. 2000;1(3):79-87.

9. McCaferry M, Pasero C. Pain: clinical manual. 2nd ed. St. Louis: Mosby; 1999.

10. NANDA International. Diagnósticos de enfermagem da NANDA: definições e classificação 2009- 2011. Porto Alegre: Artmed; 2010.

11. Gerelli A, Soares MA, Almeida MA. Diagnóstico de enfermagem e intervenções em um paciente com falência de múltiplos órgãos. Rev Gauch Enferm. 1999;20(2):131-42.

12. Oliva APV, Cruz DAM. Diagnóstico de débito cardíaco diminuído: validação clínica no pós-operatório de cirurgia cardíaca. Cienc Cuid Saúde. 2002;1(1):201-5.

13. Mangione S. Segredos em diagnóstico físico: respostas necessárias ao dia a dia em rounds, na clínica, em exames orais e escritos. Porto Alegre: Artmed; 2001.

14. Sadock BJ, Sadock VA. Kaplan & Sadock compêndio de psiquiatria: ciência do comportamento e psiquiatria clínica. Porto Alegre: Artmed; 1997.

15. McCaferry M, Herr K, Manworren R, Merkel S. Pain assessment in the nonverbal patient: position statement with clinical practice recommendations. Pain Manag Nurs. 2006;7(2):44-52.

16. Pasero C. Pain control epidural analgesia in children. Am J Nurs. 1999;99(5):20.

17. Hockenberry MJ, Wilson D, Winkelstein ML. Wong fundamentos de enfermagem pediátrica. 7. ed. Rio de Janeiro: Elsevier; 2006.

18. Silva LMG, Brasil VV, Guimarães, HCQCP, Savonitti BHRA, Silva MJP. Comunicação não-verbal: reflexões acerca da linguagem corporal. Rev Latino-Am Enfermagem. 2002;8(4):52-8.

19. Rodrigues YT, Rodrigues PP. Semiologia pediátrica. Rio de Janeiro: Guanabara Koogan; 1999.

20. Bennett GJ. Neuropathic pain: new insights, new interventions. Hosp Pract (Minneap). 1998;33(10):95-8, 101-4, 107-10 passim.

21. Pileggi SO. Validação clínica do diagnóstico de enfermagem desobstrução ineficaz de vias aéreas de crianças e adolescentes submetidos à correção cirúrgica de cardiopatia congênita [dissertação]. Ribeirão Preto: Universidade de São Paulo; 2007.

22. Beyer JE, Denys MJ, Villarruel AM. The creation, validation and continuing development of the oucher: a measure of pain intensity in children. J Pediatr Nurs. 1992;7(5):335-46.

23. Machado MGP, Marcato JO, Silva YP. A avaliação da dor na infância. In: Silva JF, Silva YP, editores. Dor em pediatria. Porto Alegre: Guanabara Koogan; 2006. p. 81-93.

24. Garcia TR. Modelos metodológicos para validação de diagnósticos de enfermagem. Acta Paul Enferm. 1998;11(3):24-31.

25. Corrêa CG. Dor: validação clínica no pós-operatório de cirurgia cardíaca [dissertação]. São Paulo: Universidade de São Paulo; 1997.

26. Oliveira RA, organizador. Cuidado paliativo. São Paulo: Conselho Regional de Medicina do Estado de São Paulo; 2008.

27. Ferreira AM. Validação clínica do diagnóstico de enfermagem: dor aguda em crianças hospitalizadas [dissertação]. Porto Alegre: Universidade Federal do Rio Grande do Sul; 2009.

28. Terman GW, Bonica JJ. Spinal mechanisms and their modulation. In: Fishman SM, Ballantyne JC, Rathmell JP, editors. Bonica's management of pain. Philadelphia: Lippincott Williams & Wilkins; 2010. p. 73-152.

29. Starkweather A. Psychologic and biologic factors associated with fatigue in patients with persistent radiculophaty. Pain Manag Nurs. No prelo 2011.

30. Predebon CM. Acurácia do diagnóstico de enfermagem dor aguda em crianças hospitalizadas [dissertação]. Porto Alegre: Universidade Federal do Rio Grande do Sul; 2011.

16

DIAGNÓSTICOS DE ENFERMAGEM COM BASE EM SINAIS E SINTOMAS NA
▶▶ SAÚDE MENTAL

ELIZETH HELDT
MAIKO MARINI
EMI SIMPLÍCIO DA SILVA

A avaliação inicial de enfermagem do paciente, em geral, é realizada por meio da anamnese e do exame físico. Especificamente na área de saúde mental, o enfoque é no exame do estado mental (EEM), método que consiste na identificação de alterações do funcionamento psíquico.[1,2] Trata-se de uma abordagem complexa para identificar os sinais e sintomas que irão nortear o julgamento clínico acerca das respostas adaptadas ou desadaptadas do paciente em determinada situação.[1] É realizado por meio de entrevista estruturada, conduzida para oportunizar a verbalização de sentimentos e pensamentos.[2,3]

De igual importância é a observação concomitante da aparência, do comportamento e da comunicação não verbal do entrevistado.[1-3] Assim, além da coleta da história clínica e psicossocial, atual e passada, o enfermeiro precisa manter uma postura acolhedora, isto é, não julgadora ou crítica.[4]

Cabe salientar que existe diferença entre a avaliação com foco na doença física e a avaliação psiquiátrica. Na primeira, em geral, o paciente é ávido em prestar informações, pois deseja eliminar seus sintomas. Já na segunda, ele pode ter um juízo inadequado da realidade[5] ou vergonha de seu estado, devido ao estigma sobre a doença mental.[6] Portanto, as informações de familiares ou cuidadores são igualmente importantes.[3,6]

É com base nas respostas adaptadas ou desadaptadas identificadas no paciente, a partir da avaliação do EEM e das informações de familiares ou cuidadores, que o enfermeiro poderá elaborar os diagnósticos de enfermagem com acurácia.[4,7] Neste capítulo, os sinais e sintomas para a elaboração dos diagnósticos de enfermagem serão apresentados por meio da definição e da psicopatologia das seguintes funções psíquicas: afetividade e humor, atenção, conduta, consciência, inteligência, linguagem, memória, orientação, pensamento e sensopercepção.[2,3,7]

▶▶ AFETIVIDADE E HUMOR

DEFINIÇÃO
A afetividade é a capacidade de experimentar sentimentos e emoções. Compreende o humor, que é a tonalidade de sentimento predominante e que oscila pouco e independe de situações externas.[2,3,8] Afeto é a expressão do sentimento de acordo com a vivência da realidade e, naturalmente, varia conforme as circunstâncias pessoais de vida, dos desejos e da saúde física. As alterações afetivas são esperadas e consideradas normais se correspondem à natureza do evento que as provocaram.[1-3] Por exemplo, diante da perda de um familiar, é esperado que o indivíduo se entristeça. O normal, para qualquer tipo de afeto, é que ocorra uma variação na expressão facial, no tom de voz e nos gestos, o que denota um espectro de intensidade na emoção, podendo oscilar entre superficial a profunda. Assim, é normal que ocorram variações no humor, sendo considerado eutímico o paciente que está com o afeto/humor normal relativo à determinada situação.[1-3]

PSICOPATOLOGIA
A avaliação da afetividade e do humor é feita ao longo da entrevista, observando-se a expressão facial, a postura e o conteúdo afetivo predominante em seu relato (tristeza, euforia, irritabilidade, etc.). O entrevistador deve atentar para os sentimentos que o paciente desperta.[9] O paciente deprimido, por exemplo, transmite tristeza e pode despertar sentimento de pena e empatia no entrevistador.[2,3]

As alterações na afetividade podem se manifestar por diversos sinais e sintomas, entre eles a ansiedade, que é um estado emocional vivenciado com qualidade subjetiva do medo. Ocorre o predomínio de sintomas fisiológicos, como palpitação, sudorese, palidez, rubor, tonturas, tremor, boca seca, vertigens, dificuldade para respirar e sensação de "frio no estômago".[10,11]

O medo, no entanto, é um alarme primário normal que todo ser humano apresenta quando confrontado com alguma ameaça à própria sobrevivência ou a sua integridade física. O cérebro reage ao perigo liberando substâncias químicas que preparam o indivíduo para enfrentar, defender-se (lutar) ou fugir da situação. Contudo, quando a reação de alarme é desencadeada de forma automática ou em determinadas situações, nas quais não existe perigo real, considera-se uma resposta desadaptada ao medo. Nesse caso, as manifestações físicas e a sensação de medo podem chegar ao pânico.[10,11]

Outras respostas que podem ser relatadas ou demonstradas são irritabilidade, raiva, ódio, desprezo e hostilidade. Quando ocorre uma rápida alternância de afetos opostos, trata-se de labilidade afetiva ou do humor.[10,11] A indiferença afetiva é evidenciada quando, praticamente, não ocorre reação emocional em situações nas quais era esperado que houvesse.

O afeto também pode estar inapropriado ou incongruente em relação ao que está sendo relatado.[2,3] Pode ocorrer, ainda, alteração quantitativa, isto é, se o humor está exaltado, expansivo, em euforia ou em êxtase, denomina-se de hipomaníaco e maníaco.[10,11] Todavia, o humor pode apresentar-se deprimido, com tristeza, desesperança, baixa autoestima e sentimentos de culpa.[9,10,12] Atribui-se ao afeto a denominação de achatado ou embotado se a resposta emocional está diminuída ou indiferente à situação e, ainda, nos casos de intensa redução na expressão afetiva. Também podem ser encontrados casos de grandiosidade ou expansão do afeto quando há exagero na valorização das próprias capacidades e habilidades ou na atribuição de importância pessoal.[2,3,10,11]

▶▶ ATENÇÃO

DEFINIÇÃO
A atenção é uma dimensão da consciência por meio da qual se concentra a atividade psíquica sobre um estímulo, para que se possa definir e selecionar as representações, os conceitos e obter um raciocínio.[11] Designa, ainda, o esforço voluntário para selecionar certos aspectos de um fato, experiência do mundo interno ou externo, fazendo com que a atividade mental se volte para eles em detrimento dos demais. Não é uma função autônoma.

Avalia-se a vigilância como a capacidade de voltar o foco da atenção para estímulos externos. Já a tenacidade trata da capacidade de fixar a atenção em um estímulo específico de modo permanente. A concentração refere-se à capacidade de manter a atenção voluntária em processos internos do pensamento ou em alguma atividade mental.[2,3]

PSICOPATOLOGIA

As alterações na atenção podem ocorrer em todos os transtornos mentais, inclusive quando não existe sofrimento psíquico evidente, apresentando-se com oscilações e variando sua eficácia de acordo com o estado atual da pessoa. Em geral, as alterações da atenção são secundárias e decorrem de alterações em outras funções. Estados tóxicos, fadiga e diversos estados psicológicos determinam a incapacidade de concentrar a atenção. Estados emocionais intensos podem alterar a capacidade de atenção aumentando ou diminuindo a intensidade ou mesmo suprimindo a tenacidade. Alguns alimentos e substâncias psicoativas também podem desencadear alterações no rendimento da atenção, estimulando ou diminuindo sua eficiência.[2,3,11]

O estado hipervigil/hipovigil é o aumento ou a diminuição da vigilância, respectivamente. Na hipervigilância, pode haver prejuízo da atenção para outros estímulos. Na hipovigilância, o paciente fica desatento ao meio externo.[2,3,11]

O estado hipertenaz/hipotenaz se refere ao aumento ou à diminuição da tenacidade, respectivamente. Exemplos destes são os estados de humor depressivo e eufórico. No primeiro, há manutenção da atenção fixada em um estímulo. No segundo, o paciente capta todos os estímulos do ambiente, mas não consegue manter o foco em apenas um.[11,12]

▶▶ CONDUTA

DEFINIÇÃO

Conduta inclui a conação e a psicomotricidade.[3] A conação refere-se às atividades psíquicas – impulsos e vontade – direcionadas para a ação. Os impulsos referem-se ao comportamento inato e estereotipado. A vontade é o processo decisório, inclui razões intelectuais e afetivas para o direcionamento a determinada ação. Já a psicomotricidade manifesta a execução do ato de vontade, refere-se a ações que expressam o psiquismo.[13,14]

PSICOPATOLOGIA

A conação pode estar enfraquecida, denominada hipobolia/abulia, como na insônia, na anorexia e na perda da libido. Se intensificada, denomina-se de hiperbolia, como na bulimia (aumento do apetite) e na hipersonia (aumento do sono).[13] As alterações da conação constam de atos impulsivos que se caracterizam pela mecanicidade, sem finalidade consciente, predominando, assim, as ações psicomotoras automáticas, como, por exemplo, o comportamento autoagressivo (suicídio)[15] e heteroagressivo,[16] a piromania (atear fogo), a frangofilia (destruir objetos) e atos compulsivos que correspondem a ações que o indivíduo sente-se compelido a executar. Contudo, a compulsividade nem sempre causa prazer, mas algum alívio de ansiedade ou desconforto. São exemplos de compulsão: cleptomania (roubo de objetos) e toxicofilia (padrão de consumo de substâncias psicoativas).[2,3,10,13]

Outra alteração de conação frequentemente observada é relacionada à evitação de lugares ou situações devido à sensação de perigo, sem a existência, de fato, de um perigo real (p. ex., as fobias).[10] A ambitendência ou ambivalência se refere à incapacidade de tomar decisão quando há vontades opostas. Já o negativismo é não fazer o que foi solicitado, ou fazer ao contrário, e a obediência automática é a tendência excessiva em fazer o que é solicitado.[13]

As alterações da psicomotricidade compreendem: apraxia, incapacidade de realizar movimentos aprendidos, quando solicitado, ou de forma sequencial; hipocinesia/acinesia, diminuição intensa e geral de movimentos voluntários; hipercinesia, intensificação dos movimentos voluntários – inquietação, agitação e furor; ecopraxia, repetição automática e involuntária dos movimentos realizados por outros indivíduos; estereotipia, movimentos realizados de maneira uniforme e frequente, sem motivo e objetivo; maneirismo e flexibilidade cérea, presença de rigidez muscular e os segmentos do corpo podem ser dispostos por outra pessoa em qualquer postura.[10,13]

▶▶ CONSCIÊNCIA

DEFINIÇÃO
Consciência é o estado de lucidez ou de alerta em que a pessoa se encontra, variando da vigília até o coma. É o reconhecimento da realidade externa ou de si mesmo em determinado momento e a capacidade de responder aos seus estímulos. Não se deve confundir com o sentido "moral" da palavra, que envolve o julgamento de valores (superego), com o conceito psicodinâmico (consciente e inconsciente), ou, ainda, com o sentido de autocrítica.[2,3,11]

PSICOPATOLOGIA
As alterações no estado de consciência incluem obnubilação ou sonolência, que se referem à alteração da capacidade de pensar claramente para perceber, responder e recordar os estímulos comuns com a rapidez habitual. O paciente tende a cair em sono quando não estimulado. Às vezes, é necessário falar alto ou tocá-lo para que compreenda uma pergunta. Ocorre frequentemente em pacientes intoxicados por álcool ou outras drogas.[2,10,11]

Em outros casos, há a confusão, que pode ser caracterizada por embotamento do sensório, dificuldade de compreensão, atordoamento e perplexidade, juntamente com desorientação, distúrbios das funções associativas e pobreza ideativa. O paciente demora a responder aos estímulos e tem diminuição do interesse no ambiente. A face de um doente confuso apresenta uma expressão ansiosa, enigmática e, às vezes, de surpresa. É um grau mais acentuado que a obnubilação. Ocorre na fase aguda de algumas doenças mentais, nas doenças associadas a fatores tóxicos, infecciosos ou traumáticos, na epilepsia e em situações de grande estresse emocional.[2,3,11,12]

O estupor também é uma alteração no estado de consciência, que se caracteriza por ausência ou profunda diminuição de movimentos espontâneos e por mutismo. O paciente somente responde a estímulos vigorosos, após os quais retorna ao estupor. Observa-se o estupor na esquizofrenia (catatônico), em intoxicações, em doenças orgânicas, na depressão profunda e em reações epilépticas e histéricas.[10,11]

O coma é a abolição completa da consciência. O paciente não responde a estímulos externos (dolorosos) ou internos (fome, frio, necessidades fisiológicas).[10,11]

No estado de hiperalerta o paciente se encontra ansioso, com hiperatividade autonômica e respostas aumentadas aos estímulos. Pode ocorrer como consequência do uso de drogas ou na abstinência, ou também na intensificação do estresse.[2,10]

▶▶ INTELIGÊNCIA

DEFINIÇÃO

A inteligência se trata de um construto formado pela ação conjugada dos processos intelectuais que abrange a totalidade das habilidades cognitivas do indivíduo.[14] Entre estas, inclui-se a habilidade de raciocinar, julgar, planejar, identificar e solucionar problemas, testar hipóteses, ter ideias e adaptar-se.[17]

PSICOPATOLOGIA

As alterações da inteligência podem resultar de deficiência no desenvolvimento ou de deterioração intelectiva. A primeira está relacionada como o nível intelectual esperado para indivíduos da mesma faixa etária, e a segunda refere-se ao declínio do nível de inteligência secundário a alguma morbidade. Para mensurar as alterações, é necessária a utilização de testes específicos, como o cálculo do quociente de inteligência (QI).[10,13] Entretanto, informações sobre o desempenho do indivíduo nas atividades diárias podem ser mais relevantes do que qualquer teste.[13]

Deficiência mental é o atraso ou a insuficiência de desenvolvimento intelectual (QI inferior a 70), com interferência no desempenho social e ocupacional.

É classificada como leve (QI = 50 a 69), moderada (QI = 35 a 49), grave (QI = 20 a 34) e profunda (abaixo de 20).[10,11]

▶▶ LINGUAGEM

DEFINIÇÃO

A linguagem é um sistema de signos (orais e escritos) pelo qual são expressos os processos do pensar.[13,14]

PSICOPATOLOGIA

As principais alterações da linguagem e suas respectivas definições constam no Quadro 16.1.[13,14,18,19] Nele não estão incluídas as alterações restritas ao processo mecânico da fala.

▶▶ MEMÓRIA

DEFINIÇÃO

Memória é a capacidade de registrar, fixar ou reter, evocar e reconhecer objetos, pessoas e experiências passadas ou estímulos sensoriais. Em sentido estrito, também é definida como a soma de todas as lembranças existentes e as aptidões que determinam a extensão e a precisão dessas lembranças. Refere-se, ainda, à capacidade de fixação, que é a função que acrescenta novas impressões à memória, sendo possível adquirir novo material mnemônico. Por fim, a capacidade de evocação ou reprodução é quando se dispõe livremente do material da memória.[2,3,10]

PSICOPATOLOGIA

A alteração da memória, descrita como amnésia, é a incapacidade parcial ou total de evocar experiências passadas. Na amnésia imediata, em geral existe um comprometimento cerebral agudo.[11,12]

É classificada em amnésia anterógrada e retrógrada. A primeira é quando o paciente esquece tudo o que ocorreu após um fato ou acidente importante. Essa alteração é observada em lesões cerebrais orgânicas agudas ou crônicas,[12] em que os indivíduos não conseguem recordar fatos recentes, mas podem recordar eventos remotos (p. ex., no traumatismo craniano ou em um distúrbio dissociativo, como histeria).[2,18]

A amnésia retrógrada se refere ao esquecimento de situações ocorridas anteriormente a um trauma, doença ou fato importante. Compromete dias a

QUADRO 16.1
ALTERAÇÕES DA LINGUAGEM

ALTERAÇÃO	DEFINIÇÃO
Afasia	• Perda da capacidade linguística – escrita (agrafia) e falada (alexia) • Está associada a dano cortical
Hipoprosódia	• Incapacidade ou dificuldade de modular a voz
Hiperprosódia	• Acentuação da entonação da voz
Taquilalia	• Aumento da velocidade da fala
Bradilalia	• Diminuição da velocidade da voz
Mutismo	• Perda da expressão verbal
Logorreia	• Aumento de produção da linguagem verbal
Estereotipia verbal	• Repetição mecânica de palavras ou frases sem sentido comunicativo • Pode ser indicativo de lesão orgânica
Ecolalia	• Repetição da(s) última(s) palavra(s) dita(s) por outra pessoa
Mussitação	• O indivíduo fala consigo mesmo de forma sussurrada e inteligível
Solilóquio	• O indivíduo fala sozinho
Neologismo	• Criação de novos vocábulos ou atribuição de novo sentido a palavras existentes
Jargonofasia	• Salada de palavras • Desorganização da expressão verbal, sem a existência de sintaxe

semanas antes da lesão. Ocorre em transtornos mentais senis, nos traumatismos cranianos ou pode ter causa psicogênica.[2,10,18]

A amnésia lacunar é o esquecimento dos fatos ocorridos entre duas datas. Por exemplo: não lembra o que fez no ano de 2000, o ano em que foi vítima de um assalto. Eventualmente, o paciente pode preencher essas lacunas com inverdades ou situações não ocorridas, sem dar-se conta. A isso se dá o nome de confabulação, frequente em pacientes com demência.[2,10,18]

A amnésia remota é o esquecimento de fatos ocorridos no passado. Os pacientes idosos com algum grau de demência podem apresentar tal alteração.[2,10,18]

▶▶ ORIENTAÇÃO

DEFINIÇÃO

A orientação se define por um complexo de funções psíquicas com as quais se tem consciência do momento real em que nos encontramos, ou seja, o tempo, o espaço, a pessoa, a situação. O indivíduo em condições normais pode, a qualquer momento, identificar-se, saber em que dia, mês e ano se encontra, bem como qual é a situação e o ambiente. Para determinar a orientação do paciente, perguntas sobre esses aspectos podem ser inseridas na entrevista.[2,3,11]

PSICOPATOLOGIA

As alterações referentes à orientação incluem as desorientações auto, crono e alopsíquica, que estão intimamente ligadas à percepção, à memória ou à formação dos juízos.[12] Em geral, inicialmente os pacientes apresentam perda da orientação no tempo, seguida da perda da orientação no espaço e, por último, da orientação em relação a pessoa.

A desorientação costuma ocorrer em síndromes cerebrais orgânicas e em psicoses, como, por exemplo, na esquizofrenia e no transtorno de humor bipolar.[5,10] Os pacientes com transtornos psicóticos não costumam ser desorientados, embora, pela apatia, possam ter falhas no desempenho das rotinas diárias. Já o paciente que sofre de alguma doença orgânica, como nas demências, frequentemente está desorientado.[12]

Nos transtornos dissociativos (fuga), ocorre uma amnésia psicogênica, de maneira que o indivíduo não sabe seu nome ou outros dados de identificação, a identidade das pessoas de seu ambiente, o local de onde é proveniente ou reside.[2,3,10,18]

▶▶ PENSAMENTO

DEFINIÇÃO

Pensamento é um elemento mental formado por operações como abstrair, relacionar e associar. O processo do pensar é dividido em três dimensões: curso, forma e conteúdo.[10,13,14] O curso se caracteriza pela quantidade e pela velocidade das ideias que vêm ao pensamento. A forma se refere à sequência das ideias, se seguem ou não uma lógica. O conteúdo é a conexão do pensamento com a realidade.[2,3]

PSICOPATOLOGIA

As dimensões do processo do pensar e suas principais alterações estão descritas no Quadro 16.2.[13,14,19] Na investigação, a atenção deve estar voltada para a presença de ideias que podem trazer perigo para o paciente ou para outros (por ideação suicida, agressão, homicídio).[15,16] Assim, durante a entrevista inicial do enfermeiro com o paciente, este deve ser questionado ativamente e de forma empática sobre os conteúdos do pensamento.[1-4]

QUADRO 16.2
AS DIMENSÕES DO PROCESSO DE PENSAMENTO E SUAS ALTERAÇÕES

CURSO: FLUXO DO PENSAMENTO, VELOCIDADE E RITMO

- Aceleração: aumenta a produção de ideias e a velocidade do processo associativo
- Lentificação: diminui a produção de ideias e a velocidade do processo associativo
- Bloqueio: interrupção abrupta do pensamento

FORMA: ORGANIZAÇÃO DAS IDEIAS

- Fuga de ideia: aumento rápido e contínuo no processo associativo que resulta em mudança abrupta da ideia; alteração da lógica
- Desagregação: perda da associação das ideias, não há coerência
- Minuciosidade: inclusão excessiva de detalhes, a ideia-alvo é alcançada
- Prolixidade: excesso de detalhes irrelevantes que dificulta ou impede de expressar a ideia-alvo
- Perseveração: recorrência das mesmas ideias, expressões e palavras

▶▶

QUADRO 16.2 (CONTINUAÇÃO)
AS DIMENSÕES DO PROCESSO DE PENSAMENTO E SUAS ALTERAÇÕES

CONTEÚDO: TEMA(S) PREDOMINANTE(S)

- Concretismo: empobrecimento dos níveis de abstração, não há diferenciação entre o simbólico e o concreto
- Ideia supervalorizada: ideia errônea, prevalente sobre as demais, por superestimação afetiva, é egossintônica
- Obsessões: são pensamentos ou imagens recorrentes e persistentes, de conteúdo inadequado. Em geral, são reconhecidas como absurdas ou excessivas, porém invadem a mente, independentemente da vontade, gerando ansiedade intensa
- Delírio: crença falsa que o indivíduo está convicto de ser verdadeira. É classificada conforme a temática: persecutório, depreciativo, de grandeza, somático, místico, hipocondríaco, negação, ciúmes, culpa, etc.

▶▶ SENSOPERCEPÇÃO

DEFINIÇÃO
Sensopercepção se refere ao processo de percepção e interpretação de estímulos externos por meio dos órgãos sensoriais. É a tomada de consciência das experiências relacionadas consigo mesmo e com o ambiente.[13,14]

PSICOPATOLOGIA
As alterações da sensopercepção podem levar à alucinação, que é a percepção de um objeto sem a presença de estímulos externos, ou seja, o objeto não é real, porém quem alucina o percebe como verdadeiro.[13,14] Já a ilusão é a distorção da percepção e a interpretação de estímulos externos, ou seja, o objeto, apesar de real, é percebido de forma alterada.[10,13,14]

As alterações da sensopercepção são classificadas como qualitativas e quantitativas. As alterações qualitativas podem ser definidas conforme a modalidade sensorial e estão apresentadas no Quadro 16.3.[10,13,14]

As principais alterações quantitativas são hiperestesia, hipoestesia e anestesia. Na hiperestesia, os sons, as imagens e os gostos são percebidos de forma aumentada, com uma ampliação anormal na percepção dos estímulos. Na hipoestesia, de modo contrário, há uma diminuição na intensidade da percepção; as cores têm menos vida, a comida fica sem gosto, etc. Já na anestesia acontece a cessação das percepções sensoriais.[13,14]

QUADRO 16.3

CARACTERÍSTICAS DAS ALUCINAÇÕES CONFORME A MODALIDADE SENSORIAL ALTERADA

MODALIDADE SENSORIAL	CARACTERÍSTICAS
Auditiva	Percepção errônea de sons como ruídos, músicas e vozes
Visual	Percepção errônea de imagens como cores, figuras, pessoas, cenas
Gustativa	Percepção errônea do paladar que normalmente se refere a gostos desagradáveis, como veneno, lixo, fezes, etc.
Olfativa	Percepção errônea de odores como cheiro de coisas podres, de lixo, entre outras
Tátil	Percepção errônea de toque ou contato como sensação de choques, espetadas, insetos sobre a pele, entre outras
Cinestésica	Percepção errônea de movimentos no corpo, sentir que está afundando, caindo, voando, girando, entre outras
Cenestésica	Percepção errônea nas vísceras, como sentir algum órgão encolhendo, que uma cobra está dentro do corpo, sentir o corpo ser atingido por descarga elétrica, etc.

PARE e REFLITA

A identificação dos sinais e sintomas abordados neste capítulo pode ocorrer por meio do exame do estado mental. Eles constituem indícios de respostas psíquicas desadaptadas, que, agrupadas, podem levar a diagnósticos de enfermagem na área da saúde mental. A identificação de situações específicas também possibilita reconhecer os fatores relacionados ou de risco e, assim, fundamentar as intervenções e a avaliação dos resultados apresentados pelo paciente na prática clínica do enfermeiro.

▶▶ EM SÍNTESE

No Quadro 16.4, apresentam-se os principais diagnósticos de enfermagem em saúde mental, considerando-se os sinais e sintomas descritos, bem como seus fatores relacionados ou de risco, de acordo com a Taxonomia da NANDA-I.[21]

QUADRO 16.4
SINAIS E SINTOMAS, DIAGNÓSTICOS DE ENFERMAGEM E SEUS FATORES RELACIONADOS OU DE RISCO

SINAIS E SINTOMAS	DIAGNÓSTICO DE ENFERMAGEM (domínio/classe)	FATORES RELACIONADOS OU DE RISCO
Alterações da afetividade e do humor: apreensão, medo, pânico, depressão, vergonha, culpa, baixa autoestima, sintomas fisiológicos (boca seca, pulso, respiração e transpiração aumentados, contração muscular)	**Ansiedade** Domínio 9 – Enfrentamento/ tolerância ao estresse Classe 2 – Reações de enfrentamento	– Estresse – Crises situacionais ou maturacionais – Ameaça de morte – Abuso de substâncias – Hereditariedade
	Medo Domínio 9 – Enfrentamento/ tolerância ao estresse Classe 2 – Reações de enfrentamento	– Estímulo fóbico – Resposta aprendida condicionada – Liberadores inatos (neurotransmissores)
Alterações da atenção: estado de alerta aumentado (hipervigil), dificuldade em concentrar-se (hipotenaz)	**Interação Social Prejudicada** Domínio 7 – Papéis nos relacionamentos Classe 3 – Desempenho de papéis	– Barreiras ambientais ou de comunicação – Distúrbio no autoconceito – Processos de pensamentos perturbados
Alterações da conduta: fuga, impulsividade, negativismo, comportamento social malsucedido, interação disfuncional com outras pessoas		

▶▶

QUADRO 16.4 (CONTINUAÇÃO)
SINAIS E SINTOMAS, DIAGNÓSTICOS DE ENFERMAGEM E SEUS FATORES RELACIONADOS OU DE RISCO

SINAIS E SINTOMAS	DIAGNÓSTICO DE ENFERMAGEM (domínio/classe)	FATORES RELACIONADOS OU DE RISCO
Alterações do pensamento: preocupação, ruminação, isolamento, dificuldade para estabelecer e manter relacionamentos		
Alterações da afetividade e do humor: grandiosidade apreensão, medo, pânico, depressão, vergonha, culpa, baixa autoestima, sintomas fisiológicos (boca seca, pulso, respiração e transpiração aumentados, contração muscular)	**Enfrentamento Defensivo** Domínio 9 – Enfrentamento/tolerância ao estresse Classe 2 – Reações de enfrentamento	– Baixo nível de autoconfiança – Falta de resiliência – Medo do fracasso – Expectativas não realistas em relação a si mesmo
	Resiliência Individual Prejudicada Domínio 9 – Enfrentamento/tolerância ao estresse Classe 2 – Reações de enfrentamento	– Transtornos psicológicos – Uso de substâncias – Violência
Alterações da conduta: atitude superior aos outros, comportamentos exagerados ou impróprios, falta de participação ou de seguimento no tratamento	**Conhecimento Deficiente** Domínio 5 – Percepção/cognição Classe 4 – Cognição	– Interpretação errônea da informação – Limitação cognitiva – Falta de capacidade de recordar
Alterações da inteligência: deficiência no desenvolvimento ou deterioração intelectiva		

▶▶

QUADRO 16.4 (CONTINUAÇÃO)
SINAIS E SINTOMAS, DIAGNÓSTICOS DE ENFERMAGEM E SEUS FATORES RELACIONADOS OU DE RISCO

SINAIS E SINTOMAS	DIAGNÓSTICO DE ENFERMAGEM (domínio/classe)	FATORES RELACIONADOS OU DE RISCO
Alterações do pensamento: dificuldade de percepção da realidade		
Alterações da afetividade e do humor: tristeza, apatia, labilidade afetiva, baixa autoestima, sentimentos de culpa, raiva, irritabilidade	**Percepção Sensorial Perturbada** Domínio 5 – Percepção/cognição Classe 3 – Sensação/percepção	– Estresse psicológico – Recepção sensorial alterada
	Distúrbios da Identidade Pessoal Domínio 6 – Autopercepção Classe 1 – Autoconceito	– Crises situacionais – Inalação ou ingestão de substâncias químicas – Transtornos psiquiátricos
Alterações da atenção: concentração insatisfatória (hipotenaz)		
Alterações da conduta: comportamento destrutivo em relação a si mesmo ou em relação aos outros, impulsividade, ambivalência, agitação		
Alterações da inteligência: deficiência no desenvolvimento ou deterioração intelectiva		

▶▶

QUADRO 16.4 (CONTINUAÇÃO)
SINAIS E SINTOMAS, DIAGNÓSTICOS DE ENFERMAGEM E SEUS FATORES RELACIONADOS OU DE RISCO

SINAIS E SINTOMAS	DIAGNÓSTICO DE ENFERMAGEM (domínio/classe)	FATORES RELACIONADOS OU DE RISCO
Alterações da orientação: desorientação em relação a pessoas		
Alterações do pensamento: delírios persecutórios, desagregação de ideias		
Alterações da sensopercepção: alucinações, ilusões		
Alterações da atenção: dificuldade na atenção seletiva	**Memória Prejudicada** Domínio 5 – Percepção/cognição Classe 4 – Cognição	– Distúrbios neurológicos
Alterações da consciência: flutuação no nível de consciência (obnubilação, confusão)	**Confusão Aguda** **Confusão Crônica** Domínio 5 – Percepção/cognição Classe 4 – Cognição	– Abuso de álcool ou drogas – Delírio – Demência
Alterações da linguagem: verbalização imprópria ou com dificuldade	**Comunicação Verbal Prejudicada** Domínio 5 – Percepção/cognição Classe 4 – Comunicação	– Alteração do sistema nervoso central – Condições emocionais – Barreiras psicológicas (p. ex., psicose, falta de estímulo) – Efeitos colaterais de medicamentos
Alterações da memória: experiências de esquecimento (amnésia imediata e remota)		

▶▶

QUADRO 16.4 (CONTINUAÇÃO)
SINAIS E SINTOMAS, DIAGNÓSTICOS DE ENFERMAGEM E SEUS FATORES RELACIONADOS OU DE RISCO

SINAIS E SINTOMAS	DIAGNÓSTICO DE ENFERMAGEM (domínio/classe)	FATORES RELACIONADOS OU DE RISCO
Alterações da orientação: desorientação no tempo, no espaço e em relação a pessoas Alterações da sensopercepção: alucinações, ilusões		
* Não se identificam sinais e sintomas, mas *fatores de risco*	*** Risco de Confusão Aguda** Domínio 5 – Percepção/cognição Classe 4 – Cognição	– Abuso de substâncias – Cognição prejudicada – Demência – Flutuação no ciclo sono-vigília – Uso de álcool
	*Risco de Suicídio Domínio 11 – Segurança/proteção Classe 3 – Violência	– Transtorno psiquiátrico (depressão, transtorno bipolar) – Solidão – Verbalização de desejo de morrer – Tentativa de suicídio anterior – Culpa – Mudanças marcantes de comportamento
	*Risco de Violência Direcionada a si Mesmo Domínio 11 – Segurança/proteção Classe 3 – Violência	– Indícios verbais (p. ex., falar sobre morte) – Problemas de saúde mental – História de violência ou ameaças contra outros – Impulsividade – Sintomatologia psicótica – Danos cognitivos – Uso de substâncias

▶▶ CONSIDERAÇÕES FINAIS

Os diagnósticos de enfermagem a partir do EEM, evidentemente, podem ser identificados em maior número do que foi apresentado neste capítulo. Contudo, procurou-se demonstrar aqueles mais frequentemente encontrados com etiologia de origem psíquica. Sabe-se que a avaliação frequente das funções mentais é útil para monitorar e documentar as mudanças na condição da saúde mental do paciente, por meio da identificação de diagnósticos de enfermagem acurados, sendo este um dos fatores preditivos para o alcance da eficácia dos cuidados de enfermagem.[22]

Em uma pesquisa recente sobre a sistematização da assistência na consulta de enfermagem em saúde mental, foi identificado um total de 14 diagnósticos de enfermagem com base em sinais e sintomas. Os mais frequentes foram: Interação Social Prejudicada, em 40% da amostra, Ansiedade, em 35%, e Autocontrole Ineficaz da Saúde, em 27% de 40 pacientes. O estudo concluiu que os DEs estão embasados na avaliação clínica realizada pelo enfermeiro e confirmou que a sistematização da assistência na consulta de enfermagem permite nomear com maior clareza os focos do cuidado em saúde mental.[23]

REFERÊNCIAS

1. Stuart GW, Laraia MT. Enfermagem psiquiátrica: princípios e práticas. 6. ed. Porto Alegre: Artmed; 2001. p. 139-51.

2. Cordioli AV, Zimmermann HH, Kessler F. Rotina de avaliação do estado mental [Internet]. Porto Alegre: UFRGS; 2004 [capturado em 20 nov. 2010]. Disponível em: http://www.ufrgs.br/psiq/avalia1.html.

3. Osório CMS. Semiologia psiquiátrica. In: Barros E, Albuquerque GC, Pinheiro CTS, Czepielewski MA, organizadores. Exame clínico: consulta rápida. 2. ed. Porto Alegre: Artmed; 2004. p. 439-49.

4. Vatne S, Fagermoen MS. To correct and to acknowledge: two simultaneous and conflicting perspectives of limit-setting in mental health nursing. J Psychiatr Ment Health Nurs. 2007;14(1):41-8.

5. Gabbard GO. Tratamento dos transtornos psiquiátricos. 4. ed. Porto Alegre: Artmed; 2009.

6. Livingston JD, Boyd JE. Correlates and consequences of internalized stigma for people living with mental illness: a systematic review and meta-analysis. Soc Sci Med. 2010;71(12):2150-61.

7. Toledo VP. Sistematização da assistência de enfermagem psiquiátrica em um serviço de reabilitação psicossocial [tese]. Ribeirão Preto: Universidade de São Paulo; 2004.

8. Scholze AS, Duarte Jr CF, Flores e Silva Y. Health work and the implementation of user embracement in primary healthcare: affection, empathy or alterity? Interface (Botucatu). 2009;13(31):303-14.

9. Räty L, Gustafsson B. Emotions in relation to healthcare encounters affecting self-esteem. J Neurosci Nurs. 2006;38(1):42-50.

10. Kaplan H, Sadock B, Greeb J. Compêndio de psiquiatria: ciências do comportamento e psiquiatria clínica. 9. ed. Porto Alegre: Artmed; 2007.

11. Stefanelli MC, Fukuda IMK, Arantes EC. Enfermagem psiquiátrica em suas dimensões assistenciais. Barueri: Manole; 2008.

12. Milisen K, Braes T, Fick DM, Foreman MD. Cognitive assessment and differentiating the 3 Ds (dementia, depression, delirium). Nurs Clin North Am. 2006;41(1):1-22.

13. Cheniaux E. Manual de psicopatologia. 3. ed. Rio de Janeiro: Guanabara Koogan; 2008.

14. Dalgalarrondo P. Psicopatologia e semiologia dos transtornos mentais. 2. ed. Porto Alegre: Artmed; 2008.

15. Meerwijk EL, van Meijel B, van den Bout J, Kerkhof A, de Vogel W, Grypdonck M. Development and evaluation of a guideline for nursing care of suicidal patients with schizophrenia. Perspect Psychiatr Care. 2010;46(1):65-73.

16. Foster C, Bowers L, Nijman H. Aggressive behaviour on acute psychiatric wards: prevalence, severity and management. J Adv Nurs. 2007;58(2):140-9.

17. American Association of Mental Retardation. Retardo mental: definição, classificação e sistema de apoio. 10. ed. Porto Alegre: Artmed; 2006.

18. American Psychiatric Association. Manual diagnóstico e estatístico de transtornos mentais. 4. ed. Porto Alegre: Artmed; 2002.

19. Pincerati WD. Os neologismos ativos e passivos em Jules Séglas (1892). Rev Latinoam Psicopatol Fundam. 2009;12(3):564-70.

20. Osório CMS, Goldim JR, Albrecht RB, Machado AM, Eiserik CL. Pesquisa e ensino em psicopatologia: confusões conceituais e ambigüidades nos conceitos de incoerência e desagregação no pensamento. Rev Latinoam Psicopatol Fundam. 2006;9(1):44-63.

21. NANDA International. Diagnósticos de enfermagem da NANDA: definições e classificação 2009- 2011. Porto Alegre: Artmed; 2010.

22. Marini M, Chaves EHB. Evaluation of the accuracy of nursing diagnoses in a Brazilian Emergency Service. Int J Nurs Terminol Classif. No prelo 2011.

23. Centena RC, Heldt E. Diagnósticos e intervenções de enfermagem em saúde mental na consulta ambulatorial [trabalho de conclusão de curso]. Porto Alegre: Universidade Federal do Rio Grande do Sul; 2010 [capturado em 26 jan. 2011]. Disponível em: http://hdl.handle.net/10183/24873.

17

DIAGNÓSTICOS DE ENFERMAGEM RELACIONADOS ÀS ▶▶ NECESSIDADES PSICOESPIRITUAIS

MARTA GEORGINA OLIVEIRA DE GÓES
MÁRCIA WEISSHEIMER
LUCIANA W. DEZORZI
MARIA DA GRAÇA OLIVEIRA CROSSETTI

As necessidades psicoespirituais são peculiares aos seres humanos e representam a busca pela transcendência, estando ligadas à compreensão do sentido da vida e do seu propósito. Esse caminho pode se dar a partir do autoconhecimento e de práticas e valores espirituais.[1,2] A espiritualidade, embora compreendida como necessidade humana básica, foi relegada a um plano secundário nas práticas de enfermagem que priorizaram as necessidades psicobiológicas. Entretanto, no âmago da história da enfermagem, a espiritualidade encontra-se nos escritos de Nigthingale, que a reconhece como um potente recurso de cura. No entanto, essa mesma história, em dado momento, foi guiada para a luta do reconhecimento da profissão como ciência e, por isso, distanciou-se de suas origens.[3]

Na atualidade, devido à complexidade nas demandas de saúde das populações atendidas, estão sendo retomados, de forma progressiva, o estudo e o desenvolvimento de abordagens que integrem e atendam as necessidades psicoespirituais no cuidado de enfermagem.[3-7] Dessa maneira, este capítulo tem a intenção de contribuir para a identificação de algumas características definidoras que conduzem aos diagnósticos de enfermagem relacionados às necessidades psicoespirituais.

Diferentemente dos demais capítulos deste livro, que abordam os sinais e os sintomas relacionados às alterações dos sistemas que compõem o corpo humano, aqui se preferiu utilizar a denominação de características definidoras (CDs), porque permite descrever os aspectos relacionados à espiritualidade utilizando outros paradigmas, além dos que são comumente utilizados nas ciências biológicas. Do mesmo modo, também não são abordadas as fisiopatologias dessas CDs, uma vez que a espiritualidade não é elucidada pelas ciências biológicas. Essas CDs podem ser embasadas nas crenças e nos valores individuais e utilizam elementos da filosofia e da psicologia, entre outras ciências.

As CDs relacionadas às necessidades psicoespirituais são importantes indícios para a elaboração de diagnósticos de enfermagem nessa área. Entre elas destacam-se: alienação/isolamento, alteração de comportamento, incapacidade de expressar criatividade, falta de esperança, maravilhamento, mudança repentina nas práticas espirituais, participação em atividades religiosas, questionamento do sofrimento, reverência, rezar, sentimento de culpa, verbalização de estar separado de seu sistema de apoio.[8-12]

▶▶ ALIENAÇÃO/ISOLAMENTO

DEFINIÇÃO
Alienação/isolamento é o conflito na conexão do indivíduo consigo mesmo, com a família, com amigos ou, ainda, com um Ser Superior, que se manifesta pela sensação de isolamento e abandono.[8]

▶▶ ALTERAÇÃO DE COMPORTAMENTO

DEFINIÇÃO
A alteração de comportamento é entendida aqui como uma modificação de hábitos relacionados à espiritualidade. Isso pode ser demonstrado por meio do sentimento de impotência do indivíduo ante o processo da doença que o aflige.[8] A expressão pode se dar pela raiva. Contudo, é possível constatar que, em situações adversas, o indivíduo também pode desenvolver resiliência, ou seja, um comportamento capaz de superar os obstáculos e se adaptar às dificuldades de forma positiva, alterando seu comportamento em busca de alternativas que propiciem bem-estar.

▶▶ MUDANÇA REPENTINA NAS PRÁTICAS ESPIRITUAIS

DEFINIÇÃO
Mudança repentina nas práticas espirituais é a declaração do indivíduo sobre as modificações que um impacto como uma doença grave pode provocar em seus hábitos relacionados às práticas espirituais.[8] O sentimento de revolta pelo adoecimento e a diversidade de emoções podem modificar práticas realizadas anteriormente.

A internação hospitalar também pode provocar mudanças repentinas, uma vez que o indivíduo pode não se sentir acolhido pelos profissionais em suas crenças, valores e práticas espirituais. Contudo, a própria doença ou outras situações relacionadas às alterações no ciclo da vida (casamento, nascimento de filhos, perdas afetivas, modificações no *status* profissional, entre outras) podem levar o indivíduo a adotar novas práticas espirituais que outrora não compunham seu cotidiano e que podem propiciar sensação de bem-estar e de renovação de esperança.

▶▶ REVERÊNCIA

DEFINIÇÃO
Reverência é a demonstração da profunda conexão do indivíduo com o sagrado que está em si mesmo e no todo. A reverência expressa uma ampliação de consciência que vai além do mundo vivido para buscar forças internas na sua relação com o sagrado.

▶▶ SENTIMENTO DE CULPA

DEFINIÇÃO
Sentimento de culpa é a condição vivenciada pelo indivíduo que se "autocondena" ou se responsabiliza pelo sofrimento dos outros. É a sensação de ter falhado consigo mesmo e com os outros.[8]

▶▶ FALTA DE ESPERANÇA

DEFINIÇÃO
Falta de esperança é a situação em que o indivíduo deixa de acreditar em si mesmo, nos outros e no todo. Também pode ser definida como a expressão

da ausência de perspectiva, que pode acometer indivíduos com doenças crônicas, graves[8] ou em outras situações de dificuldade na vida. Pode ocorrer por fatores intrínsecos e extrínsecos ao indivíduo.[13]

▶▶ MARAVILHAMENTO

DEFINIÇÃO
Maravilhamento é a percepção positiva do indivíduo acerca dos aspectos relacionados a sua existência.[11] É o encantamento com a plenitude da vida.

▶▶ INCAPACIDADE DE EXPRESSAR CRIATIVIDADE

DEFINIÇÃO
Incapacidade de expressar criatividade é o estado no qual o indivíduo se percebe incapaz de manifestar sua aptidão criativa como anteriormente.[8] A criatividade se manifesta de diferentes formas, as quais podem estar relacionadas com a cultura e o meio social de onde provém o indivíduo e pode ser expressa por meio de música, dança, pintura, leitura, trabalhos manuais e outras inúmeras possibilidades, assim como pela própria maneira de se recriar a partir das experiências vivenciadas.

▶▶ PARTICIPAÇÃO EM ATIVIDADES RELIGIOSAS

DEFINIÇÃO
Participação em atividades religiosas é o desejo do indivíduo de participar ou referir a necessidade dessa participação em práticas de seu grupo religioso.

▶▶ QUESTIONAMENTO DO SOFRIMENTO

DEFINIÇÃO
Questionamento do sofrimento é definido pela circunstância na qual o indivíduo indaga a si e aos outros sobre seus valores e crenças espirituais acerca da causa da sua dor.[8]

▶▶ REZAR

DEFINIÇÃO
Rezar é uma prática de conexão com um Ser Superior ou Divindade, conforme a crença e/ou os valores do indivíduo. Pode ser uma prática oral ou em pensamento, é utilizada para pedir ou agradecer.[14-16] Em alguns casos, ocorre a incapacidade de rezar, seja pela falta de crença ou pelo momento de desesperança vivido.

▶▶ VERBALIZAÇÃO DE ESTAR SEPARADO DE SEU SISTEMA DE APOIO

DEFINIÇÃO
Verbalização de estar separado de seu sistema de apoio é o relato verbal do indivíduo sobre o sentimento de ausência do apoio de familiares, amigos ou pessoas significativas.

PARE e REFLITA

As características definidoras aqui descritas sinalizam algumas das possibilidades para a identificação dos diagnósticos de enfermagem relacionados às necessidades psicoespirituais. Os estudos dessa temática ainda se dão de forma lenta e incipiente. Todavia, salienta-se a importância de seu aprofundamento, a fim de melhor compreender as crenças e os valores dos indivíduos, pois se sabe que influenciam hábitos de vida e a maneira como são enfrentados os processos relacionados à saúde e à doença.[7,13,16-18]

Esse aprofundamento do conhecimento pode auxiliar também na compreensão da dimensão humana e, portanto, na qualidade do cuidado de enfermagem prestado. Para isso, a identificação das CDs pressupõe uma escuta permanente do indivíduo/família, com atenção tanto para a linguagem verbal quanto para a não verbal,[2] a fim de que se possa validar o diagnóstico de enfermagem elencado.

▶▶ EM SÍNTESE

No Quadro 17.1, são apresentados alguns dos principais diagnósticos de enfermagem relacionados às necessidades psicoespirituais. Eles foram elencados a partir de indícios descritos em pesquisas e observações da prática clínica de enfermagem, bem como pelas características definidoras e pelos fatores relacionados ou de risco denominados pela Taxonomia da NANDA-I.[21]

QUADRO 17.1
SINAIS E SINTOMAS, DIAGNÓSTICOS DE ENFERMAGEM E SEUS FATORES RELACIONADOS OU DE RISCO

SINAIS E SINTOMAS	DIAGNÓSTICO DE ENFERMAGEM (domínio/classe)	FATORES RELACIONADOS OU DE RISCO
Alienação e/ou isolamento, alteração de comportamento (sentimento de impotência, raiva), falta de esperança (ou desesperança), incapacidade de expressar criatividade, incapacidade de rezar, mudança repentina nas práticas espirituais (sentimentos de raiva, revolta, entre outros, que podem afastar o indivíduo de práticas religiosas; hospitalização que pode dificultar práticas espirituais habituais), questionamento do sofrimento, sentimento de culpa,	**Sofrimento Espiritual** Domínio 10 – Princípios da vida Classe 3 – Coerência entre valores/crenças/atos	– Ansiedade – Dor – Doença crônica – Morte – Mudança na vida – Solidão

▶▶

QUADRO 17.1 (CONTINUAÇÃO)
SINAIS E SINTOMAS, DIAGNÓSTICOS DE ENFERMAGEM E SEUS FATORES
RELACIONADOS OU DE RISCO

CARACTERÍSTICAS DEFINIDORAS (sinais/sintomas)	DIAGNÓSTICO DE ENFERMAGEM (domínio/classe)	FATORES RELACIONADOS OU DE RISCO
verbalização de estar separado do seu sistema de apoio		
Alteração de comportamento (mudanças construtivas no comportamento que conduzam ao bem-estar), maravilhamento, mudança repentina nas práticas espirituais (início e/ou retomada delas a partir de situações de vida desafiadoras, com desejos positivos), participação em atividades religiosas, desejo de integrar-se com pessoas significativas, reverência, rezar	**Disposição para Bem-estar Espiritual Aumentado** Domínio 10 – Princípios da vida Classe 2 – Crenças	*Ausência de fatores relacionados descritos na NANDA-I
* Não se identificam sinais e sintomas, mas *fatores de risco*	***Risco de Sofrimento Espiritual** Domínio 10 – Princípios da vida Classe 3 – Coerência entre valores/crenças/atos	– Mudanças na vida e no ambiente – Doença crônica – Doença física – Ansiedade – Depressão – Estresse – Perda – Relacionamentos não satisfatórios – Separação dos sistemas de apoio

▶▶ CONSIDERAÇÕES FINAIS

Os sinais e sintomas indicam distúrbios em diferentes sistemas do organismo. Do mesmo modo, as características definidoras dos diagnósticos de enfermagem da área das necessidades psicoespirituais, descritos pela NANDA-I no domínio Princípios da vida,[19] também podem ser identificadas em indivíduos nas mais diversas situações. Todavia, esse reconhecimento das necessidades psicoespirituais, embora essencial no cuidado humano, nem sempre é realizado. Entre os principais motivos estão o desconhecimento dos modos de abordar o assunto e a dificuldade do profissional de saúde de se relacionar com a própria espiritualidade. Um dos caminhos para a enfermagem desenvolver esse "modo de cuidar" é o estabelecimento dos diagnósticos de enfermagem relacionados às necessidades psicoespirituais, as quais, pode-se dizer, ainda estão em construção e refinamento, mas já fornecem a indicação e/ou a sustentação para o cuidado que contempla essa dimensão do ser humano.

Assim, este capítulo teve por objetivo descrever algumas hipóteses diagnósticas na área da espiritualidade, por meio da definição e do agrupamento de algumas características definidoras. Acredita-se que esses diagnósticos de enfermagem podem, de alguma forma, subsidiar e contribuir para o cuidado que contempla a integralidade do ser humano.

Por fim, é importante salientar que alguns pesquisadores[20] já desenvolveram instrumentos para melhor identificar as necessidades psicoespirituais. Um deles é o modelo FICA,[21] ou seja: *Faith* – crenças e/ou valores do indivíduo; *Importance* – importância dessas crenças e/ou valores em sua vida; *Community* – pertencer a grupos espirituais e/ou religiosos; *Adress* – maneiras pelas quais o profissional de saúde pode auxiliar no atendimento das necessidades espirituais. Esses pontos servem como sinalizadores de questões a serem abordadas durante a coleta da história do indivíduo, com a finalidade de planejar o cuidado necessário.

REFERÊNCIAS

1. Horta WA. Processo de enfermagem. São Paulo: EPU; 1979.

2. Kovács MJ. Espiritualidade e psicologia: cuidados compartilhados. O Mundo da Saúde. 2007;31(2):246-55.

3. Dezorzi LW. Diálogos sobre espiritualidade no processo de cuidar de si e do outro para a enfermagem na terapia intensiva [dissertação]. Porto Alegre: Universidade Federal do Rio Grande do Sul; 2006.

4. Lucena AF. Mapeamento dos diagnósticos e intervenções de enfermagem em uma unidade de terapia intensiva [tese]. São Paulo: Universidade Federal de São Paulo; 2006.

5. Sá AC. Reflexão sobre o cuidar em enfermagem: uma visão do ponto de vista da espiritualidade humana e da atitude crística. O Mundo da Saúde. 2009;33(2):205-17.

6. Koenig HG. Spirituality in nursing care. In: Spirituality in patient care: why, how when and what. 2nd ed. Philadelphia: Templeton Foundation; 2007.

7. Bordinhão RC. Processo de enfermagem em uma unidade de terapia intensiva à luz das necessidades humanas básicas [dissertação]. Porto Alegre: Universidade Federal do Rio Grande do Sul; 2010.

8. Chaves ECL. Revisão do diagnóstico de enfermagem angústia espiritual [tese]. Ribeirão Preto: Universidade de São Paulo; 2008.

9. Chaves ECL, Carvalho EC, Terra FS, Souza L. Validação clínica de espiritualidade prejudicada em pacientes com doença renal crônica. Rev Latino-Am Enfermagem. 2010;18(3):309-16.

10. Matos SS. Diagnósticos de enfermagem em pacientes no pós-operatório mediato de transplante cardíaco e validação do diagnóstico considerado mais característico: angústia espiritual [dissertação]. Belo Horizonte: Universidade Federal de Minas Gerais; 2009.

11. Napoleão AA, Caldato VG, Petrilli Filho JF. Diagnósticos de enfermagem para o planejamento da alta de homens prostatectomizados: um estudo preliminar. Rev Eletr Enf. [periódico online] 2009 [capturado em 12 abr. 2011];11(2):286-94. Disponível em: http://www.fen.ufg.br/revista/v11/n2/v11n2a08.htm.

12. Santos SSC, Tier CG, Silva BT, Barlem ELD, Felicianni AM, Valcarenghi FV. Diagnósticos e intervenções de enfermagem para idosos deprimidos e residentes em uma instituição de longa permanência. Enfermeria Global. [periódico online] 2010 [capturado em 13 dez. 2010];20:1-14. Disponível em: www.um.es/eglobal/.

13. Crossetti MGO. Processo de cuidar: uma aproximação à questão existencial na enfermagem [tese]. Florianópolis: Universidade Federal de Santa Catarina; 1997.

14. Bousso RS, Serafim TS, Misko MD. Histórias de vida de familiares de crianças com doenças graves: relação entre religião, doença e morte. Rev Latino-Am Enfermagem. 2010;18(2):156-62.

15. Cortez EA, Teixeira ER. O enfermeiro diante da religiosidade do paciente. Rev Enferm UERJ. 2010;18(1):114-9.

16. Bavaresco T, Lucena AF, Medeiros RH, Parode VP. Sentimentos de crianças de uma instituição sócio-educativa com o uso da prece: elementos para o diagnóstico de enfermagem na área da espiritualidade. In: Simpósio Nacional do Diagnóstico de Enfermagem 10; 2010; Brasília. Brasília: ABEn; 2010. p. 377-80.

17. Carpenter K, Girvin L, Kitner W, Ruth-Sahd LA. Spirituality: a dimension of holistic critical care nursing. Dimens Crit Care Nurs. 2008;27(1):16-20.

18. Guimarães HP, Avezum A. O impacto da espiritualidade na saúde física. Rev Psiq Clín. 2007;34(Supl 1):88-94.

19. NANDA International. Diagnósticos de enfermagem da NANDA: definições e classificação 2009-2011. Porto Alegre: Artmed; 2010.

20. Rieg LS, Mason CH, Preston K. Spiritual care: practical guidelines for rehabilitation nurses. Rehabil Nurs. 2006;31(6):249-56.

21. Puchalski C, Romer AL. Taking a spiritual history allows clinicians to understand patients more fully. J Palliat Med. 2000;3(1):129-37.

ÍNDICE

A
Ansiedade 166, 313, 192, 193, 254
Autocontrole ineficaz da saúde 167

C
Capacidade adaptativa intracraniana
  diminuída 87
Comportamento de saúde propenso
  a risco 167-168
Comunicação verbal prejudicada 88, 316-317
Conforto prejudicado 191, 192, 278
Confusão aguda 88, 152, 316
Confusão crônica 89, 316
Conhecimento deficiente 314-315, 192,
  193, 254
Constipação 151

D
Deambulação prejudicada 88, 232, 254
Débito cardíaco diminuído 128
Déficit no autocuidado para alimentação 233
Déficit no autocuidado para banho 233
Déficit no autocuidado para higiene íntima 233
Déficit no autocuidado para vestir-se 233
Deglutição prejudicada 89, 166
Desobstrução ineficaz de vias aéreas 106, 166
Diarreia 151
Disfunção sexual 191
Disposição para bem-estar espiritual
  aumentado 327
Distúrbio na imagem corporal 166, 192, 253, 279
Distúrbios da identidade pessoal 315-316
Dor 97-98, 107, 117-118, 129, 138-140, 150,
  179-180, 189-190, 191, 208-209, 212,
  219-224, 232, 248-249, 251, 278, 283-299
  abdominal visceral 138-140
  aguda 285-290
    alteração na pressão sanguínea 286
    alteração no tônus muscular 286
    comportamento de distração 286
    comportamento de proteção 286
    comportamento expressivo 287
    diaforese 287
    dilatação pupilar 287
    distúrbio do sono 287
    evidência observada de dor 287
    expressão facial 288
    foco estreitado ou foco em si próprio 288
    gestos protetores 288
    mudança do estado mental 288
    mudança na frequência cardíaca 289
    mudança na frequência respiratória 289
    mudança no apetite 28
    mudança no padrão respiratório 290
    posição para evitar dor 289
    relato codificado 289
    relato verbal 289
  crônica 290-294
    alterações da capacidade de continuar
      atividades prévias 291
    anorexia 291
    atrofia do grupo muscular envolvido 291
    comportamento observado de
      defesa/proteção 292
    depressão 292
    expressão facial 292
    fadiga 292
    foco em si próprio 293
    irritabilidade 293
    medo de nova lesão 293
    mudanças no padrão do sono 293
    relato codificado 293-294
    relato verbal 294
    respostas mediadas pelo sistema
      nervoso autônomo 291
  diagnósticos 107, 129, 150, 191, 212, 232, 251,
    278, 296-298
    dor aguda 107, 129, 150, 191, 212,
      232, 251, 278, 296-297
    dor crônica 107, 191, 232, 251, 297-298

fisiopatologia 294-295
isquêmica de origem periférica 248-249
mamária 189-190
na perna 220-221
nas costas ou dorsalgia 222-223
no braço 220
no pescoço 223-224
pélvica crônica 179-180
torácica 97-98, 117-118

E
Enfrentamento defensivo 314
Espiritualidade. Ver Necessidades psicoespirituais
Estilo de vida sedentário 167
Exame clínico 55-58
　anamnese 55-57
　　história da doença atual (HDA) 56
　　história familiar 57
　　história médica pregressa (HMP) 56
　　história pessoal e social 57
　　queixa principal ou motivo da internação 56
　　revisão de sistemas 57
　exame físico 57-58

F
Fadiga 107
Falta de adesão 167, 254

G
Gastroenterologia 133-152

H
Hipertermia 151, 192

I
Integridade da pele prejudicada 251, 277-278
Integridade tissular prejudicada 166, 251, 278
Integridade tissular prejudicada (dano à membrana mucosa) 191
Interação social prejudicada 313-314
Intolerância à atividade 107, 128

M
Manutenção ineficaz da saúde 167
Medo 313
Memória prejudicada 88, 316
Mobilidade física prejudicada 88, 192, 232-233

N
NANDA-I
　e processo de enfermagem 37-43
Náusea 149-150, 212
Necessidades psicoespirituais 321-328
　alienação/isolamento 322
　alteração de comportamento 322
　falta de esperança 323-324
　incapacidade de expressar criatividade 324
　maravilhamento 324
　mudança repentina nas práticas espirituais 323
　participação em atividades religiosas 324

principais diagnósticos 326-327
questionamento do sofrimento 324
reverência 323
rezar 325
sentimento de culpa 323
verbalização de estar separado de seu sistema de apoio 325
Negligência unilateral 88
NIC
　e processo de enfermagem 43-47
NOC
　e processo de enfermagem 47-51
Nutrição desequilibrada: mais do que as necessidades corporais 166
Nutrição desequilibrada: menos do que as necessidades corporais 150, 167

P
Padrão de sono prejudicado 254
Padrão respiratório ineficaz 89, 105-106, 128
Padrões de sexualidade ineficazes 191
Pensamento crítico 19-25, 27-31
　caso clínico 28
　exercício do 27-31
　habilidades cognitivas 21-25
　　análise 21
　　aplicação de padrões 22
　　busca de informações 22
　　discernimento 22
　　predição 22
　　raciocínio lógico 22
　　transformação de conhecimento 22
　hábitos mentais 22-25
　　compreensão 23
　　confiança 22
　　criatividade 22
　　curiosidade 23
　　flexibilidade 23
　　integridade intelectual 23
　　intuição 23
　　perseverança 23
　　perspectiva contextual 22
　　reflexão 23-25
Percepção sensorial perturbada 315
Percepção sensorial perturbada: tátil 168
Perfusão tissular periférica ineficaz 233, 252
Processo de enfermagem 35-52
　evolução 35-36
　e NANDA-I 37-43
　　como utilizar 42-43
　　estrutura taxonômica 37-41
　　tipos de diagnósticos 41-42
　e NIC 43-47
　　como utilizar 45-47
　　estrutura taxonômica 43-45
　　tipos de intervenção 45
　e NOC 47-51
　　como utilizar 50-51
　　estrutura taxonômica 48-50
Proteção ineficaz 168, 212

R

Raciocínio diagnóstico 19, 25-31
  caso clínico 28
  exercício do 27-31
Resiliência individual prejudicada 314
Resposta disfuncional ao desmame ventilatório 107
Risco de choque 193
Risco de confusão aguda 317
Risco de desequilíbrio do volume de líquidos 168, 212
Risco de desequilíbrio eletrolítico 212
Risco de disfunção neurovascular periférica 253
Risco de glicemia instável 169, 213
Risco de infecção 108, 193, 213, 280
Risco de integridade da pele prejudicada 194, 253, 279
Risco de intolerância à atividade 108, 129
Risco de perfusão renal ineficaz 213
Risco de perfusão tissular cardíaca diminuída 129
Risco de perfusão tissular cerebral ineficaz 87
Risco de quedas 168, 233, 253
Risco de síndrome do desuso 234
Risco de sofrimento espiritual 327
Risco de suicídio 317
Risco de trauma 234
Risco de violência direcionada a si mesmo 317
Risco de volume de líquidos deficiente 193

S

Saúde mental 301-318
  afetividade e humor 302-303
    psicopatologia 302-303
  atenção 303-304
    psicopatologia 304
  conduta 304-305
    psicopatologia 304-305
  consciência 305-306
    psicopatologia 305-306
  inteligência 306-307
    psicopatologia 306-307
  linguagem 307, 308
    psicopatologia 307
  memória 307, 309
    psicopatologia 307, 309
  orientação 309
    psicopatologia 309
  pensamento 310-311
    psicopatologia 310-311
  principais diagnósticos 313-317
  sensopercepção 311-312
    psicopatologia 311-312
Sistema cardiovascular 111-130
  ascite 112
    fisiopatologia 112
  cianose 112-113
    fisiopatologia 112-113
  crepitações 113
    fisiopatologia 113
  dispneia 114-115
    fisiopatologia 114-115
  dispneia paroxística noturna 115
    fisiopatologia 115
  distensão da veia jugular 116-117
    fisiopatologia 117
  dor torácica 117-118
    fisiopatologia 117-118
  edema 118-119
    fisiopatologia 119
  hepatomegalia 119-120
    fisiopatologia 120
  ortopneia 120
    fisiopatologia 120
  palpitação 121-122
    fisiopatologia 121-122
  pressão arterial elevada 123-124
    fisiopatologia 123-124
  principais diagnósticos 127-129
  refluxo hepatojugular 124
    fisiopatologia 124
  síncope 124-125
    fisiopatologia 125
  sopros cardíacos 125-127
Sistema digestório 133-152
  alteração do nível de consciência e confusão 134-135
    fisiopatologia 134-135
  ascite 135
    fisiopatologia 135
  dificuldade de eliminação intestinal 136
    fisiopatologia 136
  disfagia 136-137
    fisiopatologia 136-137
  dispneia 137-138
    fisiopatologia 137-138
  dor abdominal visceral 138-140
    fisiopatologia 138-140
  emagrecimento 141
    fisiopatologia 141
  febre 141-142
    fisiopatologia 141
    pirógenos endógenos 141
    pirógenos exógenos 142
  fezes líquidas 142
    fisiopatologia 142
  icterícia 143-144
    fisiopatologia 143-144
  pirose 145
    fisiopatologia 145
  principais diagnósticos 149-152
  sangramento 145-147
    fisiopatologia 145-147
  vômitos 148
    fisiopatologia 148
Sistema endócrino 155-169
  bócio 156
    fisiopatologia 156
  exoftalmia 156
    fisiopatologia 156
  hiper-hidrose (sudorese) 157
    fisiopatologia 157
  mixedema 157-158
    fisiopatologia 157-158

parestesia 163-164
  fisiopatologia 163-164
peso corporal alterado 158
  perda de peso (magreza, caquexia) 158-159
  peso aumentado (sobrepeso, obesidade) 159-161
    fisiopatologia 160-161
polidipsia 161-162
  fisiopatologia 161-162
polifagia 162
  fisiopatologia 162
poliúria 162-163
  fisiopatologia 162-163
principais diagnósticos 165-169
tremor 164-165
  fisiopatologia 164-165
Sistema genital feminino e mamas 173-194
  corrimentos genitais 174-176
    fisiopatologia 174-176
      corrimentos sanguinolentos 175
      flora vaginal 174
      leucorreia 174, 176
      mucorreia 174, 176
      sanguinolento 176
      secreção vaginal fisiológica 176
      vaginite atrófica 175
      vaginoses 174
      vulvovaginites 175, 176
  descarga ou derrame papilar 189
    fisiopatologia 189
  diminuição da libido 180-182
    fisiopatologia 180-182
  dispareunia 182
    fisiopatologia 182
  dor mamária 189-190
    fisiopatologia 189-190
  dor pélvica crônica 179-180
    fisiopatologia 179-180
  nódulos mamários 184-188
    adenolipoma 184
    benignos 184
    cistos mamários 185-188
    condrolipoma 184
    fibroadenoma 183-188
    giolipoma 184
    hamartoma 184
    lipoma 184
    papiloma intradutal 183-188
  ondas de calor (fogachos, calorões) 183-184
    fisiopatologia 183-184
  principais diagnósticos 190-194
  sangramento uterino anormal 176-179
    amenorreia 176, 177
    dismenorreia 176, 177-178
    menorragia 176, 178
    metrorragia 176, 179
Sistema musculoesquelético 217-235
  amplitude .limitada do movimento 218
    fisiopatologia 218

atrofia muscular 218
  fisiopatologia 218
crepitação óssea 219
  fisiopatologia 219
deformidade óssea 219
  fisiopatologia 219
dor 219-224
  na perna 220-221
    fisiopatologia 221
  nas costas ou dorsalgia 222-223
    fisiopatologia 222-223
  no braço 220
    fisiopatologia 220
  no pescoço 223-224
    fisiopatologia 223-224
edema na perna 224-225
  fisiopatologia 224-225
edema no braço 224
  fisiopatologia 224
espasmos musculares ou cãibras 225
  fisiopatologia 225
espasticidade muscular 225-226
  fisiopatologia 226
fasciculação 226
  fisiopatologia 226
flacidez muscular (hipotonia) 226-227
  fisiopatologia 227
fraqueza muscular ou paresia 227
  fisiopatologia 227
marcha anseriana ou de pato 227-228
  fisiopatologia 228
marcha claudicante 228
  fisiopatologia 228
marcha em tesoura 228
  fisiopatologia 228
marcha equina 229
  fisiopatologia 229
marcha espástica 229
  fisiopatologia 229
paralisia 230
  fisiopatologia 230
parestesia 230-231
  fisiopatologia 230-231
principais diagnósticos 231-234
Sistema neurológico 73-90
  afasia e disartria 74-75
    fisiopatologia 74-75
  alteração do nível de consciência 75-78
    fisiopatologia 76-78
  aumento da pressão intracraniana 78-80
    fisiopatologia 78, 80-81
  disfagia 80-81
    fisiopatologia 80-81
  dispneia e alterações na profundidade respiratória 81-82
    fisiopatologia 82
  mudanças nas reações pupilares e no globo ocular 82-84
    fisiopatologia 83-84

paresia e plegia 84-86
　fisiopatologia 85-86
　principais diagnósticos 86-89
Sistema renal 199-214
　acidose metabólica 200
　　fisiopatologia 200
　alterações na pressão arterial 200-202
　hipertensão 200-202
　　fisiopatologia 201-202
　hipotensão 202
　　fisiopatologia 202
　anemia 202-204
　　fisiopatologia 203-204
　anúria 204
　　fisiopatologia 204
　aumento de peso interdialítico 204-205
　　fisiopatologia 205
　cãibras 205-206
　　fisiopatologia 205-206
　deficiência da imunidade 206
　　fisiopatologia 206
　diagnósticos 211-213
　dispneia 206-207
　　fisiopatologia 207
　dor 208-209
　　fisiopatologia 208-209
　edema 207
　　fisiopatologia 207
　fraqueza 209
　　fisiopatologia 209
　náuseas e vômitos 210
　　fisiopatologia 210
　oligúria 210-211
　　fisiopatologia 210-211
Sistema respiratório 93-108
　alterações anatômicas da caixa torácica 94-95
　　fisiopatologia 94
　　abaulamento 95
　　cifoescoliose torácica 94-95
　　peito de pombo 94
　　retrações 95
　　tórax chato 94
　　tórax em funil ou infundibuliforme 94
　　tórax em sino 94
　　tórax em tonel 94
　cianose 95-96
　　fisiopatologia 95-96
　dispneia 96-97
　　fisiopatologia 96-97
　　dispneia aguda ou súbita 96
　　dispneia crônica 97
　　dispneia paroxística 97
　　ortopneia 97
　　platipneia 97
　　trepopneia 97
　dor torácica 97-98
　　fisiopatologia 97-98
　expectoração 98
　　fisiopatologia 98
　fadiga muscular respiratória 98-99
　　fisiopatologia 99
　gases sanguíneos arteriais anormais 100
　　fisiopatologia 100
　hemoptise 101
　　fisiopatologia 101
　padrão respiratório alterado 101-102
　　fisiopatologia 101-102
　　apneia 102
　　bradipneia 102
　　hiperpneia 102
　　respiração de Biot 102
　　respiração de Cheyne-Stokes 102
　　respiração de Kussmaul 102
　　taquipneia 102
　principais diagnósticos 105-108
　ruídos adventícios 102-103
　　fisiopatologia 102-103
　　atrito pleural 103
　　estertores finos 103
　　estertores grossos 103
　　estridor 103
　　roncos 103
　　sibilos 103
　tosse 104
　　fisiopatologia 104
Sistema tegumentar 259-280
　eritema e rubor 260-261
　erisipela 260-261
　queimadura de primeiro grau 261
　erosão 261-262
　dermatite de fraldas 262
　queimadura de segundo grau 262
　fissura 262-263
　　fisiopatologia 263
　principais diagnósticos 277-280
　prurido 263-264
　　fisiopatologia 263-264
　pústula 264-265
　　acne 265
　　foliculite 265
　　impetigo 265
　ulceração 265-273
　　úlcera por pressão 266-272
　　　fisiopatologia 266-272
　　pioderma gangrenoso 273
　　　fisiopatologia 273
　vesícula/bolha 273-275
　　epidermólise bolhosa 274
　　pênfigo 274-275
　　síndrome de Stevens-Johnson 275
　xerose 275-276
　　fisiopatologia 275-276
Sistema vascular periférico 237-255
　alterações da coloração da pele 238-240
　　cianose 238
　　　fisiopatologia 238
　　eritrocianose 238
　　　fisiopatologia 238

fenômeno de Raynaud 238-239
  fisiopatologia 239
  hiperpigmentação 239
    fisiopatologia 239
  levedo reticular 239-240
    fisiopatologia 239-240
  palidez 240
    fisiopatologia 240
  rubor 240
    fisiopatologia 240
alterações da temperatura da pele 241-242
  pele fria 241
    fisiopatologia 241
  pele quente 242
    fisiopatologia 242
alterações dos pulsos distais 246-247
  fisiopatologia 247
alterações na sensibilidade 248-249
  claudicação 249
    fisiopatologia 249
  dor isquêmica de origem periférica 248-249
    fisiopatologia 248-249
alterações tróficas 242-246
  edema 242-243
    fisiopatologia 242-243
  equimose 244
    fisiopatologia 244
  gangrena 244
    fisiopatologia 244
  hematoma 245
    fisiopatologia 245-246
  úlceras arteriais, venosas e mistas 245-246

massa pulsátil 247-248
  fístula arteriovenosa 247
    fisiopatologia 247
  pseudoaneurisma 247-248
    fisiopatologia 248
  principais diagnósticos 251-254
  varizes 249-250
    fisiopatologia 250
Sofrimento espiritual 326-327

T
Termorregulação ineficaz 192
Testes diagnósticos, propriedades 59-71
  avaliação 62-66
    acurácia 62-64
    reprodutibilidade (precisão) 64-66
  propriedades 66-70
    especificidade 66-67
    sensibilidade 66
    valor preditivo 67-70
  utilidade de testes sensíveis e
    específicos 70-71
Troca de gases prejudicada 107

V
Ventilação espontânea prejudicada 106, 128
Volume de líquidos deficiente 149
Volume de líquidos excessivo 128, 168, 212